全国中等卫生职业教育规划教材

案例版™

供中等卫生职业教育各专业使用

病理学基础

（第二版）

主　编　贺平泽

副主编　南则仲　杨清叶　张　晁　张丽平

编　委　（按姓氏汉语拼音排序）

贺平泽　李君梅　梁　娟　南则仲

庞海红　施凤英　杨清叶　张　晁

张丽平　赵　鸿

U0351549

科学出版社

北　京

举报电话:010-64030229;010-64034315;13501151303(打假办)

内 容 简 介

本书为全国中等卫生职业教育规划教材,包括病理解剖学和病理生理学的课程内容,分总论和各论两部分。总论讲述疾病的普遍规律,是许多疾病共有的病理变化;各论讲述各系统常见疾病的特殊规律。为了适应中等卫生职业学校教学和护士执业资格考试新大纲的要求,帮助学生复习,加深理解,把握教材的重点、难点,检验学习效果,本书以案例为先导,引出教学内容,设有链接、考点、小结、案例分析、目标检测等栏目。本书主要突出了基本概念、基本理论和病理学与临床的联系。

本书可供中等卫生职业教育各专业学生使用。

图书在版编目(CIP)数据

病理学基础 / 贺平泽主编 . —2 版 . —北京:科学出版社,2013
全国中等卫生职业教育规划教材:案例版
ISBN 978-7-03-037149-2

Ⅰ. 病… Ⅱ. 贺… Ⅲ. 病理学-中等专业学校-教材 Ⅳ. R36

中国版本图书馆 CIP 数据核字(2013)第 049685 号

策划编辑:袁 琦 / 责任编辑:袁 琦 / 责任校对:张凤琴
责任印制:赵 博 / 封面设计:范璧合

科 学 出 版 社 出版
北京东黄城根北街 16 号
邮政编码:100717
http://www.sciencep.com

北京世汉凌云印刷有限公司 印刷
科学出版社发行 各地新华书店经销

*

2010 年 2 月第 一 版 开本:850×1168 1/16
2013 年 5 月第 二 版 印张:12
2015 年 12 月第八次印刷 字数:385 000
定价:42.00 元
(如有印装质量问题,我社负责调换)

第二版前言

　　本书是根据教育部倡导的卫生职业教育教学改革和全国卫生职业教育教学新模式研究课题组精神，由科学出版社组织出版的创新性卫生职业教育教材。本书以护理专业为主要对象，兼顾其他相关专业需求，本着贴近学生、贴近岗位、贴近社会的基本原则，围绕国家护士职业资格考试大纲，兼容科学性、思想性的同时，体现实用性、可读性和创新性。

　　本书的编写使用了大量临床真实案例、大体标本、组织切片插图和归纳性图表，突出基本知识，基本理论，病理与护理、临床及其他相关医学专业的内在联系，尽量简化发病机制的叙述，病理变化力求叙述简明、条理清晰。本书每章节重点内容均有考点提示，每章后附有小结和自测题，帮助学生总结、思考和验证。

　　本书承蒙各位编者团结协作及辛勤付出，在此表示诚挚的感谢和敬意。

　　由于编者学术水平和编写能力有限，书中缺点和错误在所难免，恳请广大师生予以指正，以便今后再版时更正。

主　编

2012 年 12 月

第一版前言

　　本书是根据教育部倡导的卫生职业教育教学改革和全国卫生职业教育教学新模式研究课题组精神,由科学出版社组织出版的创新性卫生职业教育教材。本书以护理专业为主要对象,兼顾其他相关专业需求,本着贴近学生、贴近岗位、贴近社会的基本原则,围绕国家护士执业资格考试大纲,兼容科学性、思想性的同时,体现实用性、可读性和创新性。

　　本书的编写使用了大量临床真实案例、大体标本、组织切片插图和归纳性图表,突出基本知识,基本理论,病理与护理、临床及其他相关医学专业的内在联系,尽量简化发病机制的叙述,病理变化力求叙述简明、条理清晰。本书每章后附有小结和目标检测,帮助学生总结、思考和验证。

　　本书承蒙各位编者团结协作及辛勤付出,在此表示诚挚的感谢和敬意。

　　由于编者学术水平和编写能力有限,书中缺点和错误在所难免,恳请广大师生予以指正,以便今后再版时更正。

主　编

2009 年 11 月

目　　录

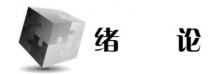# 绪　论

一、病理学的任务和内容

病理学是研究疾病发生、发展规律的学科。它研究疾病的病因、发病机制、病理变化(形态结构、功能代谢变化)、病变与临床之间的联系以及病变的转归与结局。通过学习来认识和掌握疾病的本质及发生发展规律,为正确诊治和预防疾病奠定理论基础。

病理学分为病理解剖学和病理生理学。前者侧重从形态结构角度研究疾病的发生发展规律;后者侧重从功能代谢角度研究疾病的本质。由于机体的形态结构变化与功能代谢变化紧密联系,互为因果,所以,病理解剖学和病理生理学两门学科之间不能截然分开。

本书内容包括总论(1～8章)和各论(9～14章)。总论讲述了疾病的普遍规律,是许多疾病共有的病理变化;各论讲述了各系统常见疾病的特殊规律,是研究各种疾病的病因、发病机制、病理变化与临床联系及其转归规律。病理学总论和各论的内容,是研究疾病普遍规律和特殊规律的两种认识过程,从认识疾病的共性着手,进一步研究疾病的个性,二者互相补充,深化认识疾病的过程。

二、病理学在医学实践中的地位

现代科学技术的迅速发展,使得医学基础学科之间,越来越互相渗透、互相依赖和互相促进。病理学需以解剖学、生理学、组织胚胎学、细胞生物学、生物化学、微生物学、免疫学和寄生虫学为依托。这些基础医学的每一重大进展,都能有力地促进病理学向前发展。另外,病理学与临床各科密切相关。内科、外科、儿科、妇产科、五官科等必须以病理学的知识为基础。病理学是介于基础医学与临床医学之间的桥梁学科,尤其对疾病的临床诊断,是任何手段难以替代的(如影像学、内镜技术、分子生物学技术等)。许多疾病(特别是肿瘤)最终仍需通过病理组织学检查才能确诊。同时,临床各种丰富的实践,不断向病理学提出新的研究课题;而病理学的研究成果,又不断对疾病本质的认识进一步深化和提高。

三、病理学的研究方法

病理学十分重视对患病机体各器官、组织形态结构和功能代谢变化的研究,通常采用各种观察手段(如肉眼、光镜、电镜、组织和细胞化学、免疫等)和有关学科的先进技术与方法,对来源于尸体、活体、实验动物、体外培养组织和细胞,进行全面观察、分析综合,得出客观科学的依据。具有极强的实践性和直观性。其研究方法主要有以下几种:

1. 尸体解剖,简称尸检　即对死者的遗体进行病理解剖,全面检查各系统、各脏器、组织的病理变化,其特点:①确定诊断,查明死因,总结经验教训,提高诊治水平;②及时发现各种传染病、地方病等;③积累大体标本和组织切片材料。

2. 活体组织检查,简称活检　即采用手术切取、钳取、细针穿刺病变组织,进行形态学观察,做出病理诊断。其特点:①组织新鲜,可供各种研究方法选用(如免疫组化、组织培养等);②诊断及时,必要时可在手术进行中作冷冻快速诊断;③确定疾病性质,指导临床治疗和判断疾病预后。

3. 细胞学检查　采用刮取或黏膜、浆膜表面脱落的细胞(如口腔、鼻咽部、女性生殖道、痰液、乳腺溢液、胸腔、腹腔、心包积液等)进行形态学观察,做出细胞学诊断。其特点:①设备简单,操作简便;②患者痛苦少,价廉,易接受;③适用于较大范围的健康普查。

4. 动物实验　在动物体内复制人类疾病的模型,人为地控制各种条件,多方面对其形态结构、功能代谢变化进行动态研究,从中发现其规律性。其特点:①可根据需要,进行任何方式的观察研究,并与人体疾病对照;②不能在人体作的研究(如致癌物、某些生物因子的治疗作用等),可予弥补,但需明确,人与动物在遗传学上存在很大差异,不能随意套用;③可多次重复验证、积累资料,从而推动医学科学的发展。

5. 组织培养与细胞培养　将某种组织或单细胞在体外实验,研究在各种因子作用下细胞、组织病变的发生和发展。近年来通过组织培养和细胞培养,对肿瘤的生长、细胞癌变、病毒的复制、染色体变异以及组织损伤后细胞生长调节等方面的研究,均取得了重大进展。其特点:①周期短,见效快;②体外因素单

纯,容易控制,能避免体内因素的干扰。

由于免疫学和分子生物学等学科的飞速发展,极大地推动了病理学研究方法的改进,如免疫组织化学、基因工程、原位分子杂交等技术的应用,进一步加强了形态结构与功能代谢变化的综合研究,促使现代病理学向着更深、更广、更高的水平发展。

考点提示:病理学的研究方法

> **链接**
>
> **病理学简史**
>
> 古希腊名医希波克拉底(Hippocrates)首创的液体病理学,影响和控制欧洲医学思想达 2000 年之久。
>
> 1761 年,意大利医学家莫尔加尼(Morgagni)根据 700 多例尸体解剖编写出《疾病的部位和原因》一书,创立了器官病理学。
>
> 19 世纪中叶,随着光学显微镜问世,德国病理学家魏尔啸(Virchow)通过对病变组织、细胞的深入观察,创立了细胞病理学。
>
> 20 世纪 40 年代以来,科学技术的飞速发展,特别是电子显微镜的问世,以及免疫组织化学、分子杂交等先进技术的应用,相继创立了免疫病理学、分子病理学、遗传病理学等新的学科分支,标志着病理学已进入一个形态、功能、代谢相结合的现代病理学时期。
>
> 我国南宋时代(1247 年)由大宋提刑官宋慈所著的《洗冤集录》中,已详细记述了对尸体的剖验,可称世界上最早的一部法医病理学著作。

四、病理学的学习方法

病理学是人类与疾病斗争过程中逐渐认识和研究发展起来的,是一门理论性、实践性较强的学科。其基本概念、基本病变和基本理论揭示了疾病发生发展过程中所出现的共性、个性变化及其转化规律。结合本学科特点,学习时应注意以下几点:

1. 正确认识原因与条件、形态与功能、局部与整体、病变与临床之间的辩证关系,不断提高综合分析和解决问题的能力,为学习临床医学和专业知识打下坚实的基础。

2. 加强理论联系实践,重视实验课学习,通过大体标本、组织切片及动物实验的观察,尸体解剖见习,使感性认识与理性认识有机结合,力争达到理论与实践的统一。

3. 运用动态的、发展的观点分析疾病的全过程。任何疾病及其病理变化,从它的发生、发展到结局,都有其不同的演变过程,在观察病变时,既要看到它的现状,也要想到它的过去和未来。

4. 注重病理与临床、护理、其他相关专业的联系。以新医学观生物、心理、家庭、社会、生活方式等多层面因素的影响去认识健康与疾病,从而有效地预防、治疗、护理疾病,增进人类的健康。

目标检测

一、名词解释

病理学

二、选择题

1. 临床上最为广泛应用的病理学研究方法是( )
   A. 活检　　　　　　　　B. 尸体解剖
   C. 组织培养　　　　　　D. 动物实验
   E. 细胞培养

2. 宫颈涂片属于哪种病理学研究方法( )
   A. 活检　　　　　　　　B. 组织培养
   C. 脱落细胞学检查　　　D. 动物实验
   E. 细胞培养

3. 侧重功能代谢变化研究疾病发生发展规律的学科是( )
   A. 病理学　　　　　　　B. 病理解剖学
   C. 病理生理学　　　　　D. 免疫病理学
   E. 实验病理学

三、简答题

1. 简述病理学的任务。
2. 病理学为什么是一门桥梁学科?

(贺平泽)

第1章 疾病概论

第1节 健康与疾病

一、健康的概念

世界卫生组织(WHO)提出健康不仅是没有疾病和病痛,而且是躯体上、精神上和社会上的良好状态。健康意味着有强壮的体魄(有效的劳动能力)、正常的生理功能和健全的心理精神状态(包括对社会的适应性)。这种良好状态有赖于机体内部结构与功能、代谢的协调,有赖于机体各调节系统对内外环境变化稳定的维持。健康对人群来说是相对的,不同的地域条件、年龄结构、生存状况,标准不尽相同,也可以随时空间变化而改变。因此,增强健康意识,是和谐社会的基础,是每位公民的责任。

二、疾病的概念

目前认为,疾病是机体在致病因素的损伤与抗损伤相互作用下,自稳调节紊乱而发生的异常生命活动过程。此时,机体内部功能紊乱(形态结构和功能代谢改变)和/或与外界环境的平衡失调(心理、社会适应能力异常,劳动力的降低)。患者出现各种症状、体征、心理障碍和行为异常(图1-1)。

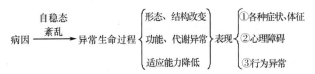

图1-1 疾病概念示意图

应当指出,并不是所有疾病都有症状、体征和心理障碍、社会行为异常;也不是有症状、体征就必然出现心理障碍和社会行为异常。疾病可以是隐藏在身体内的缺陷或功能不全,只有表现出来时才会使人感到不适或痛苦,如病毒性肝炎、动脉粥样硬化、癌症等。

链接

亚健康状态

20世纪80年代以来,人们又提出亚健康概念。认为亚健康是介于健康与疾病之间的状态。即①心身轻度失调状态;表现为情绪低落、注意力不集中、食欲不振、烦躁、失眠、纳呆等;②潜在临床状态:即潜伏着发展成为某一病理损害的可能;③前临床状态:即已有病理改变,但临床症状不明显。很显然,亚健康阶段心身交互作用促进着疾病的发生。如果从心理、行为、生活方式等多个环节采取干预措施,有可能阻断亚健康向临床疾病方向发展,使机体保持良好的状态。

考点提示:亚健康状态

第2节 病因学概述

病因学是研究疾病发生的原因和条件的科学。原因是指能引起某种疾病发生并决定疾病特异性的体内外因素,简称病因;条件是指在疾病原因作用机体的前提下,影响或促进疾病发生发展的因素,包括通常所说的诱因。危险因素是指与疾病发生发展关系密切的因素,目前难以确定其性质究竟属于原因还是条件。如高血压、高血脂、高血糖、吸烟等被认为是动脉粥样硬化形成的危险因素。

原因与条件引起疾病发生有某些特点:①一种疾病可以由一种病因或几种病因共同作用引起;②同一种病因可能引起一种或几种不同的疾病,如内毒素血症,既可引起休克,又可导致 DIC 的发生;③同一种因素,对一种疾病是原因,而对另一种疾病则为条件,如免疫功能缺陷是免疫缺陷病的原因,但对感染性疾病则属于条件;④年龄、性别、遗传、自然环境等因素往往是某些疾病发生的条件。

病因的种类很多,常见的有:①生物性因素;②物理性因素;③化学性因素;④营养性因素;⑤遗传因素;⑥免疫因素;⑦心理、社会因素。病因的类型和致病特点归纳为表1-1。

表1-1 常见病因的类型和致病特点

类型	病因	致病特点
生物性因素	各种病原微生物和寄生虫(细菌、病毒、螺旋体、支原体、立克次氏体、真菌、原虫和蠕虫等)	①病原体有一定的入侵门户和定位②病原体必须与机体相互作用才能引起疾病③病原体作用机体既改变了机体状态,也改变了病原体本身

续表

类型	病因	致病特点
物理性因素	各种机械伤、温度、电流、气压、电离辐射等	①与疾病的发生有关,发展不起作用 ②除射线外,潜伏期短或无潜伏期 ③无明显的组织、器官选择性 ④致病程度与作用强度、时间、部位有关
化学性因素	强酸、强碱、有害气体、化学毒物、农药、药物等	①与性质、剂量、作用时间有关 ②除慢性中毒外,潜伏期短 ③多数对机体作用部位有选择性
营养因素	机体必需物质(糖、脂、蛋白质、水、氧、无机盐、维生素、微量元素)	缺乏或过多都可致病
遗传因素	遗传物质的改变(基因突变、染色体畸变)	①遗传性疾病 ②遗传易感性
免疫因素	免疫功能先天不足、后天低下、免疫缺陷、免疫功能异常	①变态反应 ②免疫缺陷病 ③自身免疫性疾病 ④继发感染、细胞癌变等
心理、社会因素	紧张、忧虑、抑郁、怨恨、恐惧、失望等	①应急性疾病 ②变态人格 ③身心疾病等

链接

心理、社会因素在疾病发生中的作用

据统计,在综合医院初诊患者中,至少有1/3患者的身体疾病与心理、社会因素有关。

社会因素主要表现在环境对人的影响,包括生活、工作环境、人际关系、家庭状况、社会制度、经济条件、社会地位、宗教信仰、文化教育水平等。从流行病调查资料看,职业紧张、战争、天灾人祸、噪声、环境污染、交通拥挤、人口密度、生活方式等都是导致身心疾病常见的社会因素。据统计,身心疾病的发病率,发达国家高于发展中国家,城市高于农村,脑力劳动者高于体力劳动者。

影响身心疾病的心理因素主要有情绪和人格特征。积极和愉快的情绪对人体的生命活动起良好的促进作用,使人保持健康。消极或不乐观的情绪,如多疑、焦虑、悲伤、惊恐、愤怒等,如强度过大或时间过久,便可导致精神神经功能失调,使机体器官功能紊乱。性格指个人对客观现实的态度。研究证明,不同人格特征的人对某些身心疾病的易患性具有明显的差异。

随着社会经济发展,科技进步,环境巨变,人口老龄化,体力活动减少,精神压力加大,病因将向复杂多变以及心理、社会因素占非常重要的地位转变。

第3节　发病学概述

发病学是研究疾病发展规律的科学。每一种疾病都有自己的发展规律,但不同疾病又存在着共同的基本规律,概括如下。

一、疾病过程中的损伤与抗损伤反应

致病因素作用机体引起损伤的同时,机体则调动各种防御、代偿功能来对抗致病因素及其引起的损伤。损伤与抗损伤反应贯穿疾病过程的始终,并影响着疾病的发展和转归。当损伤占优势时,病情向恶化的方向发展,甚至造成死亡;反之,当抗损伤反应占优势时,病情逐渐缓解,直至康复。如外伤性出血引起血压下降,组织缺氧等损伤的同时,机体通过神经体液调节,引起外周血管收缩,心率加快,血凝加速等抗损伤反应,使回心血量和心输出量增加,维持血压和心、脑重要脏器的血液供给,同时起到减少出血和止血的目的。若损伤较轻,通过抗损伤反应和适当治疗,机体便可康复;若损伤严重,抗损伤反应不足以对抗损伤引起的变化,又得不到及时有效的治疗,导致创伤或失血性休克,甚至危及生命。

损伤与抗损伤反应在一定条件下可互相转化。上述血管收缩有抗损伤意义,但持续时间过长,便可加重组织缺氧,引起酸中毒及肾衰竭等病理过程,即原来的抗损伤反应转变成为损伤因素。医学实践中,必须掌握疾病过程中损伤与抗损伤互相转化的规律,才能对病情作出正确的判断和处理。

二、疾病过程中的因果转化

因果转化是指初始病因作用下,机体发生的某些损伤性变化,原因、结果交替不已,形成链式的发展过程,推动着疾病的进一步发展。在此过程中,如果几种变化互为因果,形成环式运动,而每循环一次使病情进一步恶化,称为恶性循环,反之可称为良势螺旋(图1-2)。

三、机体局部与全身相互影响

疾病过程中,任何组织、器官或系统病理变化,都是全身性反应的局部表现。局部病变通过神经、体液影响整体,而全身功能状态又影响着局部病变的发展与转归。如大叶性肺炎,病变在肺,表现为咳嗽、咳痰、呼吸困难等,但同时也会出现寒战、发热、血液中白细胞增多,甚至引起中毒性休克等全身反应。表明

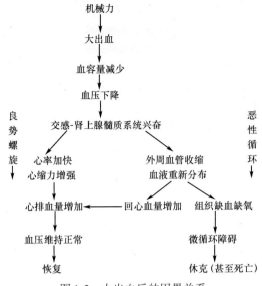

图1-2 大出血后的因果关系

局部病变可以影响整体,而白细胞增多又有利于肺部病变的消退,表明整体对局部的影响。正确认识局部与整体的相互关系对疾病的诊治具有重要的意义。

第4节 疾病的经过与转归

一、疾病的经过

绝大多数疾病都有一个发生、发展和转归过程。不同的疾病,其发展过程不尽相同。如急性传染病其阶段性比较明显;而外伤等,其阶段性区分不明显。通常把疾病的发展过称分为以下四个阶段。

1. 潜伏期 指病因作用于机体到疾病最初症状出现前的这一阶段。此期患者没有症状,临床上不易发现。不同的疾病,潜伏期时间长短不一,长者可达数月、数年;短者可无明显的潜伏期。

2. 前驱期 指疾病最初的症状出现,到该疾病的主要症状出现前的这一阶段。虽然临床出现症状,如全身不适、乏力、头痛、厌食等,但多无特异性,容易误诊。医护人员需熟悉、重视此期特点,有助于早期诊断和早期治疗。

3. 症状明显期 指疾病的主要症状、典型症状相继出现的这一阶段。临床上常从此期的症状和体征作为诊断疾病的重要依据。

考点提示:疾病的经过与病因之间的关系

4. 转归期 指疾病过程的最后阶段,取决于损伤与抗损伤反应和是否得到及时、恰当的治疗。

二、疾病的转归

1. 完全康复(痊愈) 指病因被消除,症状、体征消退,被损伤的组织、器官功能、代谢和形态结构得到完全修复。机体内外平衡协调,劳动力恢复。

2. 不完全康复(好转) 指病因及其引起的损伤得到控制,临床主要症状消退,受损组织细胞的形态和功能代谢未完全恢复,往往留下某些病变后遗症(如风湿性心内膜炎遗留的瓣膜病变等),只能通过代偿来完成正常的生命活动。

3. 死亡 死亡是机体生命活动的终止,也是生命的必然规律。死亡分为生理性死亡和病理性死亡。生理性死亡是指机体各器官的自然衰老所致,现实生活中自然死亡实属罕见,病理性死亡是疾病进行性恶化的结局,包括传统概念、脑死亡和猝死三种认识。

(1)传统概念:认为死亡是一过程,一般经历三个阶段的变化。

1)濒死期(临终状态):指死亡前的垂危状态,患者脑干以上的中枢神经处于抑制,各系统功能和代谢严重障碍。临床主要表现为体温下降、意识模糊或丧失、心跳减弱、血压下降、呼吸不规则、反射迟钝等。持续时间不一,可几分钟、几小时或几天。

2)临床死亡期:指中枢抑制已达延髓以上。表现为心跳、呼吸停止,反射消失,但机体各组织细胞仍进行着微弱的代谢活动。如能及时抢救,患者有望复苏成功。

考点提示:死亡的概念及分期

案例1-1

患者,王某,男,70岁。高血压20年,糖尿病10年,心绞痛6年。近1个月来心绞痛发作频繁,且休息及硝酸甘油含服效果不佳,以"不稳定型心绞痛"收入院。今晨,患者在洗漱过程中突然摔倒,意识丧失,大动脉搏动消失,呼吸停止。医护人员立即行胸外心脏按压,并实施电除颤2次,3分钟后患者意识恢复,出现心跳和呼吸。

问题:

1. 判断心跳停止最有效、最迅速的方法是什么?

2. 在心肺复苏过程中,心电图发现患者有心室纤颤,首先应采取的措施是什么?

3)生物学死亡期:是死亡过程的最后阶段,此时机体各重要器官的代谢活动相继停止,并成为不可逆性变化,随着生物学死亡的发展,尸体逐渐出现尸冷、尸斑、尸僵,最后腐败、分解。

(2)脑死亡:脑死亡是全脑功能(包括大脑半球、间脑和脑干各部)不可逆的永久性丧失,是判断死亡的新标志。

脑死亡的判定标准:①自主呼吸停止;②不可逆昏迷和大脑无反应性;③脑电波消失;④颅神经反射消失,瞳孔散大或固定;⑤脑血液循环停止。

（3）猝死：6 小时或 24 小时内非暴力意外的突然死亡称为猝死。

考点提示：判断脑死亡的标准

链接

脑死亡的意义

①有利于准确判断死亡的时间，对可能涉及的一些法律问题提供依据；②可协助医务人员确定终止复苏抢救的界线，停止无效的抢救，减少无意义的医疗资源的浪费；③为器官移植创造了良好的时机和合法的根据。因为脑死亡者借助呼吸、循环辅助装置，在一定时间内维持器官组织低水平的功能活动，是器官移植手术良好的供体。

目前西方发达国家如美国、德国、法国等，亚洲国家如日本、中国的台湾、香港、澳门也相继实行了脑死亡法。脑死亡作为死亡的标准是社会发展的需要，相信在不远的将来，脑死亡标准将会在我国获得立法通过。

小 结

疾病是损伤与抗损伤斗争的过程，没有病因的损伤就无需机体抗损伤，所以无原因的疾病是不存在的。病因包括外界因素、内部因素、自然环境和社会因素（即非内外因）。通常疾病的发生是多种因素共同作用的结果，其发展过程具有一定的共同规律，这是医护疾病的基础。

疾病的经过可分为潜伏期、前驱期、症状明显期和转归期。是多数疾病发生、发展的自然过程。疾病的结局最终包括康复和死亡两种形式。

死亡是生命活动的终止。其过程可分为濒死期、临床死亡期和生物学死亡期三个阶段。前两阶段是实施抢救、体现医护水平及人道主义的关键时刻；后一阶段是我国目前仍然执行的判定死亡的传统标准。

脑死亡是全脑功能的永久性丧失，是机体作为一个整体功能的永久性停止。

目标检测

一、名词解释

1. 健康   2. 疾病   3. 脑死亡   4. 尸斑

二、选择题

1. 疾病的发展取决于（　　）
   A. 病因的强度
   B. 是否有诱因存在
   C. 机体免疫功能的强弱
   D. 损伤与抗损伤力量对比
   E. 遗传因素

2. 全脑功能的永久性停止称为（　　）
   A. 植物人状态
   B. 脑死亡
   C. 临终状态
   D. 临床死亡
   E. 生物学死亡

3. 下列哪项不作为脑死亡的标准（　　）
   A. 自主呼吸停止
   B. 心跳停止
   C. 脑电波消失
   D. 颅神经反射消失
   E. 不可逆性昏迷

4. 判断不完全康复的依据是（　　）
   A. 病因消除
   B. 症状消退
   C. 功能恢复
   D. 活动协调
   E. 体内遗留病变损伤过程

5. 濒死期表现为（　　）
   A. 心跳、呼吸停止
   B. 各种反射消失
   C. 意识模糊、反应迟钝、血压下降、呼吸不规则
   D. 脑血循环停止
   E. 机体难以复苏

三、简答题

1. 何为疾病的原因、条件？两者有何联系？
2. 什么是疾病的因果转化？试举例说明？
3. 脑死亡有何现实意义？
4. 深秋初冬，气候寒冷，易患感冒，为什么？

（贺平泽）

第2章 细胞和组织的适应、损伤和修复

在刺激因子的作用和内外环境改变时，机体的细胞和组织的功能、形态会发生适应性改变，以维持正常的生命活动。当刺激因子的数量、强度和持续时间过长，超出了细胞和组织的承受限度时，可发生损伤性的病理改变。细胞和组织的损伤分为可复性和不可复性两类。机体具有较强的抗损伤功能，当细胞和组织由于损伤而造成缺损时，机体具有修补和恢复（修复）其结构和功能的能力。

正常细胞、适应细胞、损伤细胞呈现代谢、功能和结构上的连续性变化过程(图 2-1)。

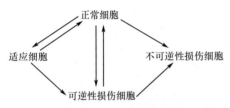

图 2-1 正常、适应、可复性损伤和不可复性损伤的关系

第 1 节 细胞和组织的适应

适应是机体的细胞、组织或器官对于内外环境的各种刺激所作出的非损伤性的反应。适应在形态学上表现为萎缩、肥大、增生和化生。

> **案例 2-1**
>
> 患者，女，45 岁。上腹饱胀不适 5 年，偶有上腹部轻微疼痛。胃镜见：胃窦部黏膜皱襞消失，灰白色（正常为橘红色），黏膜下血管清晰可见（黏膜变薄），周围的正常胃黏膜隆起（代偿性肥大、增生）；取黏膜组织做病理检查发现黏膜明显变薄，腺体减少，并有肠上皮化生，病理诊断：慢性萎缩性胃炎。
>
> **问题：**
>
> 本病例包括哪些适应性变化？请说出理由。

一、萎 缩

萎缩是指发育正常的实质细胞、组织或器官的体积缩小。组织和器官发生萎缩时，除细胞体积缩小外常伴有实质细胞的数目减少。组织、器官发育不全及未发育不属于萎缩的范畴。

（一）原因和分类

萎缩分为生理性萎缩及病理性萎缩。

1. 生理性萎缩　伴随机体的发育、成熟、衰老，一些组织器官会萎缩退化。如幼儿阶段动脉导管和脐血管的萎缩；青春期后胸腺萎缩；更年期子宫和卵巢的萎缩以及老年人脑、心、肝等器官的萎缩，即老年性萎缩，也属于生理性萎缩(图 2-2)。

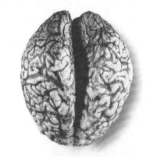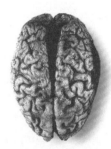

图 2-2 正常脑（左）与萎缩脑（右）

2. 病理性萎缩　按其发生原因分为：

（1）营养不良性萎缩(图 2-3)：全身营养不良性萎缩常见于恶性肿瘤晚期、慢性消耗性疾病（如严重肺结核）、消化道梗阻、长期饥饿等；局部营养不良性萎缩常见于血液供应不足（如脑动脉粥样硬化血管腔变窄引起的脑萎缩）。全身性萎缩最先萎缩的是脂肪，其次是肌肉、肝、肾、脾等，脑和心脏的萎缩出现较晚。

（2）压迫性萎缩，组织和器官长期受压导致萎缩，如尿路梗阻时肾盂积水压迫肾实质引起的肾萎缩(图 2-4)，脑积水压迫脑实质引起的脑萎缩。

（3）失用性萎缩：肢体、器官、组织长期不活动，导致组织和细胞功能和代谢降低引起萎缩，如骨折后肢体长期不活动导致肌肉逐渐发生萎缩。

（4）神经性萎缩：见于脑和脊髓或神经损伤引起的肌肉萎缩，如脊髓灰质炎患者下肢的肌肉萎缩，麻风患者尺神经损伤引起所支配的肌肉萎缩(图 2-5)。

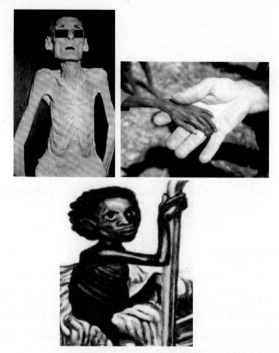

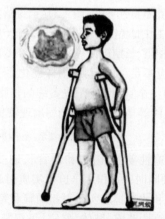

图2-3　营养不良性萎缩

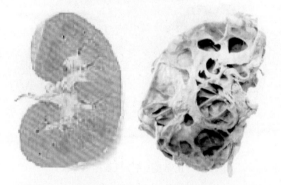

图2-4　正常肾脏切面(左)和萎缩肾脏切面(右)

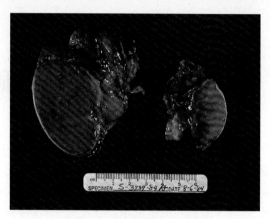

图2-6　正常睾丸和萎缩睾丸

(二)病理变化

肉眼观察萎缩的细胞、组织、器官体积变小,重量减轻,质地变硬,颜色变深,包膜皱缩,血管迂曲。光镜下实质细胞体积缩小或数目减少,在实质细胞减少的同时,间质细胞可以增生,甚至造成器官和组织体积的增大(假性肥大)(图2-7)。

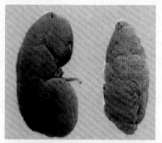

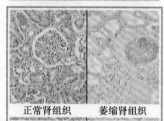

正常肾组织　　　萎缩肾组织

(切面)

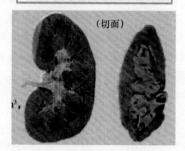

图2-7　正常肾脏与萎缩肾脏

图2-5　神经性萎缩(小儿麻痹后遗症)

(5)内分泌性萎缩,由于内分泌腺功能下降引起靶器官细胞萎缩,如垂体功能低下引起的肾上腺、甲状腺、性腺的萎缩(图2-6)。

考点提示:萎缩的类型

(三)结局

萎缩的细胞、组织、器官功能大多下降,如脑萎缩时,思维能力和记忆力减退。

萎缩是一种可逆性变化。原因消除,萎缩的器官、组织和细胞可逐渐恢复原状;若原因不能消除,萎缩的细胞最后可完全消失。

链接

阿尔茨海默病(Alzheimer disease,AD)

阿尔茨海默病即所谓的老年痴呆症,是一种进行性发展的致死性神经退行性疾病,病理改变主要为皮质弥漫性萎缩,脑沟增宽,脑回变窄等病变,临床表现为认知和记忆功能不断恶化,日常生活能力进行性减退,并有各种神经精神症状和行为障碍,逐渐变得呆傻。该病是德国医生阿尔茨海默先描述的,1910 年这种病被命名为阿尔茨海默病。

1994 年,世界阿尔茨海默病学会(ADI)宣布每年的 9 月 21 日为世界阿尔茨海默病日。

据中国阿尔茨海默病协会 2011 年的公布调查结果显示,全球约有 3650 万人患有阿尔茨海默病,大约每七秒就有一个人患上此病,平均生存期只有 5.9 年,是威胁老年人健康的"四大杀手"之一。在中国 65 岁以上的老人患病率高达 6.6% 以上,年龄每增加 5 岁,患病率增长一倍,3 个 85 岁以上的老人中就有一个是老年痴呆。保守估计目前全国老年痴呆患病人数高达 1000 万人。关注此病刻不容缓。

二、肥 大

肥大是指细胞、组织和器官体积的增大。组织、器官的肥大除了实质细胞体积增大外,再生能力较强的细胞可伴有细胞数目的增加。

考点提示:肥大的概念

(一) 类型

肥大可分为生理性肥大与病理性肥大。

1. 生理性肥大 生理状态下发生的肥大,如妊娠期子宫、哺乳期乳腺的肥大以及运动员肌肉的肥大均属于生理性肥大(图 2-8)。

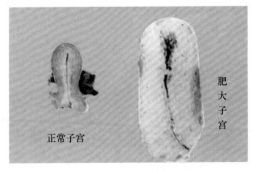

正常子宫   肥大子宫

图 2-8 正常子宫与肥大子宫

2. 病理性肥大 病理性肥大分为以下几种类型。

(1)代偿性肥大:因相应的器官的功能负荷加重所致,如高血压时,由于长时间外周循环阻力增大,心脏负荷加重,心肌发生肥大(图 2-9)。一侧肾脏摘除后,另一侧肾脏发生代偿肥大。

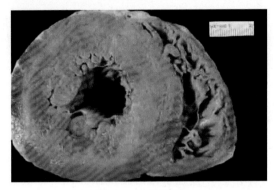

图 2-9 心肌肥大

(2)内分泌性肥大:由于某些激素分泌增多而使靶细胞肥大,如肝硬化患者的乳腺肥大,垂体病变引起的肢端肥大(图 2-10)。

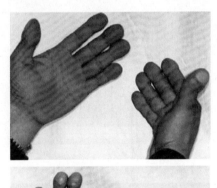

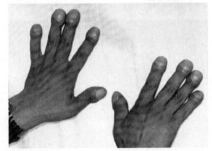

图 2-10 指端肥大

(二) 后果

肥大的组织、器官的实质细胞内 DNA 含量和细胞器增多,蛋白质合成增多,细胞功能代偿性增强,但肥大的器官功能代偿是有一定限度的,超过限度将导致器官功能失代偿。

三、增 生

增生是指组织、器官内细胞数量增加,常伴有组织、器官的体积增大。增生多发生于再生能力强的组织,如肝、肾、上皮组织等。

此可演变为肿瘤性增生。

(一) 类型

1. 生理性增生　适应生理需要所发生的增生,如女性青春期和哺乳期的乳腺腺上皮增生、育龄期女性子宫内膜腺体增生。

2. 病理性增生

(1) 代偿性增生:如部分肝脏切除后残存的肝细胞的增生。

(2) 内分泌性增生:内分泌功能紊乱引起的增生,如青春期和更年期妇女雌激素分泌过多所致的子宫内膜增生(功能性子宫出血)(图2-11),雄激素水平过高时老年男性前列腺增生(图2-12)。

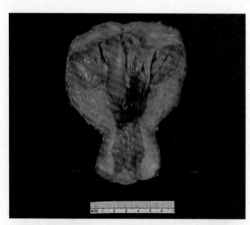

图2-11　子宫内膜增生

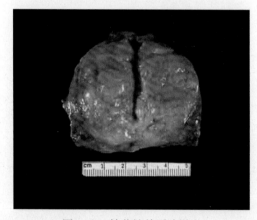

图2-12　结节性前列腺增生

(3) 再生性(修复性)增生:组织损伤后由周围正常细胞增生完成修复,如创伤的愈合、炎性增生。

(二) 后果

增生时若实质细胞数目增多,常伴有组织、器官的功能增强,增生的原因去除后,一般是可复的。某些长期不愈的慢性增生可转变为不典型性增生并由

> **案例2-2**
>
> 患者,男,75岁,吸烟50多年,慢性支气管炎病史35年。近年来,咳嗽、咳痰的程度更为明显,痰常为黄色脓性、黏稠、不易排出。且呼吸和心功能均有下降,冬天易发生呼吸系统的感染,常合并右心功能不全。1个月前因肺部感染和心力衰竭,经治疗无效死亡。
>
> 病理检查:①呼吸道:主要变化是细支气管黏膜上皮纤毛倒伏和脱落,上皮细胞变性、坏死,部分区域的黏膜上皮形成复层扁平上皮;黏液腺的数量比正常明显增多,且细胞体积加大;管壁平滑肌细胞数量减少,体积纤细,纤维结缔组织则相应增多。②心脏:右心室体积较正常增大,切面上可见右室壁肥厚,在肺动脉瓣下2厘米处室肌层厚度为6毫米,镜下见心肌细胞体积增大,核大、染色深。③脑:脑回变窄,脑沟变宽且深,脑室扩张,镜下神经细胞体积变小。
>
> **问题:**
>
> 病理学检查中发现了哪些适应性变化?

四、化　生

化生是指一种分化成熟的组织转变为另一种分化成熟的组织的过程。化生不是组织的直接转化而是具有多分化潜能的细胞向另一方向转化;化生只能在同源细胞间进行,如柱状上皮化生为鳞状上皮;化生只见于再生能力较强的组织,如上皮组织和结缔组织(图2-13)。

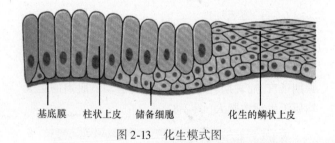

基底膜　柱状上皮　储备细胞　化生的鳞状上皮

图2-13　化生模式图

(一) 类型

1. 鳞状上皮化生　常见于气管和支气管黏膜、宫颈黏膜。呼吸道上皮由于长时间吸烟刺激,原来的纤毛柱状上皮转化为鳞状上皮(图2-14)。子宫颈发生慢性炎症时,宫颈黏膜柱状上皮转化为鳞状上皮,称为子宫颈鳞状上皮化生。

2. 肠上皮化生　常见于胃体和(或)胃窦部,是指胃腺上皮细胞转变为肠型上皮细胞。常见于慢性萎缩性胃炎时(图2-15)。

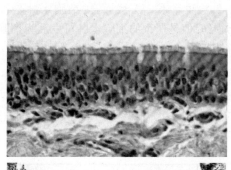

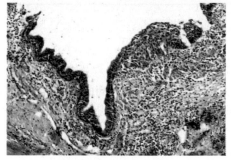

图2-14　正常支气管黏膜上皮与支气管黏膜鳞状上皮化生

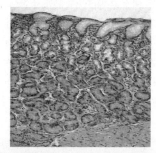

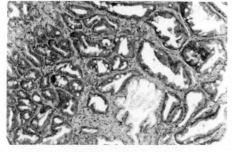

图2-15　正常胃黏膜与胃黏膜肠上皮化生

3. 结缔组织化生　主要见于骨、软骨,由成纤维细胞转变为骨或者软骨。如老年人的喉及支气管软骨可化生为骨;骨组织损伤后可在肌组织内形成骨组织,称为骨化性肌炎(图2-16)。

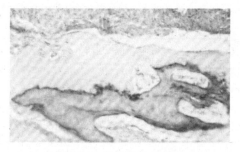

图2-16　结缔组织的化生

(二)后果

化生是机体对慢性不良刺激的一种适应性反应,具有一定的保护作用。但它丧失了原组织的功能,对机体造成不利的影响甚至可能发生癌变。如支气管鳞状上皮化生,上皮的增厚起到机械性的保护,但由于无分泌功能,丧失了纤毛,对异物和细菌的清除作用减弱,容易发生感染。慢性萎缩性胃炎引起的肠上皮化生容易发生癌变。

第2节　细胞和组织的损伤

损伤是指细胞和组织遭到不能耐受的有害因子刺激后,细胞及间质发生异常变化。凡能导致疾病的原因(见疾病概论)都能引起损伤。轻度的损伤,原因消除后可恢复正常,称为可逆性损伤(变性);严重的损伤是不可恢复的(坏死),称为不可逆性损伤。

> **案例 2-3**
>
> 李某,男,70岁,患高血压病二十多年,半年前开始双下肢发凉、发麻,走路时常出现阵发性疼痛,休息后缓解。近一个月右足剧痛,足趾发黑渐坏死,左下肢逐渐变细,三天前生气后,突然昏迷、失语,右半身瘫,渐出现抽泣样呼吸,最后呼吸、心跳停止而死亡。
>
> 尸检所见:心脏明显增大,重950g,左心室明显增厚,心腔扩张。主动脉、下肢动脉及冠状动脉等内膜不光滑,有散在大小不等黄白色斑块。右胫前动脉及足背动脉管壁不规则增厚,有处管腔阻塞。左股动脉及胫前动脉有不规则黄白色斑块。右足趾变黑、坏死。左下肢肌肉萎缩明显变细。左大脑内囊有大片出血。
>
> **问题:**
> 1. 本病例有哪些适应和损伤性的病变?
> 2. 右足发黑坏死的原因是什么?

一、可逆性损伤——变性

变性是物质代谢障碍引起的一类形态变化,表现为细胞或细胞间质内出现某些异常物质或正常物质数量显著增多。变性的种类很多,常见的有以下几类。

(一)细胞水肿(水样变性)

细胞水肿是指细胞内水、钠增加,引起细胞肿胀和功能下降,又称水样变性。细胞水肿大多见于肝、肾、心等线粒体丰富的实质性器官(图2-17)。

1. 原因　感染、中毒、缺氧、高热等直接破坏了细胞膜或损伤了线粒体从而引起细胞内水、钠增多。

图 2-17　细胞水肿模式图

2. 病理变化　肉眼可见病变器官肿胀,包膜紧张,切面隆起,边缘外翻,色泽苍白,混浊而无光泽(似开水烫肉),故旧称混浊肿胀。镜下见细胞体积增大,胞质内出现很多细小颗粒(呈嗜酸性染色),故又称颗粒变性(图 2-18)。电镜下证实,此种细小颗粒乃肿胀的线粒体和扩张的内质网。水样变性的细胞随着细质内水分的逐渐增加,可出现透明的空泡,又称为空泡变性;有时甚至出现胞质疏松透明,呈空网状,细胞肿大形如气球,又称气球样变。如病毒性肝炎的肝细胞(图 2-19)。

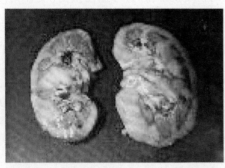

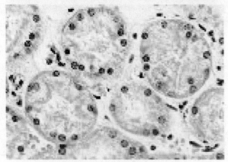

图 2-18　肾水肿大体和镜下结构图

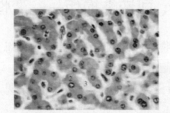

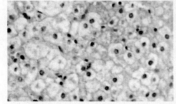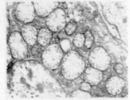

图 2-19　正常肝细胞、肝细胞水肿光镜和电镜结构图

3. 影响和后果　一般而言,细胞水肿是一种可逆性的损伤,但是严重的细胞水肿可发展为细胞死亡即溶解坏死。

案例 2-4

　　张某,男,40岁,肥胖型体质,长期大量饮酒。单位组织体检,B超诊断为脂肪肝(肝脂肪变性)。
问题:
　　何为脂肪变性?

(二) 脂肪变性

脂肪变性是指细胞内出现异常的脂肪滴。异常的脂肪滴系指原来不含脂肪滴的细胞质内出现脂滴,或原来含有脂肪滴的细胞内脂肪滴含量超过正常范围。脂肪变性最常见于肝、心、肾。

1. 原因　脂肪变性的发生是由于各种病因(感染、长期贫血、中毒、酗酒、缺氧、肥胖等)使脂肪在细胞内转化、利用和在运输过程中发生障碍所致。

2. 病理变化　肉眼见脂肪变性的器官体积增大,包膜紧张,边缘变钝,质软,呈浅黄色,有油腻感(图 2-20)。镜下见脂肪变性的细胞质内有大小不等的脂滴,细胞核因被脂滴挤压而偏于一侧。在石蜡切片中脂肪滴被有机溶剂溶解而呈脂肪空泡(图 2-21)。用苏丹Ⅲ可将脂滴染成橘红色,用锇酸可染成黑色。当肝脏发生严重而且弥漫的脂肪变性时称之为脂肪肝。

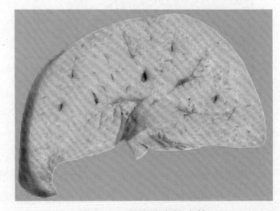

图 2-20　肝脂肪变性大体

考点提示:脂肪变性的特点;脂肪空泡与细胞水肿空泡的鉴别

 链接

脂　肪　肝

　　随着人们生活水平提高,饮食结构改变,以及 B 超检查广泛应用,近年来诊断为脂肪肝病例逐年增多。脂肪肝正严重威胁国人的健康,成为仅次于病毒性肝炎的第二大肝病,已被公认为隐蔽性肝硬化的常见原因。

在正常情况下,肝脏只含少量脂肪,约占肝重量的5%,在某些异常情况下,肝脏内脂肪含量增加,当脂肪含量超过肝重量的5%时为轻度脂肪肝,脂肪含量超过肝重量的10%时为中度脂肪肝,超过25%以上为重度脂肪肝。

脂肪肝的病因主要有①营养过度:肥胖;②代谢异常:如糖尿病;③化学物质、药物对肝的损伤,包括酒精对肝的损伤;④内分泌功能障碍:如甲状腺功能障碍、库欣综合征等;⑤其他:如营养失调,感染等。

一般而言,脂肪肝属可逆性疾病,早期诊断并及时治疗常可恢复正常。

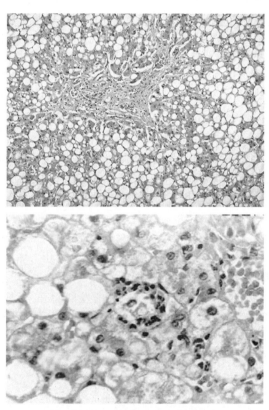

图 2-21 肝脂肪变性光镜结构

3. 后果 轻度脂肪变性是可复的,脂肪变性如加重或持续,肝细胞可发生坏死,并刺激纤维组织增生,可导致肝硬化。

案例 2-5

患者,男,45岁,干部。2年前出现头痛、头晕、健忘等症状,血压 150/95mmHg,临床诊断原发性高血压,服用降压药后自觉上述症状缓解,近日头痛加重且视物模糊,眼底镜检查视网膜动脉硬化(细动脉玻璃样变)。

问题:

细动脉玻璃样变多见于什么疾病?其发生机制如何?

(三) 玻璃样变

玻璃样变性又称透明变性,指在细胞内或间质中,出现均质、半透明的玻璃样物质,在 H-E 染色切片中呈均质性红染。常见的玻璃样变性有以下几种类型。

1. 血管壁玻璃样变 多发生于高血压病时的肾、脑、脾及视网膜的细小动脉。高血压病时,全身细小动脉持续痉挛,导致血管内膜缺血受损,通透性增高,血浆蛋白渗入内膜下,在内皮细胞下凝固,呈均匀、嗜伊红无结构的物质,使细小动脉管壁增厚、变硬,管腔狭窄甚至闭塞,血流阻力增加,使血压升高,此即细动脉硬化症,可引起组织、器官缺血(图 2-22)。

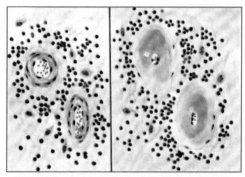

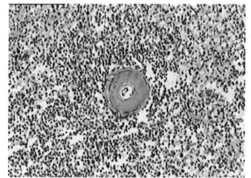

图 2-22 小动脉玻璃样变与血管壁增厚、管腔狭窄

链接

高血压患者为什么要做眼底检查?

高血压病时全身的细动脉都可受侵,眼底动脉血管的变化在高血压病的不同时期有不同表现,用眼底镜观察高血压患者的眼底血管变化,是唯一可以在活体观察到细动脉变化的检查方法,是了解高血压病病变的绝佳"窗口",观察高血压患者眼底视网膜血管变化,对于了解和判断全身血液循环系统的状态和高血压病的分期有很重要的意义。

2. 结缔组织玻璃样变(图 2-23) 常见于纤维瘢痕组织、纤维化的肾小球以及动脉粥样硬化的纤维性瘢块等。肉眼观,病灶呈灰白色半透明状,质地坚韧,缺乏弹性。光镜下,纤维细胞和血管明显变少,胶原纤维肿胀并互相融合成小片状均质无结构的物质。

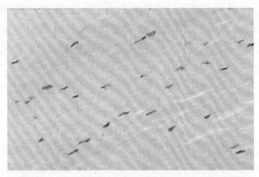

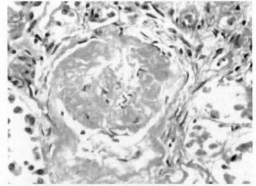

图 2-23　结缔组织玻璃样变与肾小球玻璃样变

3. 细胞内玻璃样变　实质细胞内出现大小不等的均质性无结构、嗜酸染色的蛋白性物质。光镜下，实质细胞内可见圆形、嗜伊红的小体或团块。常见的细胞内玻璃样变有：①肾病综合征伴有严重蛋白尿时，大量血浆蛋白经肾小球毛细血管漏出，经肾小管上皮细胞吞饮并在胞浆内融合成形成玻璃样小滴（图2-24）；②病毒性肝炎和酒精性肝病时，肝细胞胞质内出现红染的玻璃样物质，称为嗜酸小体（图2-25）。

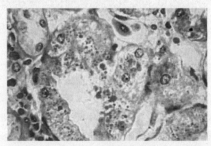

图 2-24　玻璃样小滴

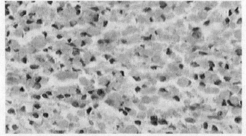

图 2-25　肝细胞胞质中的嗜酸小体

以上所述各主要变性之间的特点比较见表2-1。

表 2-1　各主要变性的特点比较

变性类型	病变部位	病变特点
细胞水肿	细胞质内（肝、肾、心）	胞质内水分含量增多，并导致线粒体、内质网的肿胀
脂肪变性	细胞质内（肝、肾、心）	胞质内脂肪沉积形成圆形脂滴，光镜下 H-E 染色呈空泡状
血管壁玻璃样变性	细动脉壁	由血浆蛋白渗入管壁凝固形成无结构、均质、红染的物质
结缔组织玻璃样变性	间质结缔组织	由胶原纤维增粗，相互融合形成半透明、无结构、均质红染物质
细胞内玻璃样变性	细胞质内（肾、肝、浆细胞）	由血浆蛋白等多种不同成分形成圆形、均质、红染的物质

考点提示：变性的概念和类型；玻璃样变的三种类型；血管壁玻璃样变的发生部位

二、不可逆性损伤——细胞死亡

细胞因遭受严重损伤而累及细胞核时呈现代谢停止，结构破坏和功能丧失等不可逆性变化，称为细胞死亡。细胞死亡有坏死和凋亡两种形式。

（一）坏死

活体内局部组织、细胞的死亡称为坏死。坏死组织细胞代谢停止，功能丧失。

1. 原因　坏死可由变性逐渐发展而来，当致病因素特别强烈时也可直接导致坏死。坏死的原因很多，凡是能引起损伤的因子（缺血缺氧、理化因素、生物因素和神经因素等），都可导致坏死。

2. 病理变化

（1）镜下改变：坏死的病变通常要在细胞死亡若干小时后，当自溶性改变相当明显时才能在镜下辨认出来。

1）细胞核的改变：细胞核的变化是细胞坏死的主要形态学标志，表现为：①核浓缩：核脱水使染色质浓缩、染色变深、核体积缩小；②核碎裂：核染色质崩解为小碎片，核膜破裂，染色质碎片分散在胞浆内；③核溶解：染色质的 DNA 分解，染色变淡，结构模糊，甚至只能见到核的轮廓，最后核的轮廓也完全消失（图2-26）。

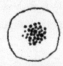

正常细胞　　核固缩　　核碎裂　　核溶解

图 2-26　细胞核变化模式图

考点提示：细胞坏死的形态学标志；坏死细胞核的表现

2）细胞质的改变：胞质内亚细胞结构肿胀、崩解，出现蛋白质颗粒和脂滴，嗜酸性染色增强，呈红染细颗粒状或均质状，有时细胞质可完全溶解消失。

3）间质的改变：在各种溶解酶的作用下，间质的基质崩解，胶原纤维肿胀、崩解、断裂或液化。坏死的细胞和崩解的间质融合成一片模糊的颗粒状、无结构的红染物质。

（2）肉眼观察：临床上把确实失去生活能力的组织称为失活组织。失活组织特点为"四无"即：外观无光泽，比较混浊（无光泽）；失去正常组织的弹性（无弹性）；因无正常的血液供给而温度较低，摸不到血管搏动，在清创术中切除失活组织时，没有新鲜血自血管流出（无血供）；失去正常感觉及运动功能等（无感觉及运动功能）。

3. 坏死的类型

案例 2-6

患者，男，49 岁，司机，1 年前出现胸痛，并放射到左肩、左臂，休息或服用硝酸酯制剂后症状缓解消失。1 天前因情绪激动，出现心前区持续性疼痛，服用硝酸酯后无缓解，急诊入院，心电图显示左心室前壁、心尖部及室间隔前 2/3 心肌梗死。临床诊断为心肌梗死。

问题：

心肌梗死属于何种类型的坏死？

（1）凝固性坏死：组织坏死后，蛋白质发生凝固，而变为灰白色或淡黄色质实干燥的凝固体，故称为凝固性坏死，坏死灶与健康组织分界明显。凝固性坏死常见于心、肾、脾等器官的缺血性坏死即梗死。光镜下，坏死组织细胞结构消失，组织结构的轮廓依然隐约可见（图 2-27）。

干酪样坏死是凝固性坏死的特殊类型，主要见于由结核杆菌引起的坏死，其坏死组织崩解彻底，加上含有较多的脂质，因而坏死组织略带黄色，质地松软，状似干酪，故称干酪样坏死。在光镜下不见组织轮廓，呈现一片嗜酸性颗粒状物质（图 2-28）。

案例 2-7

患者，女，72 岁，"突发左肢无力 4 小时，呼之不应 2 小时"于 2009 年 5 月 5 日入院。

患者 4 小时前饭后与家人聊天时突发左肢无力，随即被送急诊，头颅 CT 示多发脑梗塞（脑梗死）。

入院查体：血压 150/90mmHg，昏睡，双眼右侧凝视，左侧鼻唇沟浅，左侧肌力 0 级，肌张力低，双侧巴氏征（+）。

高血压病史多年，控制不详。

问题：

脑梗死的原因及脑梗死属于何种类型的坏死？

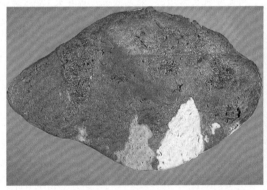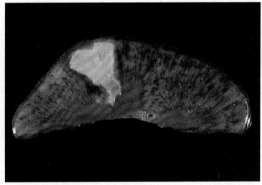

图 2-27　脾梗死（凝固性坏死）与肾梗死（凝固性坏死）

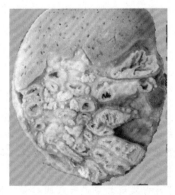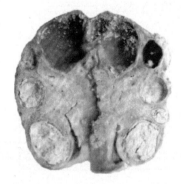

图 2-28　干酪样坏死

（2）液化性坏死：组织坏死后分解液化，并形成坏死腔称为液化性坏死。常发生在含蛋白少脂质多（如脑）或产生蛋白酶多（如胰腺）的组织。发生在脑组织的液化性坏死又称为脑软化。

化脓、脂肪坏死和由细胞水肿发展而来的溶解性坏死都属于液化性坏死。脂肪坏死主要有急性胰腺炎时酶解性脂肪坏死和乳腺外伤性脂肪坏死（图2-29）。

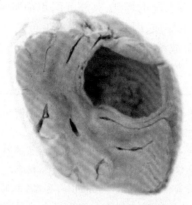

图2-29 脑液化性坏死空洞形成

 链接

手术切口脂肪液化（脂肪坏死）

切口脂肪液化是腹部手术很容易发生的一种并发症，多见于肥胖患者，它可导致切口裂开，延期愈合，增加切口感染机会，加重患者的经济负担，给患者带来身心痛苦。

近年来，随着人们生活水平的日益提高，肥胖人群的比例逐渐增加，人口老龄化，再加上高频电刀被广泛应用，切口脂肪液化的发生有增多的趋势。刀口液化并不是感染，它属于无菌性炎症，但特别容易继发感染，应引起高度重视。

（3）坏疽：是指组织坏死继发腐败菌的感染。坏疽局部常呈现黑色、暗绿色等特殊形态改变。坏疽分为以下三种类型。

考点提示：坏疽的概念与类型

案例2-8

患者，女，67岁，17年前发现患糖尿病，7年前又发现患动脉硬化和冠心病，2年来病情逐渐加重，常有心前区不适等心肌缺血症状，1月前开始有左侧踇趾末端麻木并失去感觉，以后逐渐发展为局部干燥皱缩和色泽变黑。

问题：

1. 左踇趾病变应为何种坏疽？
2. 分析坏疽的发病机制。

1）干性坏疽：好发于肢体末端，常见于动脉粥样硬化、血栓闭塞性脉管炎和冻伤等疾患时，由于动脉受阻而静脉回流通畅，故坏死组织的水分少，再加上体表水分易于蒸发，致使病变部位皱缩，呈黑褐色，与正常组织分界清楚。由于坏死组织比较干燥，不利于细菌生长，全身中毒症状较轻（图2-30）。

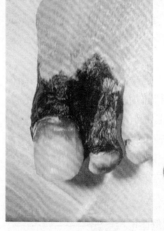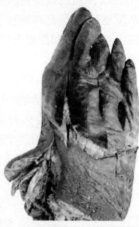

图2-30 足干性坏疽

案例2-9

患者，男，38岁，工人，施工时不慎被重物猛烈撞击右小腿腓肠肌处，当时该处皮肤有损伤，事后小腿肿胀，疼痛难忍。第二天出现红肿热痛，第3天体温升高达39℃。第4天下肢高度肿胀，下达足背，最大周径为48cm，疼痛更甚，在皮肤裂口处流出血水。在当地医院用大量抗生素治疗，未见效果。第6天，左足踇趾呈污黑色。第10天黑色达足背，与正常组织分界不清。随后到当地医院就诊，行左下肢截肢术。病理检查：左下肢高度肿胀，左足部污黑色，纵行剖开动、静脉后，见动、静脉血管内均有暗红色线状的固体物阻塞，长约10cm，与管壁黏着，固体物镜检为混合血栓。

问题：

1. 左小腿坏疽属于何类型？
2. 分析坏疽发生的原因。

2）湿性坏疽：多发生于与外界相通的内脏（肠、子宫、肺等），或有淤血水肿的肢体，由于动静脉同时堵塞，坏死灶含水分较多，利于腐败菌生长，病变组织明显肿胀，呈暗绿色或污黑色，有恶臭，与正常组织分界不清。由于组织坏死腐败所产生的毒性产物及细菌毒素被机体吸收，全身中毒症状严重，甚至可发生中毒性休克而死亡（图2-31）。

案例2-10

某男青年在工厂作业时不慎右手被卷入机器的滚筒，拧成了"麻花"，从腕处离断，急送医院实行断腕再植手术。术后第二天患者体温逐渐升高，打开伤口发现红肿并渗出淡红色分泌物，味臭。急查患者分泌物，涂片发现大量产气荚膜杆菌。医院确诊为气性坏疽。此时病人体温升至40℃，呼吸急促，心率每分钟增至140次，血压持续下降，面色苍白，出现谵妄躁动、昏迷。

医院立即为其实施截肢手术。之后反复用大量过氧化氢(双氧水)冲洗伤口以抵抗厌氧菌,严格清创,同时输血输液并给予升压药等治疗,终于挽救了患者的生命。

问题:

患者为什么要实施截肢手术?

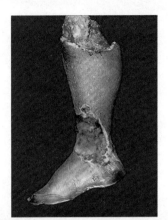

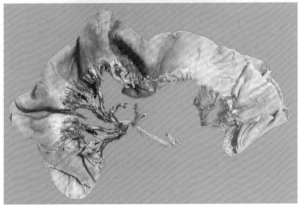

图 2-31　湿性坏疽

3) 气性坏疽:为湿性坏疽的一种特殊类型,主要见于严重的深达肌肉的开放性创伤并合并产气荚膜杆菌等厌氧菌感染时,细菌分解坏死组织产生大量气体,使坏死组织内含大量气泡,病变部位肿胀呈蜂窝状,按之有捻拨音,污绿或者污黑色,有恶臭味。气性坏疽病变发展迅速,中毒症状明显甚至引起死亡(图 2-32)。

链接

气 性 坏 疽

气性坏疽常发生于地震导致的挤压伤或战争创伤中,是一种非常凶险的病症,起病急,病情发展迅猛,系一种毒血症。在潜伏期不易觉察,死亡率极高,在战争年代死亡率更是高达100%。四川省汶川"512"地震发生后,到5月28日就有一百多伤员被确诊为气性坏疽,仅在广州南方医院治疗的地震伤员中被确诊有58例。

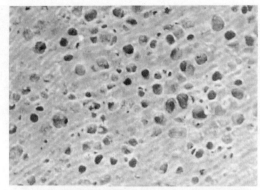

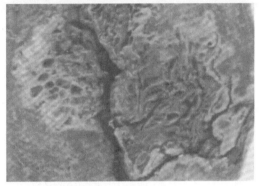

图 2-32　气性坏疽

以上三种坏疽之间的异同见表 2-2。

表 2-2　三类坏疽的比较

	干性坏疽	湿性坏疽	气性坏疽
部位	多见于四肢(末端)	与外界相通的脏器	深部肌肉开放性创伤
原因	动脉堵塞静脉通畅	动脉堵塞静脉回流受阻	合并厌氧菌感染
病变特点	硬,呈黑色,与正常组织分界清楚	湿肿,呈污黑色,与正常组织分界不清,恶臭	肿胀呈蜂窝状,污黑或污绿色,与周围组织分界不清,恶臭
后果	腐败菌感染轻,病变发展慢,全身中毒轻	腐败菌感染重,病变发展快,全身中毒严重	合并厌氧菌感染,由于坏死组织分解产物和毒素大量吸收,可致机体迅速中毒而死亡
举例	①肢体冻伤 ②糖尿病患者足坏疽	坏疽性阑尾炎,肠坏疽等	受污染深达肌肉的开放性创伤

(4) 纤维蛋白样坏死:纤维素样坏死是发生结缔组织或血管壁的一种病变,病变处为均质状或颗粒状无结构物质,呈强嗜酸性红染,似纤维蛋白,故旧称纤维素样变性。但病灶本质为坏死。常见于急性风湿病、新月体性肾小球肾炎等变态反应性疾病,也可见于恶性高血压,胃溃疡底部的血管壁(图 2-33)。

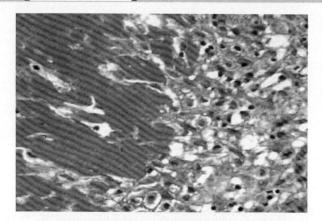

图 2-33 纤维素样坏死

坏死类型的病变特点比较见表 2-3。

表 2-3 坏死类型的病变特点比较

坏死类型	常见情况	病变特点
凝固性坏死	心、肾、脾等缺血性坏死灶	色灰白或淡黄色,干燥坚实,原有结构轮廓常保存
干酪样坏死	结核性坏死灶	干燥、颗粒状,色泽发黄,失去原有轮廓结构
液化性坏死	①脑组织坏死;②化脓性病灶;③脂肪坏死	组织分解、液化,病灶形成含液态物质的坏死腔
坏疽	见表 2-2	见表 2-2
纤维素样坏死	结缔组织,血管壁	坏死物质为红染的均质状或颗粒状,似纤维素

4. 坏死的结局 组织坏死后成为异物,机体可通过以下方式将其清除,并进行再生修复。

(1)溶解吸收:较小的坏死组织可由溶酶体释放蛋白水解酶,将其分解液化,并被淋巴管、小静脉所吸收,不能吸收的碎片则由巨噬细胞吞噬消化。

(2)分离排出:坏死组织崩解或液化分离、排出形成缺损。皮肤、黏膜处的浅表性缺损称为糜烂,较深的缺损称为溃疡。如肾、肺等坏死组织溶解分离后通过自然管道排出而留下空腔,称为空洞。深部组织坏死后形成开口于表面的盲性管道,称为窦道。两端开口的通道样坏死性缺损称为瘘管。

(3)机化、包绕:坏死组织不能完全溶解或排出时,可由肉芽组织取代即机化,最后变成瘢痕组织。较大坏死组织不能完全机化时,则由肉芽组织包围,称为包裹。

(4)钙化:坏死组织有钙盐沉积称为钙化。

考点提示:坏死的结局

(二)细胞凋亡(固缩坏死)

凋亡是指有基因控制的自主性的有序死亡。一般表现为单个细胞或小团块细胞的死亡,细胞固缩、细胞核浓缩形成凋亡小体。凋亡大多数是指生理状态下细胞更新的程序性死亡(如生理性萎缩、细胞的老化衰亡、成人激素依赖性器官的退化等),但在病理状态下也可发生(如肿瘤细胞的死亡,病毒性肝炎中嗜酸性小体的形成,病理性萎缩等)(图 2-34)。凋亡与坏死的区别见表 2-4。

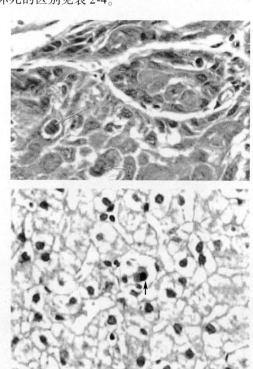

图 2-34 凋亡小体

表 2-4 凋亡和坏死的区别

	凋亡	坏死
机制	主动进行(自杀)	被动进行(他杀)
诱因	生理性,轻微病理性刺激	病理性刺激
死亡范围	散在单个细胞	多为大片细胞
形态特征	细胞固缩,凋亡小体形成	细胞肿胀,细胞自溶
生化特征	耗能,有新蛋白合成,规律的 DNA 降解片段	不耗能,无新蛋白合成,DNA 降解为大小不一片段
周围反应	无炎症反应,但凋亡小体可被邻近细胞吞噬	有炎症反应

第 3 节 细胞和组织的修复

修复是指组织、细胞损伤造成缺损后由周围健康组织、细胞再生进行修补恢复的过程。修复有再生和纤维性修复两种方式,在多数情况下,由于有多种组织发生损伤,故上述两种修复过程常同时存在。

一、再 生

再生是指损伤和衰亡的组织由周围健康的同种

细胞分裂增殖完成修复的过程。

（一）类型

1. 生理性再生 生理性再生(完全再生)是指在生理情况下有些细胞、组织不断老化、消耗，又不断有新生的同种细胞来加以补充更新。如子宫内膜和血细胞的再生。

2. 病理性再生 病理性再生是指在病理状态下，细胞组织缺损伤后所发生的再生，可分为以下两种。

（1）完全再生：再生的组织、细胞完全保持了原有组织的结构和功能。见于受损轻、再生能力强的组织。

（2）不完全再生：指缺损的组织不能由结构和功能完全相同的组织来修补，而是以肉芽组织始、瘢痕组织终的方式来修复。多发生于再生能力弱、损伤比较严重的组织。

（二）各种组织的再生能力

人体内不同种类的组织细胞有不同的再生能力。根据再生能力的强弱可将人体细胞分为三类。

1. 不稳定性细胞 这类细胞不断地增殖，以补充衰亡的细胞。见于表皮细胞，呼吸道、消化道和泌尿生殖器的黏膜被覆上皮，淋巴及造血细胞等，其再生能力相当强，损伤后一般能完全再生。

2. 稳定性细胞 这类细胞在生理情况下不增殖，但具有潜在的再生能力。组织遭受到损伤的刺激时，则表现出较强的再生能力。如肝、胰等腺细胞和血管内皮细胞及原始间叶细胞等。平滑肌细胞也属于稳定细胞，但一般情况下再生能力较弱。

3. 永久性细胞 这类细胞在出生后不能再分裂增生，一旦遭受破坏则称为永久性缺失，见于神经细胞(不包括神经纤维)、骨骼肌细胞及心肌细胞。

考点提示：各种组织再生能力强弱的判断

> **链接**
>
> **干细胞(stem cells,SC)的研究**
>
> 干细胞是一类具有自我复制能力、分化潜能和可塑性极强的多潜能细胞，它可以分化成多种功能细胞，衍化、再生、修复组织和器官，因此，它是我们体内所有细胞、组织器官的"种子"和"根源"，可称为"万能"的奇迹细胞，医学界称之为"万用细胞"。干细胞研究始于20世纪60年代体外受精和胚胎干细胞的研究，直到1998年美国Thomson J A首次从人胚胎中分离培养出干细胞才真正开始了干细胞的新时代。
>
> 干细胞的用途非常广泛，涉及医学的多个领域。目前，科学家已经能够在体外鉴别、分离、纯化、扩增和培养人体胚胎干细胞，并以这样的干细胞为"种子"，培育出一些人的组织器官。

（三）各种组织的再生过程

1. 上皮组织的再生 被覆上皮再生能力较强，受损后，其临近上皮的基底层细胞分裂增生，将缺损处覆盖修复。腺上皮损伤后，如果基底膜未破坏，可由残存的上皮细胞分裂补充，以致完全再生修复；如果腺体完全破坏，则再生甚为困难。

2. 血管再生

（1）小血管的再生：毛细血管再生多以生芽方式来完成。内皮细胞分裂、增生以出芽的方式形成突起的幼芽，幼芽增生延长形成实心的细胞条索，在血流的冲击下出现管腔，形成新生的毛细血管，并进一步相互吻合成网状，为适应功能的需要可改建为小动脉或者小静脉(图2-35)。

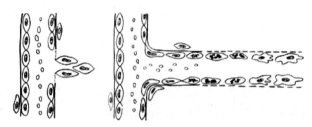

图2-35 毛细血管再生模式图

（2）大血管的再生：大血管离断后需要手术吻合，吻合处两侧内皮细胞分裂增生，互相连接，恢复原来内膜结构。但离断的肌层不易完全再生，而由结缔组织增生连接，瘢痕修复。

3. 纤维组织再生 在损伤的刺激下，受损处的成纤维细胞进行分裂、增生。成纤维细胞可由静止状态的纤维细胞转变而来，或由未分化的间叶细胞分化而来。当成纤维细胞停止分裂后，开始合成并分泌前胶原蛋白，在细胞周围形成胶原纤维，细胞逐渐成熟，变成长梭形，胞浆越来越少，核越来越深染，成为纤维细胞(图2-36)。

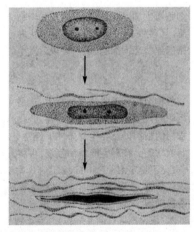

图2-36 成纤维细胞产生胶原纤维并转化为
纤维细胞模式图

4. 神经组织的再生　脑及脊髓内的神经细胞破坏后不能再生,由神经胶质细胞及其纤维修补,形成胶质瘢痕。外周神经受损时,如果与其相连的神经细胞仍然存活,则可完全再生。若断离的两端相隔太远(超过2.5cm时),或者两端之间有瘢痕或其他组织阻隔,或者因截肢失去远端,再生轴突均不能达到远端,而与增生的结缔组织混合在一起,卷曲成团,成为创伤性神经瘤,可发生顽固性疼痛。为防止上述情况发生,临床常施行神经吻合术或对截肢神经断端作适当处理。

二、纤维性修复

纤维性修复是由纤维结缔组织来完成修复的过程。首先通过肉芽组织生长,溶解、吸收损伤处的坏死组织和异物,并填补组织缺损,以后肉芽组织转化成以胶原纤维为主的瘢痕组织,故又称瘢痕修复。

(一) 肉芽组织的概念

肉芽组织是由新生的毛细血管和成纤维细胞以及炎细胞构成的一种幼稚的结缔组织。

(二) 肉芽组织的形态

1. 肉眼观察　新鲜的肉芽呈鲜红色、颗粒状、柔软湿润、触之易出血而无痛觉,形似鲜嫩的肉芽,故称为肉芽组织(良性肉芽或健康肉芽)。

2. 镜下观察　新生的毛细血管常呈平行排列,向创面垂直生长,接近创面时相互吻合,形成弓形突起,在毛细血管间有大量成纤维细胞及数量不等的炎性细胞(中性粒细胞、巨噬细胞等)(图2-37)。

> **链接**
> ### 健康肉芽和非健康肉芽的区别
> 肉芽组织在创口愈合中具有重要的作用,所以必须使肉芽组织健康生长。但在实际的愈合过程中常常会出现非健康肉芽,为此需用肉眼识别健康肉芽和非健康肉芽,以指导治疗工作。健康肉芽的肉眼特点是鲜红色颗粒状、柔软湿润、富于弹性、触之易出血;非健康肉芽组织颜色苍白、表面颗粒不匀、水肿状、松弛无弹性、不易出血、分泌物多甚至有脓,肉芽组织量明显不足。

(三) 肉芽组织的功能

肉芽组织在组织损伤修复过程中有起非常重要的作用,其主要功能是:①抗感染保护创面;②填补创口及其他组织缺损;③机化或包裹异物(如坏死组织、血栓、血凝块等)。

机化是指由肉芽组织吸收并取代异物的过程。包裹是一种不完全的机化,即在失活组织或异物不能

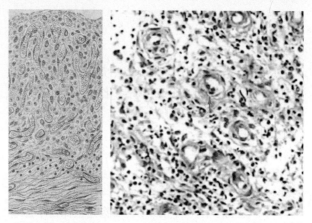

图2-37　肉芽组织镜下结构图

完全被机化时,在其周围增生的肉芽组织成熟为纤维结缔组织将其包绕。

(四) 肉芽组织的成熟、瘢痕形成

肉芽组织在组织损伤后2~3天内即可开始出现,随着修复过程的发展,其中毛细血管和炎细胞逐渐减少,成纤维细胞转化为纤维细胞逐渐形成胶原纤维,最终肉芽组织成为无血管、由胶原纤维组成的瘢痕组织。瘢痕组织呈灰白色半透明、毛玻璃样、质地坚韧缺乏弹性。瘢痕组织可进一步发生玻璃样变和收缩(图2-38)。

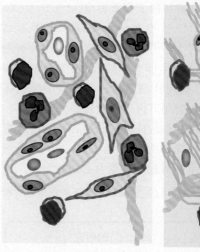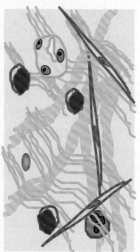

图2-38　肉芽组织和瘢痕组织模式图

考点提示:肉芽组织的概念、功能和形态特点及结局

三、创伤愈合

创伤愈合是指组织遭受外力作用引起的组织缺损或离断后,通过细胞再生和纤维性增生进行修复的过程。

(一) 皮肤和软组织的创伤愈合

1. 创伤愈合的基本过程

(1) 伤口的早期炎症反应:伤口局部有不同程度

的组织坏死和血管断裂出血,数小时内便出现炎症反应,表现为充血、浆液渗出及白细胞游出,故局部红肿。

(2)伤口收缩:2~3天后伤口边缘的整层皮肤及皮下组织向中心移动,于是伤口迅速缩小,直到14天左右停止。

(3)肉芽组织增生和瘢痕形成:大约从第3天开始从伤口底部及边缘长出肉芽组织,填平伤口。大约在伤后一个月瘢痕完全形成。

(4)表皮及其他组织再生。

案例2-11

某女性患者,阑尾炎术后七天刀口愈合、拆线。

问题:

此种愈合属于几期愈合?

2. 创伤愈合的类型

(1)一期愈合:主要见于无菌手术切口。组织缺损少、创缘整齐、无感染、经黏合或缝合后创面对合严密。伤口中只有少量血凝块,炎症反应轻微,表皮再生在1~2天内便可完成。肉芽组织在第2天就可从伤口边缘长出并很快将伤口填满,5~6天胶原纤维形成(此时可以拆线),约2~3周完全愈合,留下一条线状瘢痕(图2-39)。

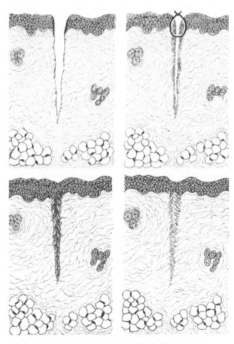

图2-39　创伤一期愈合模式图

案例2-12

某人患胆囊炎,术后伤口感染,一个月后才愈合。

问题:

此种愈合属于几期愈合?

(2)二期愈合:见于组织缺损较大、创缘不齐、裂隙较大、无法对合严密或伴有感染的伤口。与一期愈合相比二期愈合的特点是:①控制感染、清除异物后,健康的肉芽组织才能生长;②伤口大,伤口收缩明显,需要大量的肉芽组织才能将伤口填满;③愈合的时间较长,形成的瘢痕较大,常影响器官的形态和功能。如果伤口过大,超过20cm时,则再生表皮很难将伤口完全覆盖,需要植皮(图2-40)。一期愈合与二期愈合的区别见表2-5。

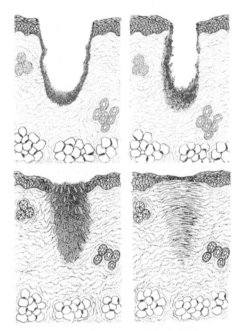

图2-40　创伤二期愈合模式图

表2-5　一期愈合与二期愈合的区别

	一期愈合	二期愈合
组织缺损	小	大
感染	无	有
创缘	整齐	不齐
创面对合	对合严密	常为开放
愈合时间	短	常
瘢痕	小	大

考点提示:一期愈合与二期愈合的区别

链接

植　皮　术

植皮术就是在自身或异体健康皮肤处(供区)取下一部分皮肤,用来覆盖切除了瘢痕的区域(受区)。供区的皮肤需要在受区得到新的血管供血才能够成活。一般情况下,自体皮肤移植成功的几率很大,但也有植皮不成活的可能。此外所有的植皮,都会在供区留下瘢痕。

特殊的愈合方式

1. 痂下愈合　痂下愈合是一种特殊的愈合方式,见于较浅表并有少量出血和渗出的皮肤创伤(如皮肤擦伤),深二度或三度烧伤后皮革样硬痂下的愈合过程也属此类。创面的血液、渗出液及坏死组织凝固并逐渐干燥,形成黑褐色硬痂,覆盖于创面,创面在硬痂下进行愈合,表皮再生完成后,痂即自行脱落。

2. 三期愈合　对于污染较重或可能感染的伤口,清创后暂用引流,观察3～5日,作延期缝合,临床上习惯称之为三期愈合。

(二) 骨折愈合

骨折通常可分为外伤性骨折和病理性骨折两大类。骨组织再生能力很强,骨折后,经过良好复位的单纯的外伤性骨折,及时牢固的固定,适当的功能锻炼,数月后便可完全愈合,恢复正常的结构和功能。骨折愈合的过程分为以下几个阶段:①血肿形成;②纤维性骨痂形成;③骨性骨痂形成;④骨痂改建或再塑。

(三) 影响创伤愈合的因素

创伤愈合除与损伤程度及组织再生能力有关外,还与下列因素有关。

1. 全身因素

(1) 年龄因素:儿童和青少年的组织再生能力较强,创伤愈合快;老年人则相反,这与老年人血管硬化、血液供应减少有很大的关系。

(2) 营养因素:影响伤口愈合的营养因素主要包括蛋白质、维生素、微量元素等。严重的蛋白质缺乏,尤其是含硫氨基酸(如甲硫氨酸、胱氨酸)缺乏时,组织的再生能力降低,肉芽组织及胶原形成不良,伤口不易愈合。维生素C缺乏时,成纤维细胞合成胶原减少,伤口愈合慢。钙和磷在骨折愈合中尤为重要,锌缺乏也会延缓创伤愈合。

(3) 激素:肾上腺糖皮质激素大量使用,对修复具有抑制作用,故在创伤愈合过程中要慎用。而肾上腺盐皮质激素和甲状腺素则对修复有促进作用。

(4) 疾病:某些疾病如尿毒症、糖尿病及某些免疫缺陷性疾病等,可对创伤愈合产生不利影响。

2. 局部因素

(1) 感染与异物:感染可严重影响伤口的愈合。伤口感染时,可引起组织坏死、胶原纤维基质溶解,促进炎性渗出,加重伤口的损伤。当有异物(如线头、纱布、死骨、弹片等)残留于伤口时,亦可妨碍愈合,并利于感染。因此,在这种情况下,只有控制感染、清除坏死组织及异物后,修复才能顺利进行。

(2) 局部血液循环:局部血流供应良好时,则伤口愈合良好,反之则伤口愈合迟缓,如血管有动脉粥样硬化或静脉曲张等病变以及伤口包扎过紧等。为了促进愈合局部可用某些药物或理疗,改善血液循环。

(3) 神经支配:完整的神经支配对损伤的修复有一定的作用,局部神经受损,其支配区域的组织再生能力降低或丧失;自主神经损伤,使局部血液供应减少,组织再生延缓。例如麻风病时神经受累引起溃疡不易愈合。由于神经损伤影响伤口的愈合,因此,在清创时应避免伤及神经。

(4) 电离辐射:能破坏细胞、损伤血管、抑制组织再生,因此,影响创伤的愈合。

案例 2-1 分析

重点提示:本病例包括四种适应性变化,分别为萎缩、肥大、增生、化生。其理由是胃窦部黏膜皱襞消失、黏膜下血管清晰可见(黏膜变薄),病理检查黏膜明显变薄,腺体减少等为萎缩的表现;萎缩周围的正常胃黏膜隆起为肥大、增生所致;病理检查有肠上皮化生。

案例 2-2 分析

重点提示:病理检查中一共发现四种适应性变化即萎缩(管壁平滑肌细胞数量减少,体积纤细;脑回变窄、脑沟变宽)、肥大(心肌细胞体积增大、右心室体积增大)、增生(纤维结缔组织数目增多)、化生(细支气管部分区域的黏膜上皮形成复层扁平上皮)。

案例 2-3 分析

重点提示:

1. 本病例中的适应性病变有:萎缩(左下肢肌肉萎缩明显变细);肥大(心脏明显增大、左心室明显增厚、心腔扩张)。损伤性病变有:坏死(右足趾变黑、坏死)。

2. 右足趾变黑、坏死的原因是右胫前动脉及足背动脉管壁不规则增厚、管腔阻塞而引起缺血所致。

案例 2-4、2-5 分析

略

案例 2-6 分析

心肌梗死属于凝固性坏死。

案例 2-7 分析

重点提示:脑梗死发生的原因是脑血管堵塞,脑梗死属于液化性坏死。

案例 2-8 分析

重点提示:

1. 左踇趾病变为干性坏疽。

2. 由于动脉硬化使供血受阻,引起左踇趾缺血,但静脉回流是通畅的,故发生干性坏疽。

案例 2-9 分析

重点提示:

1. 左小腿坏疽属于湿性坏疽。

2. 外伤后左下肢动、静脉血管内均有血栓形成,引起动、静脉同时阻塞,动脉缺血,静脉回流也受阻,因而发生湿性坏疽。

案例2-10分析

重点提示:患者右手发生了气性坏疽,气性坏疽发展迅速,中毒症状明显,死亡率高,所以必须实施截肢手术。

案例2-11分析

此愈合属于一期愈合。在临床上无菌手术切口一般都属于一期愈合。

案例2-12分析

此愈合属于二期愈合。在临床上有感染的伤口愈合属于二期愈合。

小　结

在刺激因子作用和内外环境改变时,机体的细胞和组织先发生适应性改变,在形态学上表现为萎缩、肥大、增生和化生;当这些刺激因子的作用超出了细胞和组织的承受限度时,可产生损伤性的改变,表现为变性和细胞死亡。

变性是物质代谢障碍所引起的一类形态变化,表现为细胞或细胞间质内出现某些异常物质或正常物质数量显著增多。变性的种类很多,常见的有细胞水肿、脂肪变性和玻璃样变性。细胞死亡包括坏死和凋亡两种类型,坏死是指活体的局部组织细胞的死亡。细胞坏死的主要标志是细胞核的变化,主要表现为核浓缩、核碎裂和核溶解。组织坏死常见的类型有凝固性坏死、液化性坏死、坏疽和纤维蛋白样坏死;坏疽是继发腐败菌感染的特殊类型坏死。坏死的结局有溶解吸收、分离排出、机化包裹、钙化。凋亡是有基因控制的自主性的有序死亡。

组织、细胞损伤的同时,机体对损伤修复也随之启动,组织修复过程可概括为两种不同的形式①再生:由周围同种细胞增殖实现修复的过程,按其再生能力的强弱可将细胞分为三类即不稳定细胞、稳定细胞和永久性细胞。②纤维性修复:由结缔组织取代,形成永久性瘢痕。纤维性修复主要是通过肉芽组织来实现的,肉芽组织是一种幼稚的结缔组织,主要由新生的毛细血管、成纤维细胞、炎细胞所组成。肉眼观察呈鲜红色、颗粒状、质地柔软而且湿润、触之易出血。肉芽组织具有三大功能:抗感染保护创面、填补伤口及其他组织缺损、机化(肉芽组织取代异物)。

根据创伤的程度及有无感染,将创伤愈合分为两类:一期愈合和二期愈合。

目标检测

一、名词解释

1. 萎缩　2. 化生　3. 变性　4. 脂肪变性　5. 坏疽
6. 肉芽组织　7. 机化

二、填空题

1. 组织、细胞的适应性反应在形态学上的表现为_____、_____、_____和_____。

2. 变性常见的类型有_____、_____和_____。

3. 坏死可分为_____、_____、_____、_____。坏疽可分为_____、_____和_____。

4. 病理性萎缩根据原因不同一般分为_____、_____、_____和_____。

5. 玻璃样变性根据病变部位不同一般分为_____、_____和_____三种类型。

6. 坏死在组织学上的主要标志为_____的变化,表现为_____、_____和_____。

7. 按再生能力强弱,一般将人体的组织细胞分为以下三类:(1)_____细胞;(2)_____细胞;(3)_____细胞。

8. 肉芽组织的主要功能是_____、_____和_____。

9. 皮肤及皮下软组织的创伤愈合根据损伤的程度及有无感染等可分为_____愈合、_____愈合。

10. 骨折的愈合过程一般分为_____、_____、_____与_____等四个阶段。

三、选择题

1. 干酪样坏死的本质是(　　)
   A. 纤维蛋白样坏死　　　　B. 脂肪坏死
   C. 液化性坏死　　　　　　D. 彻底的凝固性坏死
   E. 干性坏疽

2. 某慢性萎缩性胃炎患者,胃黏膜上皮可化生为(　　)
   A. 移行上皮　　　　　　　B. 鳞状上皮
   C. 纤维细胞　　　　　　　D. 肠上皮
   E. 脂肪细胞

3. 某高血压患者其血管壁玻璃样变性主要发生于(　　)
   A. 小动脉　　　　　　　　B. 细动脉
   C. 微动脉　　　　　　　　D. 中动脉
   E. 大动脉

4. 形成坏疽的主要原因是(　　)
   A. 发生部位不同　　　　　B. 有无腐败菌感染
   C. 组织缺血的程度　　　　D. 组织是否有淤血
   E. 对机体的影响

5. 某化脓性乳腺炎患者,经切开排出大量血脓性物质,该患者坏死病变属于什么类型的坏死(　　)
   A. 凝固性坏死　　　　　　B. 液化性坏死
   C. 纤维素样坏死　　　　　D. 湿性坏疽
   E. 干酪样坏死

6. 下列哪个部位容易发生干性坏疽(　　)
   A. 阑尾　　　　　　　　　B. 肺
   C. 肢体末端　　　　　　　D. 子宫
   E. 胆囊

7. 坏死组织由肉芽组织取代的过程称为(　　)
   A. 化生　　　　　　　　　B. 机化
   C. 完全再生　　　　　　　D. 包裹
   E. 玻璃样变性

8. 缺乏再生能力的细胞是(　　)
   A. 神经细胞　　　　　　　B. 胶质细胞
   C. 肾小管上皮细胞　　　　D. 肝实质细胞
   E. 平滑肌细胞

9. 肉芽组织的组成成分下列哪项除外(　　)
   A. 新生毛细血管　　　　B. 成纤维细胞
   C. 中性粒细胞　　　　　D. 胶原纤维
   E. 巨噬细胞

10. 以下哪项不符合一期愈合的条件(　　)
    A. 组织缺损小　　　　　B. 创缘整齐
    C. 接合严密　　　　　　D. 有感染
    E. 愈合后瘢痕小

11. 某急性肝炎患者,病理组织切片发现其肝细胞肿大,胞质疏松透明,呈空网状,该肿大肝细胞属于(　　)
    A. 细胞水肿　　　　　　B. 脂肪变性
    C. 玻璃样变性　　　　　D. 纤维素样变性
    E. 细胞坏死

12. 组织学判断细胞坏死的主要标志是(　　)
    A. 细胞核的变化　　　　B. 细胞质的变化
    C. 细胞器的变化　　　　D. 细胞膜的变化
    E. 间质的变化

13. 脂肪变性最常见于(　　)
    A. 肝　　　　　　　　　B. 肺
    C. 心　　　　　　　　　D. 脂肪组织
    E. 肾

14. 液化性坏死常见于(　　)
    A. 心与肺　　　　　　　B. 脑与肺
    C. 脑与脊髓　　　　　　D. 脑与脾
    E. 子宫和阑尾

15. 某人患化脓性阑尾炎,术后伤口感染,一个月后才愈合,则属于(　　)
    A. 一期愈合　　　　　　B. 二期愈合
    C. 延期愈合　　　　　　D. 痂下愈合
    E. 三期愈合

16. 某患者下肢肿胀,污黑色,恶臭,与正常组织分界不清,体温39.6℃,该患者下肢病变属于(　　)
    A. 凝固性坏死　　　　　B. 湿性坏疽
    C. 干性坏疽　　　　　　D. 液化性坏死
    E 干酪样坏死

17. 下列组织中再生能力最强的是(　　)
    A. 骨骼肌　　　　　　　B. 平滑肌
    C. 软骨　　　　　　　　D. 上皮组织
    E. 脑组织

18. 组织细胞坏死的主要标志是(　　)
    A. 胞浆的改变　　　　　B. 胞核的改变
    C. 细胞膜的改变　　　　D. 细胞器的改变
    E. 线粒体

19. 下列细胞中属于稳定细胞的是(　　)
    A. 皮肤表皮　　　　　　B. 肾小管上皮细胞
    C. 心肌细胞　　　　　　D. 淋巴造血细胞
    E. 腺上皮细胞

20. 凝固性坏死常见于(　　)
    A. 心与肾　　　　　　　B. 心与脑
    C. 胃与脊髓　　　　　　D. 肺与脑
    E. 肺和肠

21. 由于细胞代谢障碍,在细胞和间质内出现异常物质称为(　　)
    A. 脂肪变性　　　　　　B. 玻璃样变性
    C. 细胞肿胀　　　　　　D. 水肿
    E. 变性

22. 细胞质内出现脂滴或脂滴增多是(　　)
    A. 细胞水肿　　　　　　B. 变性
    C. 萎缩　　　　　　　　D. 脂肪变性
    E. 玻璃样变性

23. 化生是指(　　)
    A. 细胞体积增大
    B. 细胞数量增多
    C. 细胞大小形态不一致
    D. 一种分化组织代替另一种分化组织
    E. 一种分化组织直接转化为另一种分化组织

24. 肉眼观创面组织呈鲜红色、颗粒状,质地柔软湿润,称为(　　)
    A. 不良肉芽组织　　　　B. 肉芽组织
    C. 瘢痕组织　　　　　　D. 结缔组织
    E. 幼稚组织

25. 全身营养不良性萎缩时,首先发生萎缩的组织器官是(　　)
    A. 骨组织　　　　　　　B. 脂肪组织
    C. 脑　　　　　　　　　D. 心肌
    E. 肝

26. 组织内细胞数目的增多称为(　　)
    A. 再生　　　　　　　　B. 增生
    C. 化生　　　　　　　　D. 分化
    E. 机化

27. 组织细胞体积增大称为(　　)
    A. 适应　　　　　　　　B. 萎缩
    C. 肥大　　　　　　　　D. 增生
    E. 化生

28. 下述坏死的结局中应除外的是(　　)
    A. 溶解吸收　　　　　　B. 脱落排出
    C. 机化　　　　　　　　D. 化生
    E. 包裹、钙化

四、简答题

1. 简述常见变性的类型及特点。
2. 简述坏死的类型和结局。
3. 比较三种坏疽的区别。
4. 简述肉芽组织的结构特点及功能。
5. 举例说明化生的病理学意义。

(施凤英)

第3章 局部血液循环障碍

机体各组织器官的正常功能代谢依赖于健全的血液循环。当心脏、血管的结构、功能、血容量或血液性状发生异常时,可导致血液循环障碍,引起有关组织器官代谢紊乱,功能失调和形态结构改变,并出现各种临床表现,严重者甚至危及生命。如心肌梗死、脑出血、肺动脉栓塞等。

血液循环障碍分为全身性和局部性两类。全身性血液循环障碍常因整个心血管系统功能失调(如心力衰竭、休克等)所致。局部性血液循环障碍是某部组织或器官由于血量异常(如充血、缺血、梗死)、血液性状和血管内容物的异常(如血栓形成、栓塞)及血管壁的完整性改变(如出血、水肿)等。两者是互相影响的,全身性血液循环障碍必然引起局部血液循环障碍,如心力衰竭时,肺、肝等局部淤血;而局部血液循环障碍也能影响全身血液循环,如冠状动脉硬化引起的心肌缺血,使心肌收缩力减弱,导致急性心力衰竭和心源性休克。

本章主要介绍局部血液循环障碍(图3-1)。

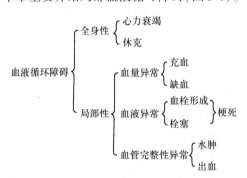

图3-1 血液循环障碍的原因和类型

第1节 充 血

局部组织或器官的血管内血液含量增多,称为充血(hyperemia)。它是机体某部小动脉、毛细血管、小静脉扩张,血液含量增多的结果。充血分为动脉性充血和静脉性充血两类(图3-2)。

一、动脉性充血

局部组织或器官的血管内动脉血输入量增多而发生的充血,称为动脉性充血,简称充血。

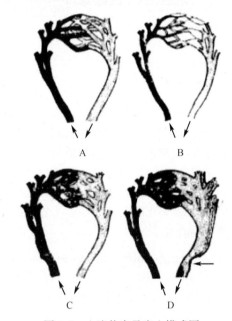

图3-2 血流状态及充血模式图
A. 正常血液循环;B. 缺血;C. 动脉性充血;D. 静脉性充血

(一) 原因及类型

任何原因引起的小动脉扩张,都可以导致局部组织或器官充血。小动脉扩张是在某些因素作用下,血管舒张神经兴奋性增高或血管收缩神经兴奋性降低,或局部血管活性物质增多所引起。

1. 生理性充血 组织或器官由于生理活动增强而引起的局部充血,称为生理性充血。如情绪激动时的面红耳赤,进食后胃肠黏膜充血,运动时肌肉充血等。

2. 病理性充血 指病理状态下的充血,常见于以下几种情况:

(1)炎性充血:炎症早期,由于致炎因子的刺激引起的神经反射(轴突反射)和炎症介质的作用,使局部组织的小动脉扩张充血,称为炎性充血。

(2)减压后性充血:局部组织或器官长期受压,使血管张力降低,当压力突然解除时(如迅速解除止血带或摘出腹腔巨大肿瘤等),受压的小动脉反射性扩张,形成局部充血,称为减压后性充血。

(3)侧支性充血:某部组织缺血,其周围的动脉吻合支开放引起的充血,称为侧支性充血。

(二) 病理变化

局部小动脉和毛细血管扩张,动脉血液含量增多,使组织、器官体积轻度增大,氧合血红蛋白增多而颜色鲜红,动脉血流加快,物质代谢增强,组织器官的功能活动增强,产热增多而温度增高(图3-3)。

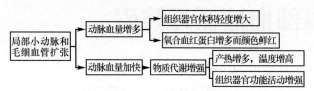

图 3-3 充血病变示意图

(三)后果

动脉性充血维持时间短暂,原因去除后,即恢复正常。一般对机体有利,临床常以动脉性充血的原理(如热敷、按摩等)增加氧和营养物质的供应,促进局部物质代谢和功能活动等治疗疾病。但有时对机体有害,如脑血管充血,可引起头痛、头晕;若脑血管已有病变(如脑动脉硬化或先天畸形等),充血可能成为脑血管破裂的诱因。

案例 3-1

王女士,57岁。原发性高血压病12年,伴劳力性心悸、气短2年。1周前因受凉而病情加重,自昨晚起不能平卧,并咳粉红色泡沫痰。体检:T 37.8℃,P 126次/分,R 28次/分。面色、口唇发绀,端坐呼吸,心界向左侧扩大,心率126次/分,律齐。两肺散在湿啰音及哮鸣音,以肺底为著。

问题:

1. 患者病情发生了何种变化?
2. 造成该病情发展变化的机制是什么?

二、静脉性充血

由于静脉回流受阻,血液淤积在小静脉和毛细血管内,致使局部组织、器官静脉血液含量增多,称为静脉性充血,简称淤血。

静脉性充血比动脉性充血更多见,更具有临床意义。

(一)原因

1. **静脉受压** 因静脉管壁薄,内压低,故易受压使血液回流受阻。如肿瘤或炎性包块,绷带包扎过紧使局部静脉受压;妊娠后期子宫对髂静脉的压迫;肝硬化时门静脉分支受假小叶挤压等引起的淤血。

2. **静脉管腔阻塞** 主要见于静脉内血栓形成。阻塞可以是完全性的或不完全性的。

3. **心力衰竭** 高血压病、二尖瓣瓣膜病引起左心衰竭时导致肺淤血;肺源性心脏病、肺动脉瓣病引起右心衰竭时导致体循环淤血;心肌炎,左心衰竭继发右心衰竭引起全心衰竭时,导致全身性淤血。

(二)病理变化

由于静脉回流受阻,小静脉和毛细血管扩张,血液淤积,使组织器官因含血量增多而体积增大或肿胀;因血流缓慢,物质代谢减弱,产热减少及血管扩张,散热增加而局部温度降低;因血氧分压降低,还原血红蛋白增多淤血区呈暗红色。发生于皮肤、黏膜呈青紫色,称为发绀(图3-4)。

(三)后果

淤血的后果取决于发生部位、程度、持续时间及侧支代偿情况等。如短暂淤血,原因去除后可自行恢复;若长期慢性淤血,可引起以下后果。

1. **淤血性水肿或出血** 淤血、缺氧使毛细血管内压增高和毛细血管壁通透性增强,血管内液体过多的漏至组织间隙,形成淤血性水肿,积聚至浆膜腔,引起胸水、腹水和心包积液。淤血严重时红细胞漏出血管外,形成淤血性出血。

2. **实质细胞损伤** 长期淤血和缺氧,实质细胞可发生萎缩、变性甚至坏死。

3. **间质纤维组织增生** 长期淤血缺氧和代谢物、细胞崩解产物刺激,局部纤维组织增生,使组织器官质地变硬,称为淤血性硬化。

考点提示:静脉性充血的概念、病变特点及长期慢性淤血引发的后果

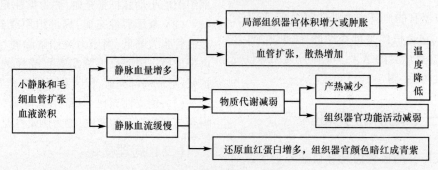

图 3-4 淤血病变示意图

（四）常见器官淤血举例

1. 慢性肺淤血 见于左心衰竭。大体：肺体积增大，重量增加，色暗红，质地变实。切面：可见暗红色泡沫状液体。镜下：肺泡壁毛细血管和小静脉高度扩张充血，肺泡腔含有水肿液、红细胞、巨噬细胞。若红细胞被巨噬细胞吞噬，血红蛋白被转化为含铁血黄素，将这种含有含铁血黄素的巨噬细胞称为心力衰竭细胞（图3-5）。临床上，患者可出现呼吸困难、发绀、咳粉红色泡沫痰及铁锈色痰。严重的慢性肺淤血，肺间质纤维组织增生致肺硬化（图3-5）。

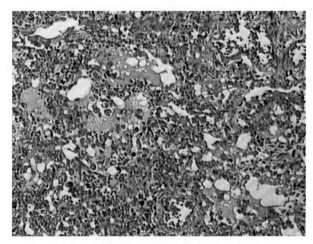

图 3-5 慢性肺淤血

肺泡壁毛细血管扩张充血，肺泡腔内充满水肿液及心力衰竭细胞。

2. 慢性肝淤血 见于右心衰竭。大体：肝脏体积增大，重量增加，质地坚实。切面：暗红色的淤血区与黄色的脂肪变区相互交错，形成花纹样结构，状似槟榔切面，故称槟榔肝。镜下：肝小叶中央静脉及其周围的肝血窦高度扩张充血；肝细胞因缺氧，受压而萎缩，变性、坏死（图3-6）。临床上，患者可出现肝大、肝区不适、疼痛及肝功能障碍。严重的慢性肝淤血，由于肝内间质网状纤维胶原化及纤维组织增生导致淤血性肝硬化。

第2节 出 血

血液从心腔、血管内（动脉、静脉和毛细血管）溢出，称为出血。

一、原因和类型

（一）破裂性出血

心脏或血管壁的完整性被破坏引起的出血，称为破裂性出血。常见的原因有以下两种。

1. 创伤 如摔伤、切割、刺伤、弹伤等外力作用。
2. 疾病 如动脉粥样硬化、溃疡病、结核病、恶性肿瘤等，病变局部组织坏死，侵蚀血管而破裂。

（二）漏出性出血

漏出性出血是由于毛细血管或毛细血管后静脉通透性增高，红细胞漏出，称为漏出性出血。常见的原因有以下两种。

1. 血管损害 如严重的淤血、缺氧、感染、中毒、变态反应、维生素 C 缺乏等均可使微血管内皮细胞和基底膜损伤，致使其通透性增高而红细胞出血。
2. 血液性质改变 如血小板减少或功能障碍（再生障碍性贫血、急性白血病、脾功能亢进等），先天性低凝血酶原症，继发性纤溶系统功能增强等使红细胞漏出。

二、病变及后果

新鲜出血呈红色或暗红色，陈旧性出血由于红细胞降解形成含铁血黄素呈棕黄色。镜下，组织间可见红细胞或含铁血黄素即为出血。

溢出的血液流至体表称外出血，血液流入组织间隙或体腔内，称内出血；内出血时血液积聚于体腔称积血，组织间隙内局限性多量血液蓄积称血肿。发生

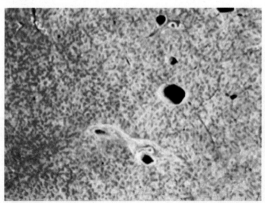
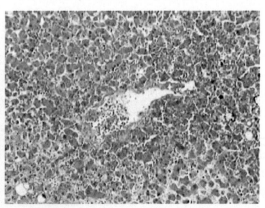

图 3-6 慢性肝淤血槟榔肝

于皮肤、黏膜和浆膜的点状出血称淤点,片状出血称淤斑,广泛性点、片状出血称紫癜。外出血时,血液可直接或经自然管道排出体外,出现鼻出血、呕血、咯血、便血或血尿等。

考点提示:出血的病变特点

三、对机体的影响

出血对机体的影响取决于出血类型、出血量、出血速度和出血部位。体表小量出血通过血液凝固过程自行止血。少量内出血通过局部吸收可逐渐消退。陈旧性血肿可发生机化。急性大出血,如短时间内失血量超过全血量的20%~25%时,即可导致失血性休克。心脏破裂、脑出血、肾上腺皮质等重要器官的出血可危及生命。某些器官局部出血可引起功能障碍(如眼底出血可导致患者失明)。长期慢性出血可引起贫血(如子宫出血、便血、尿血等)。漏出性出血发展比较缓慢,出血量较少,除凝血功能障碍引起外,一般对机体影响较小。

链接

心血管内皮细胞的抗凝血作用

1. 内皮细胞紧密连接,形成细胞屏障,能阻止血小板和凝血因子与血管基膜或内皮下胶原纤维接触,防止启动内源性凝血。

2. 内皮细胞合成和分泌ADP酶和前列腺素等物质,能有效抑制血小板的黏集。

3. 内皮细胞合成和分泌肝素,肝素与抗凝血酶Ⅲ(属γ-球蛋白)结合,可引起凝血酶失活。

4. 内皮细胞合成和分泌纤溶酶原活化因子,激活纤溶酶原而促进纤维蛋白的溶解。

5. 内皮细胞表面含凝血酶调节蛋白(调节素),能活化C蛋白(C蛋白是肝合成的具有抗凝血作用的血浆蛋白),C蛋白与内皮细胞合成的辅助因子-S蛋白协同,水解凝血因子Ⅴa和Ⅷa,从而抑制血凝过程。

第3节　血栓形成

在活体心脏、血管内,血液成分凝集形成固体质块的过程称为血栓形成。所形成的固体质块,称为血栓。血栓是在血液流动状态下形成的,血凝块是在血流停止后形成的。

在正常情况下,心血管内血液川流不息的流动,是因为在多种因素参与下,凝血过程与抗凝血过程始终保持着动态平衡,如果这种平衡被破坏,血液便可在心脏或血管内发生凝固,形成血栓。血栓形成的基

本过程是血小板的析出、黏集和血液凝固。

考点提示:血栓形成的概念

一、血栓形成的条件和机理

(一) 心血管内膜受损

正常的心血管内膜完整光滑,内皮细胞能产生抗凝血物质,血小板不易黏附、聚集。内膜损伤后:①由于内皮细胞变性、坏死脱落,内膜面粗糙不平;内膜下胶原纤维暴露,使血小板黏附在受损处,同时黏附的血小板不断的释放ADP等活性物质,又进一步促使血小板黏附、聚集。这种变化称为"黏集变态"。②暴露的胶原纤维可激活Ⅻ因子,启动内源性凝血系统。③损伤的内膜所释放的组织因子可激活外源性凝血系统,从而引起局部血液凝固形成血栓。

心血管内膜损伤常见于心、血管内膜炎,动脉粥样硬化、心肌梗死的心内膜、反复的静脉穿刺等心血管壁损伤部位。

(二) 血流状态的改变

正常的血流是有形成分(红细胞、白细胞、血小板)在中央流动,称为轴流;液体成分靠壁,称为边流。血小板不易与心血管内膜接触。当血流缓慢、停滞或形成漩涡时:①轴边流紊乱,血小板析出,增加与内膜接触黏附的机会;②局部凝血因子多量蓄积,浓度增高;③缺氧致内皮细胞损伤,均有利于血栓形成。

由于静脉较动脉内压低,血流慢,所以静脉血栓比动脉血栓多见,下肢静脉血栓比上肢静脉血栓多见。临床上久病卧床、心力衰竭、大手术后及静脉曲张的患者,常因静脉淤血,血流缓慢或静脉瓣处形成漩涡使血流不规则,容易并发血栓形成。

(三) 血液凝固性增高

血小板量增多,黏性增高,凝血因子增多,活性增强,纤溶系统活性降低,均可使血液的凝固性增强。临床多见于严重创伤、烧伤、大手术及产后大量出血等应激反应,此时血中补充了大量幼稚而黏性高的血小板及其他凝血因子(如纤维蛋白原、凝血酶原、凝血因子等),同时,由于大量血浆丢失,血液浓缩,黏稠度增加,使血液呈高凝状态。此变化意在达到止血和防止渗血的目的,却为血栓形成提供了条件。此外,血液凝固性增高,还可见于肥胖、妊娠、吸烟、长期服用避孕药物及恶性肿瘤的患者。

血栓形成常是上述三个因素先后发生、共同作用的结果,单一因素不可能形成血栓。如外伤骨折

术后卧床患者发生的下肢静脉血栓形成,既有血管内膜损伤因素,又有应急状态下血液凝固性增高及长期卧床下肢静脉血回流缓慢或不规则的因素作用。所以,临床在诊疗护理患者过程中,应尽量避免过多的损伤组织或血管,鼓励卧床患者适当活动,以促进血液循环。

考点提示:血栓形成的原因及条件

> **链接**
>
> ### 血小板的活化
>
> 血小板的活化是指血小板通过与内皮下胶原纤维接触,或与内皮细胞释放的多种因子结合而被激活的过程,主要表现为以下三种连续反应。①黏附反应:血小板直接或经 vW 因子的介导,将血小板表面的整合素糖蛋白受体与胶原纤维连接起来;②释放反应:黏附后的血小板释放 α 和 δ 颗粒,其中的 Ca^{2+} 参与血液凝固的连锁反应过程,而 ADP 是血小板与血小板间黏集的强有力介质;③黏集反应:在 Ca^{2+}、ADP 和血小板释放的血栓素 A_2(TXA_2)作用下,血小板不断地黏附、释放、聚集和再黏附、再释放、再聚集。活化的血小板还可释放其他活性物质,引起血管收缩、激活白细胞、损伤血管内皮细胞和使血管通透性增高。

二、血栓形成的过程和血栓的类型

(一)血栓形成的过程

血栓形成始于受损的心血管内膜血小板黏附聚集,并不断发生黏集反应,形成血小板堆和珊瑚状小梁,表面附着白细胞;随病变发展,小梁增多增大,小梁间血流缓慢和产生漩涡,局部凝血因子浓度增高,在凝血酶的作用下,使更多的纤维蛋白原转变为网状纤维素,网罗血细胞,形成血凝块;当血栓继续增大阻塞血管腔时致血流停滞(图3-7)。

(二)血栓的类型

1. **白色血栓**　是血栓的头。主要成分为血小板和少量纤维素。呈灰白色,质地坚实,与心血管内膜或血管壁结合紧密,不易脱落,但易机化可溶解。常见于心瓣膜、动、静脉血栓的起始部。心瓣膜白色血栓呈疣状,称为赘生物。

2. **混合血栓**　是白色血栓病变的延续,称为血栓的体。主要成分为血小板梁及表面附着的白细胞和纤维素网及网罗的红细胞,呈灰白与红褐色相间的波纹状。多见于静脉。此外,二尖瓣狭窄时扩大的左心房、心肌梗死时形成的附壁血栓、动脉瘤内的血栓多为混合血栓(图3-8)。

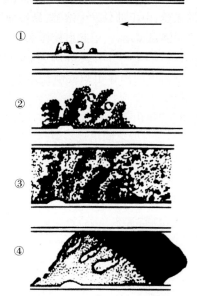

图 3-7　血栓形成过程示意图

①血管内膜粗糙血小板黏集成堆;②黏集反应形成许多珊瑚状小梁,表面附着白细胞;③小梁间形成纤维素网,网眼中充满红细胞;④血管腔阻塞、局部血流停滞,血液凝固

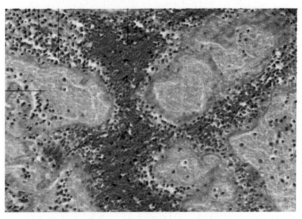

图 3-8　混合血栓(镜下)

3. **红色血栓**　是混合血栓的延续,并逐渐增大使管腔阻塞后,局部血流停止,血液凝固,称为血栓的尾。主要成分为网状纤维素和红细胞,呈暗红色。新鲜血栓光滑湿润,有弹性;久之,血栓中水分被吸收,变得干燥,质脆易碎,脱落时形成栓子。

4. **透明血栓**　是一种特殊类型的血栓,发生于微循环毛细血管和微静脉内,只能在显微镜下发现,故称为微血栓。多见于弥散性血管内凝血。微血栓主要成分是纤维素,故又称为纤维蛋白性血栓。

考点提示:血栓的类型

(三)血栓的结局

1. **溶解吸收或脱落**　血栓形成后,血栓内纤维素溶酶活性增高和白细胞崩解释放的蛋白溶酶作用,使血栓溶解液化。小血栓可被完全溶解吸收,不留痕迹;较大的血栓,由于部分发生溶解,易被血流冲击脱落,形成栓子随血流运行,引起血栓栓塞。

2. 机化和再通　没有被溶解吸收或脱落的血栓,由血管壁新生的肉芽组织逐渐长入取代的过程,称为血栓机化。

血栓机化时,由于血栓收缩和部分溶解,使血栓内部或血栓与血管壁之间出现裂隙,裂隙表面有新生的内皮细胞所被覆,形成新的血管腔,在血流作用下,彼此相互连接,血液重新通过。这种已被阻塞的血管部分重新恢复血流的过程,称为再通(图3-9)。

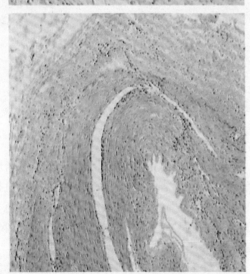

图3-9　血栓机化与再通

3. 钙化　没有完全机化的陈旧性血栓发生钙盐沉积,称为钙化。钙化的血栓质硬如石,所以发生于动脉或静脉内分别称为动脉石或静脉石。

(四) 血栓对机体的影响

血栓形成有积极的一面,如内脏器官病变(如结核病、溃疡病等)引起的小血管破裂,可通过血栓形成起到止血作用;炎症周围血管内血栓形成可防止细菌扩散。多数情况下,血栓形成对机体影响较大,常表现为以下几种:

1. 阻塞血管　血栓阻塞血管管腔可以是完全性或不完全性的,其影响与阻塞程度与侧支循环能否及时建立等因素有关。若阻塞动脉,可引起相应组织器官缺血缺氧而发生萎缩,变性甚至坏死。若阻塞静脉,可引起局部淤血、水肿。由于静脉吻合支较多,易建立侧支循环,一般不致引起组织坏死。

2. 形成瓣膜病　心瓣膜血栓发生机化后,可引起瓣膜粘连、增厚、变硬、变形,形成心瓣膜病。如风湿性心内膜炎引起的二尖瓣狭窄或关闭不全。

3. 造成栓塞　血栓部分或全部脱落后形成栓子,随血流运行引起栓塞。

4. 微血栓

第4节　栓　　塞

循环血液中的异常物质,随血流运行阻塞血管腔的过程,称为栓塞。引起栓塞的异物,称为栓子。栓子可以是固体(如脱落的血栓、肿瘤细胞群、寄生虫或其虫卵等)、气体(空气、氮气)或液体(脂滴、羊水),但最常见的为血栓栓子。

一、栓子的运行途径

栓子一般随血流方向运行(图3-10)。

(1) 来源于左心和体循环动脉系统的栓子,随血流运行栓塞于口径与其相当的动脉分支,可发生在全身各组织或器官。

(2) 来源于体静脉系统和右心的栓子,栓塞肺动脉主干或其分支。

(3) 来源于门静脉系统的栓子,随血流栓塞肝内门静脉分支。

此外,还有两种比较少见的栓塞:①交叉性栓塞:多见于房间隔或室间隔缺损者,右心的栓子通过缺损处进入左心,随血流运行引起动脉系统的栓塞;②逆行性栓塞:极少见。下腔静脉内栓子,在胸、腹腔压力突然升高时,可逆血流方向运行,栓塞在股、肝或肾等处静脉。

考点提示:栓塞的概念及栓子的运行途径

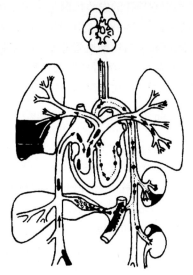

图3-10　栓子运行途径与栓塞示意图

二、栓塞的类型及其对机体的影响

(一) 血栓栓塞

由脱落的血栓引起的栓塞称为血栓栓塞。由于血栓栓子的来源及栓塞的部位、范围不同,对机体的影响也不相同。

1. 肺动脉栓塞　血栓栓子主要来源于下肢静脉,特别是股静脉、髂静脉和小腿深静脉。临床多在肢体活动,外力作用或治疗性纤维素溶解过程中,血栓脱落,顺血流至肺动脉。如栓子较大,阻塞肺动脉主干或其大分支,或血栓解体,广泛阻塞肺动脉分支,肺循环严重障碍,患者可突然出现呼吸困难、发绀、休克,甚至发生猝死。如栓子较小仅阻塞肺动脉的个别小分支,一般不会引起严重的后果,因为肺动脉与支气管动脉的分支间有丰富的吻合支,肺组织仍可从支气管动脉获得血液供给(图3-11)。

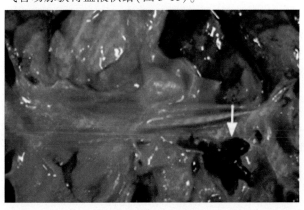

图3-11　肺动脉栓塞

案例3-3

患者,男,42岁,建筑工人。因摔伤致股骨上段及骨盆多处骨折入院。术后卧床静养一月余,病情稳定。临床为了解骨折愈合情况,转动患者肢体进行正位、侧位X线拍片,愈合状况良好。随即患者突发呼吸困难、发绀、休克症状,经抢救无效而死亡。

尸体解剖,体表及各脏器未发现明显病变,于肺动脉一级分支处,有一直径1.4cm的血栓,阻塞管腔,其尾部逐渐变细与右心腔和下腔静脉相连,血栓体长38cm。延下腔静脉剖检,于股髂静脉处发现血栓头部脱落之创面。

问题:
1. 患者猝死的原因是什么?
2. 结合所学分析并解释其死因。

2. 体循环动脉栓塞　栓子主要来自左心的附壁血栓,左心瓣膜上的赘生物,动脉粥样硬化溃疡面继发的血栓以及动脉瘤内的血栓脱落。临床多在心血管活动突然增强时发生,一般情况下,栓子容易进入与主干呈锐角的分支中,故以脑、肾、脾及四肢的栓塞常见。栓塞的后果取决于栓塞的部位、范围及局部缺血的程度。

链接

肺栓塞治疗刻不容缓

肺栓塞是常见的心血管疾病。美国每年大约有60万例以上肺栓塞患者,并导致5万～20万患者死亡,仅次于因冠心病而死亡的人数。临床上,未经治疗的患者死亡率达30%,而及时治疗的患者死亡率仅2.5%。在所有肺栓塞死亡病例中,仅1/3的病例在死亡前得到正确诊断,仅6.5%得到正确治疗。

本病发病突然,主要表现为:①呼吸困难;②胸痛;③突发晕厥或休克,临床误诊率很高。特别需注意的是,80%的肺栓塞患者就诊时已有下肢深静脉血栓形成。所以,对患者的护理诊断、护理措施的要求则更高。

(二) 脂肪栓塞

脂肪滴进入血流引起的栓塞称为脂肪栓塞。多见于长骨骨折或脂肪组织严重挫伤时。脂肪组织裂解,游离成无数脂滴,经破裂的小静脉进入血液,随血流至肺小动脉及毛细血管造成栓塞。

脂肪栓塞的后果常随脂滴的量及栓塞的面积而异。少量脂滴可被吞噬细胞或血中的脂酶分解而清除,对机体无明显影响。有时脂滴可经肺泡壁毛细血管进入肺静脉到左心腔,引起动脉系统分支的栓塞。若大量脂滴入血(量达9～20克时),因肺血管广泛阻塞及痉挛,使肺血液循环及气体交换严重障碍。患者可迅速死于窒息和急性右心衰竭。

(三) 气体栓塞

大量空气迅速进入血液或溶解于体内的气体迅速游离形成气泡,阻塞血管引起的栓塞称为气体栓塞。

1. 空气栓塞　空气栓塞多发生在颈静脉、锁骨下静脉或胸腔内的大静脉受损破裂时,由于这些静脉负压较高,大量空气经伤口入血到达右心,随心脏搏动,气体和液体作用形成无数气泡。空气泡具有很强的可压缩性,随心脏的收缩变小,舒张变大,占据心腔,阻断血流可引起猝死。进入右心的气泡,也可阻塞肺动脉小分支;部分可通过肺泡壁毛细血管、肺静脉到左心,引起体循环动脉细小分支空气栓塞;但少量空气进入血液,可溶解于血液内,不致引起严重后果。

2. 氮气栓塞(减压病)　是机体从高压环境迅速转入低压环境时,因气压变化引起的疾病称为减压病。多见于潜水员从深水迅速升向水面或飞行员急速升空时。血液内溶解的气体,随大气压力的变化而异,压力越高溶解度越大;压力突然降低时,溶解度迅速减小。所以,当环境气压突然降低时,溶解在血液和组织中的大量气体(主要是氮气),迅速游离释放入血,形成无数微小气泡,引起全身组织器官广泛的气体栓塞,后果更为严重。

上述工作中,应控制减压速度,以防本病发生。一旦发病,可采用高压氧舱法逐渐减压。

(四) 羊水栓塞

由于羊水进入母体血循环造成的栓塞称为羊水栓塞,是产科少见而严重的合并症(图3-12)。常在分娩过程中或产后短时间内突然发生。当羊膜破裂后,由于宫口开放不全或胎先露阻塞产道,子宫剧烈收缩,宫腔内压增高,羊水被挤入破裂的子宫壁静脉窦

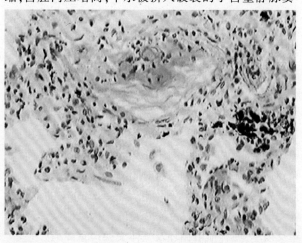

图 3-12　羊水栓塞

内,随血流进入肺动脉分支引起栓塞。患者常突然出现呼吸困难、发绀、抽搐、休克等症状,多在数分钟内死亡。

羊水栓塞引起猝死的发病机制为①羊水中含有胎脂、胎粪、毳毛、黏液、角化上皮等物质,可引起肺动脉分支机械性阻塞和反射性肺血管痉挛,致急性呼吸、循环衰竭;②羊水成分可激活母体凝血过程,引起弥散性血管内凝血;③作为抗原引起过敏性休克。

(五) 其他类型栓塞

恶性肿瘤细胞侵入血管内,随血流运行至其他部位,引起瘤细胞栓塞,并能在该处继续生长,形成转移瘤。细菌栓子多与血栓共存,既可引起栓塞现象,又可造成感染。寄生虫栓塞主要见于血吸虫病,其虫卵可栓塞门静脉小分支和肠壁小静脉。

考点提示:常见栓塞的类型

第5节　梗　死

由于动脉血流中断,局部组织或器官严重缺血而引起的坏死,称为梗死。

一、梗死的原因

凡能导致局部组织缺血的原因均可引起梗死。

1. 血管腔阻塞　多数梗死是由于血管腔阻塞所致。引起阻塞的原因主要为血栓形成和栓塞,如心冠状动脉或脑动脉分支粥样硬化继发的血栓形成,可将动脉完全阻塞,引起心肌梗死或脑梗死。左心动脉系统的血栓栓子阻塞动脉分支引起的脾、肾梗死。

2. 血管壁受压　在某些因素作用下,血管壁因受压、扭曲、折叠致管腔闭合,引起局部缺血坏死,如肿瘤压迫、机械作用,囊肿蒂扭转,肠套叠、肠扭转等。上述情况下,通常动静脉同时受压,既有缺血又有淤血。

3. 动脉持续痉挛　单纯由动脉痉挛引起的梗死较少见。多数是血管壁已有病变(如动脉粥样硬化)引起管腔狭窄的情况下,并发血管持续痉挛(如情绪激动、寒冷等因素刺激),导致严重缺血。

二、梗死的类型及病变

根据梗死区内含血量的不同,可分为贫血性梗死和出血性梗死两种类型。

1. 贫血性梗死　常发生于组织结构致密、侧支循环不丰富的实质器官(如脾、肾、心、脑等)。梗死灶

因严重缺血呈灰白色,故称为贫血性梗死。

梗死灶的形态与该器官的血管分布有关,如脾、肾动脉分支呈倒树枝状,梗死灶呈锥体形,尖端指向器官门部,底部向着器官表面;心冠状动脉分支不规则,心肌梗死灶呈地图状;梗死灶周围血管扩张充血和出血,形成与正常组织分界较清的暗红色充血出血带。

(1)脾、肾梗死:为凝固性坏死,梗死灶常保留原组织结构轮廓,久之,梗死组织被机化形成瘢痕。被膜面因炎性反应而纤维素渗出。临床可出现脾区或腰部疼痛、血尿等症状(图3-13)。

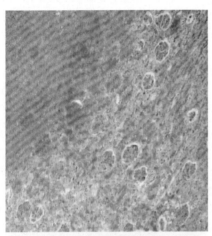

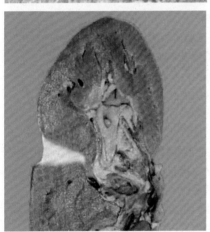

图3-13 肾贫血性梗死大体与镜下

(2)脑梗死:因脑组织中含脂质及水分较多,蛋白质较少,不易凝固,而呈液化性坏死,称为脑软化。临床可出现相应部位的神经功能障碍,重者引起死亡。久之,软化灶被吸收形成囊腔,囊周被增生的神经胶质细胞和纤维围绕。

(3)心肌梗死(详见循环系统疾病章节)。

2. 出血性梗死 常发生于组织疏松,血管吻合支丰富或双重血液循环的器官(如肺、肠等)。梗死灶因显著出血呈暗红色,故称为出血性梗死。造成出血性梗死的先决条件是动脉阻塞之前有严重的淤血。

因淤血静脉压增高,当组织缺血坏死后,淤积在静脉内的血液反流入坏死区,形成局部弥漫性出血,使梗死灶与周围正常组织界线不清,结构模糊。

(1)肺出血性梗死:肺梗死多在左心衰竭并发肺淤血时发生。梗死灶也呈锥形,常位于肺下叶边缘部,因出血而肿胀膨起,病变相应的胸膜因炎性反应而纤维素渗出物附着,临床可出现胸痛、胸膜摩擦音、咯血等症状。久之梗死灶内红细胞崩解,肉芽组织长入使之机化,瘢痕收缩使局部下陷。

(2)肠出血性梗死:肠梗死多发生在肠系膜动静脉同时受压时,如肠扭转、肠套叠、嵌顿性肠疝等。由于肠系膜静脉壁薄先受压而发生淤血,继之动脉亦受压闭合而缺血,引起肠壁出血性梗死。梗死灶因肠系膜血管扇形分布呈节段性。病变多见于小肠,只累及某节段,呈暗红色或紫黑色。肠腔内充满暗红色混浊液体;肠壁肿胀增厚,质脆易破裂(图3-14)。临床上,早期由于缺血、肠壁肌肉痉挛性收缩引起剧烈腹痛;当肠壁坏死,肠蠕动消失时可出现麻痹性肠梗阻;合并穿孔时,肠内容物进入腹腔可引起弥漫性腹膜炎。

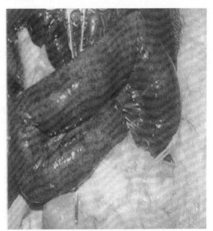

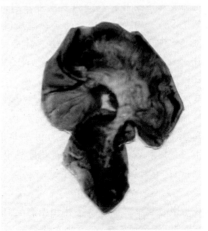

图3-14 肠出血性梗死

考点提示:梗死的概念及类型

三、梗死对机体的影响

梗死对机体的影响,取决于梗死灶的大小、发生部位及有无感染等。如心或脑梗死,轻者出现相应的功能障碍,重者可危及生命。脾、肾梗死一般范围较小,不致引起严重后果。肠、肺或肢体的梗死,易继发腐败败菌感染,引起坏疽及败血症等。

链接

缺血与梗死

动脉血供不足称为缺血,严重缺血引起的组织坏死称为梗死。梗死必然是缺血所致,但缺血不一定都引起梗死。

1. 侧支循环形成　机体多数器官的血管有丰富的吻合支(动脉与动脉间,静脉与静脉及动脉与静脉间),即使某动脉分支被阻塞,仍可通过有效的侧支循环形成来维持局部的血供。只有在侧支循环无法建立(如吻合支极少或阻塞速度过快)时,方可导致梗死。

2. 缺血程度　动脉血含量减少和血流中断都为缺血,但由于程度不同而组织的损伤则不同,缺血程度轻,持续时间长,主要引起萎缩或变性,只有在严重缺血时,方可导致梗死。

3. 组织对缺氧的耐受性　缺血必伴有缺氧,不同组织对缺氧的耐受性不同,心肌细胞、脑神经细胞对氧的需求量大,但对缺氧的耐受性差,单纯冠状动脉痉挛致心肌短暂的缺血缺氧便可引起功能障碍,出现心绞痛,若心肌缺血20～30分钟,神经细胞缺氧数分钟即可引起细胞死亡。而软组织(骨骼肌、纤维、脂肪等)对缺氧的耐受性较大,即使血流停止后,细胞仍可进行较长时间的代谢活动。

小 结

充血分为动脉性和静脉性充血,后者常见,称为淤血。局部淤血多因静脉血管内塞或外压引起,全身淤血见于心力衰竭。时间较短的淤血当原因去除后恢复正常。长期慢性淤血可导致三种后果,即①淤血性水肿、出血;②实质细胞萎缩、变性、坏死;③间质纤维组织增生,器官硬化。

血液流出心、血管外,即使几个红细胞,都叫出血。破裂性出血见于心脏或较大血管的损伤,漏出性出血发生于毛细血管。其危害性与出血部位、出血量及出血速度有关。特别须警惕疾病过程中出现的侵蚀性出血,有时是致命性的(如恶性肿瘤,肺结核空洞等)。

血栓形成过程中三个基本条件相互影响,但心、血管内膜损伤是主导因素,血流状态改变和血液凝固性增高是促成因素。其形成过程是在上述条件下,血小板的黏附、聚集及连锁性的黏集变态作为基础,激活内源性和外源性凝血,在多种凝血因子的参

与下,遵循血液凝固的过程形成血凝块。阻塞血管腔时,中断血流。血栓可分为白色血栓、混合血栓、红色血栓和透明血栓。前三者常同时存在,形成血栓的头、体、尾三部分。透明血栓见于DIC。血栓最严重的后果是引起血管腔阻塞。

栓塞的类型源于栓子种类,栓子可以是固体、气体或液体,其中肺动脉血栓栓塞最多见。栓子的运行途径多随血流方向进行。不论是血栓、脂肪,还是空气、羊水栓塞,只要具备一定的条件(如栓子的体积或数量,栓塞面积及机体状况)都可致严重后果,甚至危及生命。

梗死由局部组织严重缺血引起。动脉血管内塞、外压或持续痉挛是主要因素。贫血性梗死多见于脾、肾、心、脑;出血性梗死常发生于肺、肠。形成出血的原因是这些器官组织结构疏松,双重血液循环和梗死前有高度淤血。由于梗死的发生部位、程度不同,后果各异。

淤血可引起血栓,血栓可引起栓塞,栓塞可引起梗死,但梗死不全由栓塞所致,栓塞也不都是血栓造成,血栓不可能由单纯淤血形成。

目标检测

一、名词解释

1. 槟榔肝　2. 心力衰竭细胞　3. 淤血　4. 发绀　5. 血栓形成　6. 栓塞　7. 梗死

二、选择题

1. 下列关于肺淤血的描述错误的是(　　)
   A. 肺泡壁毛细血管扩张充血
   B. 肺泡腔内积聚水肿液
   C. 肺泡腔内有少量红细胞
   D. 肺泡腔内可见心力衰竭细胞
   E. 肺淤血常见于右心衰竭

2. 关于血栓形成的描述,下列哪项是错误的(　　)
   A. 静脉血栓较动脉血栓多发
   B. 下肢血栓多于上肢
   C. 血栓的体为红色血栓
   D. 毛细血管内血栓主要成分为纤维素
   E. 动脉瘤内的血栓多为混合血栓

3. 最常见的栓塞类型是(　　)
   A. 血栓栓塞　　　　　　B. 脂肪栓塞
   C. 空气栓塞　　　　　　D. 羊水栓塞
   E. 细菌栓塞

4. 来源于肠系膜静脉的栓子常栓塞于(　　)
   A. 肺　　　　　　　　　B. 肾
   C. 肝　　　　　　　　　D. 脑
   E. 肢体

5. 不规则形的梗死发生于(　　)
   A. 肺　　　　　　　　　B. 肾梗死
   C. 脾梗死　　　　　　　D. 心肌梗死
   E. 肠梗死

6. 下列哪项不可能是右心衰竭引起的淤血(　　)
    A. 肝淤血　　　　　　B. 胃肠淤血
    C. 下肢淤血　　　　　D. 肺淤血
    E. 肾淤血
7. 患者,女,23岁。初产妇,在分娩过程中突发呼吸困难,面色青紫,血压测不到,抢救无效而死亡。尸检结果发现肺小血管内有胎脂及角化上皮。患者最可能的死亡原因是(　　)
    A. 血栓栓塞　　　　　B. 空气栓塞
    C. 脂肪栓塞　　　　　D. 羊水栓塞
    E. 肿瘤细胞栓塞
8. 患者,女,44岁。近期出现不明原因的皮肤点状、片状出血,范围较广,逐日加重,伴有鼻、牙龈出血,该现象多为(　　)
    A. 淤点　　　　　　　B. 淤斑
    C. 紫癜　　　　　　　D. 血肿
    E. 内出血

三、填空题
1. 淤血时病变器官体积_____,重量_____,质地_____,颜色_____,温度_____;如长期慢性淤血,可能发生_____,_____,_____。
2. 血栓形成的原因和条件有_____,_____,_____;最严重的后果是_____和_____。
3. 栓子的运行规律主要有_____,_____,_____。
4. 引起梗死的主要原因有_____,_____,_____;贫血性梗死易发生的器官为_____,_____,_____,_____;出现性梗死易发生于_____,_____。

四、简答题
1. 比较充血与淤血时的病理变化有何不同。
2. 不同程度、部位、特点的出血,可出现哪些不同的后果。
3. 结合内容试分析常见的栓塞在临床实践中,哪些情况下易出现,能引起什么样的后果。
4. 结合第2章所学,分析梗死和坏死、坏疽有何内在联系,不同之处是什么。
5. 分析淤血、血栓形成、栓塞、梗死之间相互的因果关系。

(贺平泽)

第4章 炎　　症

案例 4-1

李某,男,10岁,两周前左侧面部长一疮疖,肿胀疼痛,数天后,被其母用针扎穿并挤出脓性血液。两天后发生寒战、高热、头痛、呕吐,经治疗未见好转,且病情加重,昏迷抽搐而入院。体检:营养不良,发育较差,神志不清,T 39℃,P 140 次/分,R 35 次/分。面部有一2cm×3cm 的红肿区,略有波动感。化验:白细胞22×10⁹/L,中性粒细胞 0.87,血培养:金黄色葡萄球菌阳性。入院抢救无效死亡。

尸检摘要:大脑左额区有大量灰黄色脓液填充,脑组织坏死,有 4cm×4cm×5cm 的脓腔形成。切片观察:脑组织坏死,大量中性粒细胞浸润,并见肉芽组织。

问题:

1. 根据资料对本病例作何诊断?
2. 本病例脑部病变是怎样引起的?
3. 从本病例中应吸取什么教训?

炎症是指具有血管系统的活体组织对损伤因子所发生的以防御为主的反应。局部的基本病理变化为变质、渗出和增生,临床表现为局部红、肿、热、痛及功能障碍,同时可伴有不同程度的全身反应,如发热、白细胞增多、单核细胞系统增生等。炎症是一种重要的基本病理过程,许多常见疾病,如疖、痈、肝炎、肺炎、各种传染病、创伤感染等都属于炎症。

考点提示:炎症的概念

第1节　炎症的原因

凡能引起组织和细胞损伤的因子都可引起炎症。

(一) 生物性因素

细菌、病毒、立克次体、支原体、真菌、寄生虫等为炎症的最常见病因。生物病原体引起的炎症又称感染。

(二) 物理性因素

高温、低温、放射线、紫外线、电击、切割、挤压等。

(三) 化学性因素

外源性化学因素有强酸、强碱等;内源性化学毒物有坏死组织分解产物和体内代谢产物异常堆积如尿素、尿酸等。

(四) 异常免疫反应

异常免疫反应即各种变态反应性疾病,如过敏、肾小球肾炎等。

各种致炎因素作用于机体后是否引起炎症,以及炎症反应的强弱,常与致炎因子的数量、强度、作用时间的长短和机体的抵抗能力强弱等方面有关。

第2节　炎症的基本病理变化

炎症的局部基本病理变化包括变质、渗出和增生,一般早期以变质和渗出为主,晚期以增生为主。

一、变　　质

变质指炎症局部组织发生的变性和坏死。它是一种损伤性改变,既可发生于实质细胞,也可见于间质。

链接

炎症介质

炎症介质有内源性、外源性两种,内源性炎症介质主要由细胞释放或在体液中产生;外源性炎症介质主要是病原微生物的毒素和代谢产物。炎症介质在炎症过程中始终起着重要作用。炎症介质有以下特点:①炎症介质通常以其"前体"或非活性状态存在,经多步骤激活后才发挥作用;②炎症介质释放的同时激活对其有反作用的拮抗物,起到负反馈调节作用;③各种炎症介质的致炎效应各不相同;④不同的炎症介质之间有着密切关系。

1. **形态变化**　炎症灶内的实质细胞常发生细胞水肿、脂肪变性或坏死等。间质可发生黏液样变性、纤维素样坏死等。

2. **代谢变化**　表现为糖、脂肪和蛋白质的分解代谢增强,组织耗氧量增加引起氧化不全所产生的酸性代谢产物在体内堆积,如乳酸、酮体等,使局部出现酸中毒、组织崩解和大分子物质分解为小分子物质,可使局部渗透压升高等,为局部血液循环障碍和炎症渗出等提供了重要的条件。

表 4-1 主要炎症介质及作用

种类	来源	血管扩张	血管通透性	趋化作用	组织损伤	发热	疼痛
组胺	肥大细胞、血小板	+	+				
5-羟色胺	肥大细胞、血小板	+	+				
前列腺素	细胞质膜磷脂成分	+	+	+		+	+
白细胞三烯	白细胞、肥大细胞		+	+			
溶酶体成分	中性粒细胞		+	+	+		
淋巴因子	T 淋巴细胞	+	+	+	+		
缓激肽	血浆蛋白质	+	+				
补体 C3a、C5a	补体系统	+	+	+			
纤维蛋白多肽	凝血系统		+	+			
纤维蛋白降解产物	纤溶系统		+	+			
氧自由基	白细胞				+		

3. 炎症介质 炎症介质指在致炎因子作用下,由局部细胞释放或体液中产生,参与炎症反应的化学活性物质。炎症介质有外源性(细菌及其产物)和内源性(细胞源性和体液源性),以内源性介质最重要。几种炎症介质的来源和作用(表 4-1)。

二、渗　出

炎症局部组织血管内的液体、蛋白质和细胞通过血管进入间质、体腔、体表或黏膜表面的过程称为渗出。渗出的血浆和细胞成分统称为渗出物。渗出过程包括血流动力学改变、血管通透性升高和白细胞渗出三部分。

1. 血流动力学改变 致炎因子作用于局部组织时,首先引起细动脉短暂痉挛,继而迅速发生扩张,血流加速,血流量增多,形成动脉性充血。由于炎症介质作用和酸性代谢产物堆积,引起毛细血管和细静脉扩张、血流变慢,发展成为静脉性充血,为血液成分渗出创造条件(图 4-1)。

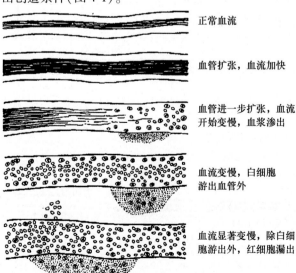

正常血流

血管扩张,血流加快

血管进一步扩张,血流开始变慢,血浆渗出

血流变慢,白细胞游出血管外

血流显著变慢,除白细胞游出外,红细胞漏出

图 4-1 炎症时血管变化模式图

2. 血管壁通透性升高 血管壁通透性的高低取决于血管内皮细胞的完整性。炎症时可使血管内皮细胞收缩、损伤,穿胞通道作用增强以及新生毛细血管的高通透性等。血管通透性增加,血管内流体静压增高和组织渗透压升高,导致液体外渗。渗出液可在组织间隙积聚,形成炎性水肿,或在浆膜腔积聚,形成积液。炎症时渗出的体液称为渗出液。渗出液与一般水肿出现的漏出液不同(表 4-2)。

表 4-2 渗出液与漏出液的鉴别

	渗出液	漏出液
原因	炎症	非炎症
蛋白量	>25g/L	<25g/L
细胞数	>0.50×10⁹/L	<0.10×10⁹/L
比重	>1.020	<1.012
黏蛋白试验	阳性	阴性
凝固性	能自凝	不能自凝
透明度	混浊	澄清

渗出液有重要的防御作用:①渗出液可以稀释毒素和有害物质,减轻毒素对局部的损伤作用;②渗出液中含有抗体、补体有利于杀灭病原体;③渗出液中纤维蛋白原可转变为纤维蛋白并交织成网,既可限制病原微生物的扩散蔓延,也有利于白细胞吞噬作用,后期还可作为组织修复的支架。但是渗出液过多,也会对机体造成不利的影响,造成压迫性机化,引起组织器官粘连,如心包粘连影响心脏舒缩,胸膜粘连影响肺的呼吸功能。

3. 白细胞渗出和吞噬作用 炎症过程中,白细胞从血管内渗出到组织间隙的现象,称为炎细胞浸润。进入炎症区域的白细胞称为炎细胞。白细胞渗出是复杂的连续过程,包括白细胞靠边、附壁、游出、趋化作用和吞噬。

随着炎症区血管扩张,血流变慢,使轴流变宽,白细胞由轴流进入边流,靠近血管壁,随血流缓慢地滚动,然后黏附于血管内皮上,伸出伪足,以阿米巴样运动方式,穿进内皮细胞的间隙和基膜到血管外,这个过程称为白细胞游出。白细胞游出血管后,沿着组织间隙,以阿米巴样运动的方式向炎症灶集中(图4-2)。白细胞的游走方向受某些化学物质的影响或吸引,称为趋化作用或趋化性。能引起白细胞定向游走的物质,称为趋化因子(图4-3)。趋化因子的作用是有特异性的,有些趋化因子只吸引中性粒细胞,而另一些则只吸引单核细胞或嗜酸粒细胞等。

和降解几个阶段。在炎症灶内吞噬细胞首先与病原体和崩解的组织碎片等异物接触、黏着,进一步伸出伪足将其包裹,形成吞噬体,吞噬体与细胞质中的溶酶体结合形成吞噬溶酶体,病原体及异物在溶酶体内被杀灭和降解(图4-4)。通过吞噬细胞的吞噬作用,多数病原体被杀灭,但有些病原体(如结核杆菌)在白细胞内处于静止状态。一旦机体抵抗力低下,这些病原体又能繁殖,并随吞噬细胞的游走而在机体内播散。

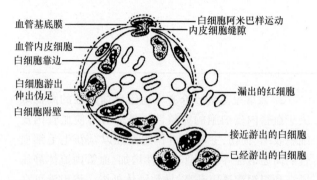

图4-2　白细胞游出示意图

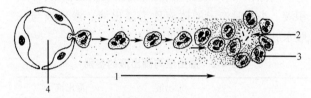

图4-3　白细胞趋化作用示意图
1. 白细胞游走方向;2. 趋化因子——细菌;
3. 炎细胞聚集于炎灶中心;4. 血管

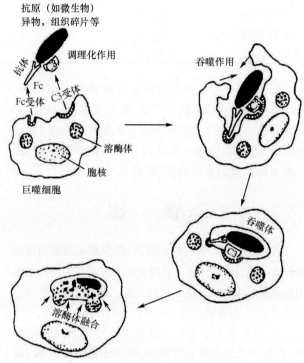

图4-4　吞噬过程示意图

白细胞到炎症灶内对病原体和组织崩解碎片进行吞噬与消化的过程,称为吞噬作用,是炎症过程中重要的防御反应。吞噬细胞主要有两种,即中性粒细胞和巨噬细胞。吞噬过程包括识别和黏着、吞入

常见的炎症细胞的种类、特征、功能和临床意义见表4-3和图4-5。

表4-3　常见炎细胞种类、功能及临床意义

类别	来源及形态特征	功能	临床意义
中性粒细胞	血液,核分叶状,2~5叶,胞质内有中性颗粒	运动活跃,吞噬力较强;崩解后释放各种酶和内源性致热源	多见于急性炎症、炎症早期和化脓性炎症
单核细胞及巨噬细胞	血液和组织;体积大,胞质丰富,核椭圆或肾形	运动及吞噬力很强;能吞噬中性粒细胞不易吞噬的非化脓菌、较大组织碎片、异物,可演变为类上皮细胞、多核巨细胞、泡沫细胞	常见于急性炎症后期、慢性炎症、非化脓性炎症(结核、伤寒)、病毒和寄生虫感染等
嗜酸粒细胞	血液;核分叶少或杆状,胞质内有酸性颗粒	运动能力弱,具有一定吞噬力;吞噬抗原抗体免疫复合物	常见于寄生虫感染、变态反应性疾病
淋巴细胞	血液及淋巴组织,体积小,圆形,胞质很少	T细胞参与细胞免役,致敏后产生淋巴因子,杀伤靶细胞;B细胞在抗原刺激下转变为浆细胞,产生抗体参与体液免疫反应	多见于慢性炎症;亦见于病毒、立克次体和某些细菌感染等
浆细胞	由B淋巴细胞转变而来,椭圆形,核圆、偏于细胞一侧	参与免疫反应	见于慢性炎症
嗜碱粒细胞	血液及结缔组织;胞质内含嗜碱颗粒	受炎症刺激时细胞脱颗粒,释放肝素、组胺、5-羟色胺	见于变态反应性疾病

中性粒细胞　　　单核细胞　　嗜酸粒细胞　淋巴细胞　　浆细胞

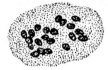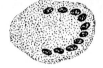

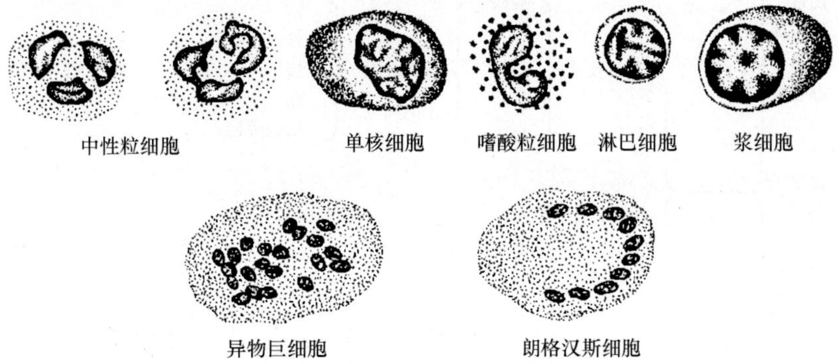

异物巨细胞　　　　　朗格汉斯细胞

图4-5　各种炎症细胞

三、增　生

在致炎因子和组织崩解产物的刺激下,炎症局部细胞再生与增殖,称为炎性增生。增生的细胞主要有成纤维细胞、血管内皮细胞、上皮细胞及巨噬细胞等。炎症早期增生一般轻微,主要见于炎症后期和慢性炎症。炎性增生是一种防御反应,巨噬细胞增生具有吞噬病原体和消除异物的功能;肉芽组织增生有利于炎症局灶化和组织修复。但过度增生,也会造成原有组织的破坏,影响器官的功能(如肝硬化)。

任何炎症都包括上述变质、渗出和增生三种基本病变,三者既有区别又互相联系、互相影响,构成炎症的复杂过程。一般情况下,变质属于损伤过程。

考点提示:炎症的三大基本病变

第3节　炎症的局部表现和全身反应

一、局部表现

1. 红　炎症早期由于动脉性充血,血液内氧合血红蛋白增多,局部呈鲜红色;后期因静脉性血充,血流缓慢,还原血红蛋白增多,局部呈暗红色。

2. 肿　急性炎症时由于局部充血和炎性水肿使局部肿胀;慢性炎症时局部组织细胞增生引起肿胀。

3. 热　由于动脉性充血,血流加快,以及代谢增强,产热增多所致。

4. 痛　疼痛的原因:①分解代谢增强,造成 H^+、K^+ 等增多刺激神经末梢;②炎症介质刺激;③局部肿胀,组织张力增高,压迫或牵拉神经末梢,引起疼痛。

5. 功能障碍　①实质细胞变性、坏死,代谢障碍;②渗出物压迫,阻塞;③局部疼痛;均可导致组织器官功能障碍。

二、全身反应

1. 发热　多见于病原微生物引起的炎症,不同的炎症,发热时间不同,体温高低不同。一定程度的发热有利于抗体形成和吞噬细胞的吞噬,肝解毒功能增强,从而提高机体的防御能力。少数患者在炎症病变严重时,体温不升高,说明机体反应能力差,常是抵抗力低下,预后不佳的表现。

2. 血中白细胞的变化　炎症时,病原微生物、毒素、炎症区代谢产物等刺激骨髓,使白细胞生成增多,所以外周血液中白细胞数目增多,尤其是细菌感染引起的炎症。血液中白细胞计数可达 $(15\sim20)\times10^9/L$,若达到 $(40\sim100)\times10^9/L$,则称类白血病反应。相对不成熟的杆状核中性粒细胞增多,称核左移。一般情况下,细菌感染引起血中的中性粒细胞增加;寄生虫感染和过敏反应引起血中嗜酸粒细胞增加;病毒性感染或一些慢性炎症血中淋巴细胞增加。但某些病毒、立克次体、原虫和细菌(伤寒杆菌)等感染或患者在抵抗力差及严重感染时,血中白细胞计数可无明显增多,甚至减少,这也表明患者预后较差。

3. 单核-吞噬细胞系统增生　主要表现为淋巴结、肝、脾肿大。单核-吞噬细胞系统内的吞噬细胞增生,吞噬、消化病原体能力增强,T淋巴细胞释放淋巴因子和B淋巴细胞形成抗体增加,单核-吞噬细胞系统增生均是机体防御反应的表现。

4. 实质器官病变　较严重的炎症,由于病原微生物及其毒素,发热和血液循环障碍等因素作用,导致心、脑、肾、肝等器官的实质细胞可发生变性、坏死,和功能障碍,引起相应临床表现,如白喉引起的心肌细胞变性等。

炎症的原因、反应和表现见图4-6。

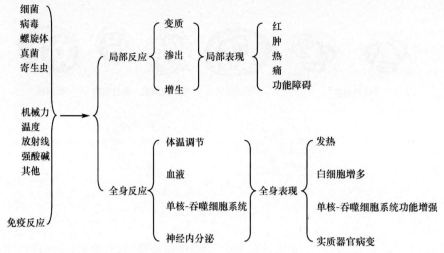

图 4-6   炎症的原因、反应和表现

第4节   炎症的类型及病变特点

临床上根据病程长短和发病急缓，将炎症分为超急性炎症、急性炎症、亚急性炎症和慢性炎症几类，急性炎症和慢性炎症最常见。亦可根据炎症病变部位和引起炎症的原因分类，如大叶性肺炎、病毒性肝炎等。根据炎症局部基本病理变化分为变质性炎、渗出性炎和增生性炎三大类型(图4-7)。以下着重从病理学的角度介绍急性炎症和慢性炎症两大类。

一、急性炎症类型

急性炎症起病急，病程短，一般数天至一个月，临床症状明显。病变以变质和渗出为主，而增生相对轻微。

(一) 变质性炎

以组织细胞的变性、坏死为主，而渗出和增生的

变化轻微。常见于心、肝、脑、肾等器官。多为重症感染和中毒所引起，如乙型脑炎，重型病毒性肝炎等。

(二) 渗出性炎

以渗出病变为主，炎症灶内有大量渗出物，而变质和增生变化轻微。多呈现急性经过。根据渗出物成分不同又分为以下几种。

1. 浆液性炎   以浆液渗出为主，含有血清、少量的纤维蛋白及中性粒细胞等。好发于皮肤、黏膜、浆膜及疏松结缔组织等处。如皮肤 II 度烧伤形成水疱，结核性胸膜炎导致胸膜腔积液。黏膜的浆液性炎又称浆液卡他性炎，如感冒初期的鼻黏膜炎症。浆液性炎一般较轻，易于吸收消退。但若渗出液过多，压迫器官，可影响功能。如胸腔和心包腔内有大量浆液时，可影响呼吸和心功能。

2. 纤维素性炎   以纤维蛋白原渗出为主，并在炎症灶内形成纤维素的炎症称纤维素性炎。这是由

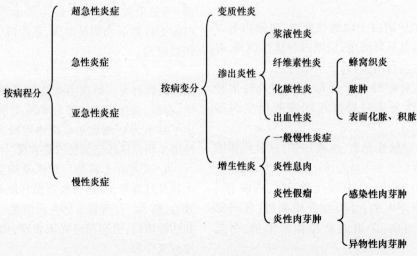

图 4-7   炎症的类型

表4-4 化脓性炎比较表

	蜂窝织炎	脓肿	表面化脓或积脓
病菌	溶血性链球菌	金黄色葡萄球菌	大肠杆菌、变形杆菌、脑膜炎双球菌等
好发部位	皮下、肌肉间、筋膜下盆腔、阑尾	皮肤、内脏实质器官，如肺、脑、肝、肾等	自然管道(泌尿道、胆道、输卵管)体腔或蛛网膜下腔
病变特点	中性粒细胞弥漫浸润范围大，进展快局部无明显界限	中性粒细胞集中浸润病灶局限，境界清楚形成脓肿膜和脓腔	中性粒细胞表面浸润表面破坏轻
临床举例	蜂窝织性阑尾炎皮下蜂窝织炎	疖、痈、肺、脑、肝、肾、心等内脏脓肿	表面化脓：化脓性尿道炎、化脓性输卵管炎 表面积脓：胆囊积脓、流脑、脓胸
转归	病情较重，全身感染中毒症状明显	局部症状明显，可切开排脓；慢性者可形成溃疡、窦道、瘘管	排脓治疗

于细菌毒素和各种内、外源性毒物导致血管壁损伤，通透性增强的结果。常发生于黏膜、浆膜和肺。黏膜纤维素性炎，渗出的纤维素、白细胞和坏死的黏膜上皮混合在一起，形成灰白色的膜状物，称为假膜(或伪膜)。有假膜形成的纤维素性炎又称假膜性炎，如白喉、痢疾等。心包的纤维素性炎时，由于心脏的搏动，使脏层上的纤维素被拉成细丝状，形成无数绒毛状物，又有"绒毛心"之称。大叶性肺炎时，肺泡腔内有大量的纤维素渗出。

3. 化脓性炎 以大量中性粒细胞渗出为主，并伴有不同程度的组织坏死和脓液形成的炎症称化脓性炎。多由葡萄球菌、链球菌等化脓菌感染引起。变性、坏死的中性粒细胞称为脓细胞。脓性渗出物称为脓液，脓液中除有大量的脓细胞外，还含有细菌、坏死组织和少量浆液。根据化脓性炎发生的原因和部位不同分为以下三种(表4-4)。

(1)蜂窝织炎：指发生在疏松组织的弥漫化脓性炎症。常发生于皮肤、阑尾等部位，多由溶血性链球菌引起。因能产生透明质酸酶和链激酶，降解结缔组织基质中的透明质酸和纤维素，使细菌容易扩散，炎症波及范围广泛。镜下见中性粒细胞弥漫地浸润在组织间隙，病灶和正常组织分解不清。患者常有发热、血中白细胞增多等全身感染中毒症状。

(2)脓肿：指组织内局限性化脓性炎症，多由金黄色葡萄球菌感染引起。因其能产生血浆凝固酶，而使炎症局限。其主要特点是大量中性粒细胞崩解后释放出蛋白溶解酶，使坏死组织溶解、液化形成脓肿。脓肿周围常有肉芽组织增生包围形成脓肿膜，使其局限。小的脓肿可被吸收消散，较大的脓肿则由于脓液过多，吸收困难，需要切开排脓或穿刺抽脓，而后由肉芽组织增生修复，形成瘢痕。疖是毛囊、皮脂腺及其周围组织所发生的脓肿，痈是多个疖的融集。发生在皮肤或黏膜的化脓性炎时，因坏死组织崩解脱落，所形成的局部缺损，称为溃疡。深部脓肿如向体表或自然腔道穿破，可形成窦道或瘘管。窦道指只有一个开口的病理盲管，瘘管指具有两个以上开口的病理性管道。

案例4-2

患儿，男。三天前出现精神萎靡，食欲减退，昨天早上起床后感到右上肢内侧疼痛并肿胀。患儿有低热，但能活动。当晚患部疼痛加剧，红肿也加剧，不敢活动，并有发热、头痛。今日上午来就诊。右上肢内侧有2cm×3cm红肿区，略隆起，触之有波动感，体表发热，压痛明显。活动受限。同侧腋窝淋巴结肿大，触之有疼痛感。白细胞计数23×10⁹/L，中性粒细胞0.80，杆状核白细胞0.04。

诊断：右上肢脓肿。

入院后手术切开，排出黄色黏稠脓液约10ml，并给予抗生素治疗，病愈出院。

问题：

1. 本例诊断你是否同意，根据是什么？

2. 什么是脓肿？脓液的成分有什么？脓液是如何形成的？

链接

疖 与 痈

疖是毛囊、皮脂腺及其周围组织的脓肿，多发生于毛囊和皮脂腺丰富的部位。疖中心部分液化变软后，脓液便可排出。如果多个疖同时发生，或反复在身体各部位发生脓肿，称为疖病，常见于营养不良的小儿或糖尿病患者。痈是多个疖的融集，在皮下脂肪和筋膜中形成许多相互沟通的脓肿，必须及时切开排脓后，局部才能修复愈合。

(3)表面化脓和积脓：指发生在黏膜、浆膜、脑膜等部位的化脓性炎症，如化脓性支气管炎、化脓性尿道炎等黏膜表面渗出脓液，可通过支气管、尿道等自然管道排出体外。当化脓性炎症发生在浆膜、胆囊、输卵管等处，脓液在腔内积聚称积脓。

4. 出血性炎 不是一种独立的炎症类型，只是当炎症灶内的血管壁损伤较重时，渗出物中有大量的红细胞,形成出血性炎。常见有钩端螺旋体病、流行性出血热和鼠疫等传染病。

链接

卡他性炎

卡他性炎是黏膜组织发生的一种较轻的渗出性炎。渗出液沿黏膜表面排出,一般不伴有组织的明显破坏,炎症易于消散愈复。因渗出物成分的不同,卡他性炎有可分为浆液性卡他,如感冒初期的鼻黏膜炎;黏液性卡他,如细菌性痢疾结肠炎;脓性卡他,如化脓性支气管炎。

(三)增生性炎

增生性炎多属慢性炎症,但也有少数属于急性炎症的,如急性肾小球肾炎,伤寒病等。

二、慢性炎症类型

慢性炎症起病缓慢,病程长,多在6个月以上,局部是以增生为主,而变质和渗出较轻。慢性炎症大多数是由急性炎症未能及时痊愈转变而来的,亦可无明显的急性炎症史。常见有以下几种类型。

1. 一般慢性炎症 病变特点是病灶内除有肉芽组织增生及局部被覆上皮或腺上皮增生外,并有大量巨噬细胞、淋巴细胞和浆细胞浸润。黏膜发生慢性炎症时,局部黏膜上皮、腺上皮及肉芽组织过度增生,形成突出于黏膜表面的带蒂肿物称为炎症息肉。常见有鼻息肉、子宫颈息肉和结肠息肉等。慢性炎症时局部组织的炎性增生,形成一个境界清楚的肿瘤样团块,肉眼及X线观察均与肿瘤相似,称为炎性假瘤。常发生于肺和眼眶,其本质是炎性增生,需与真性肿瘤相区别。

案例4-3

患者,男,55岁。体检做X线片检查时发现右肺上叶有直径3cm的高密度阴影,边界较清,密度不甚均匀。切除后标本做病理检查,发现病变主要为纤维组织增生,部分肺泡上皮及支气管上皮增生,单核细胞、淋巴细胞浸润。

问题:

肺部X线片提示较高密度阴影有可能发生什么病变?为什么?

2. 肉芽肿性炎症 以巨噬细胞增生为主,形成境界明显的结节状病灶,称为炎性肉芽肿。根据致炎因子不同,可分为两类。

(1)感染性肉芽肿:由生物病原体感染引起,如结核杆菌、麻风杆菌、伤寒杆菌、梅毒螺旋体、寄生虫等引起,形成特异性的细胞结节,如结核结节、伤寒结节等。

(2)异物性肉芽肿:由各种异物引起,如滑石粉、外科缝线、矽尘、寄生虫卵等引起,病变以异物为中心,周围有数量不等巨噬细胞、异物巨噬细胞、成纤维细胞和淋巴细胞等形成的结节状病灶。

考点提示:炎症的类型及各类型的病变特点

第5节 炎症的结局

一、痊 愈

多数炎症性疾病,通过机体的抗损害反应和适当治疗,消除病因,渗出物及坏死组织被溶解吸收和清除,经再生而修复,称痊愈。如果炎症的范围扩大,损伤严重,由肉芽组织修复形成瘢痕,不能完全恢复原有组织的结构和功能称为不完全痊愈。

二、迁延不愈,转为慢性

致炎因子不能在短期内清除而在体内持续存在,可使炎症迁延反复,炎症也由急性转变为慢性。

三、蔓 延 扩 散

在机体抵抗力低下或病原微生物毒力强、数量多的情况下,病原微生物可不断繁殖并直接沿组织间隙向周围组织、器官蔓延,或向全身扩散。

1. 局部蔓延 病原微生物经组织间隙或器官的自然管道向周围组织和器官扩散,如肾结核可沿泌尿道下行播散,引起输尿管和膀胱结核。

2. 淋巴道扩散 病原微生物沿组织间隙侵入淋巴管,引起淋巴管和所属淋巴结炎。如足部感染时,下肢因淋巴管炎可出现红线,同侧腹股沟淋巴结肿大、疼痛。

3. 血管扩散 病原微生物或其产生的毒素入血,分别引起菌血症、毒血症、败血症和脓毒败血症。

链接

全身炎症反应综合征

全身炎症反应综合征(SIRS)是持续或过度的全身性炎症反应,其本质是机体失去控制的自我持续放大和自我破坏的炎症,主要继发于严重的创伤、感染、组织坏死和缺血。可为局限性炎症反应阶段,有限全身炎症反应阶段和全身炎症反应失控阶段。大量炎性细胞因子进入循环,刺激炎症介质瀑布样释放,内源性炎症介质拮抗剂不足以制约其作用,导致循环血液中炎症介质浓度升高,引起毛细血管内皮的完整性受到破坏,严重者可导致多器官功能障碍综合征(MODS)。

（1）菌血症：少量细菌由局部病灶入血，但全身无中毒症状，从血液中可查到细菌。

（2）毒血症：细菌毒素或代谢产物被吸收入血。临床上出现寒战、高热等中毒症状，同时伴有心、肝、肾等实质细胞变性或坏死。严重时甚至出现中毒性休克。

（3）败血症：细菌入血，并在血液中大量生长繁殖和产生毒素，引起全身严重的中毒症状，称为败血症。临床上除了有上述的毒血症的症状外，还常出现皮肤、黏膜的多发性出血斑点和脾及全身淋巴结肿大等。

（4）脓毒败血症：由化脓菌引起的败血症。此时除了有败血症的症状外，可在全身各脏器出现多发性脓肿。

小 结

炎症是机体组织对损伤因子所发生的以防御为主的局部组织反应，其中血管反应是炎症反应的中心环节。

炎症的基本病理变化包括局部组织的变质、渗出和增生。一般急性炎症和炎症的早期以变质和渗出为主，后期或慢性炎症则以增生为主，三者密不可分。急性炎症反应的特征是血管变化和渗出性改变，包括三个相互关联的过程：①血流动力学变化（炎症充血）；②血管通透性增高（液体渗出）；③白细胞反应（炎细胞浸润）。急性炎症早期，化脓性炎以中性粒细胞浸润为主；急性炎症后期，慢性炎症则以巨噬细胞、淋巴细胞和浆细胞浸润为主。

炎症过程，由于局部的血管反应、炎细胞渗出以及组织损伤，炎症局部表现为红、肿、热、痛和功能障碍；全身出现发热、白细胞增多等症状和体征，形成炎症特有的区别于其他疾病的重要临床病理特点。

炎症依据病变性质不同分为变质性炎、渗出性炎和增生性炎。渗出性炎又根据渗出物的成分不同分为浆液性炎、纤维素性炎和化脓性炎等。发生于黏膜的纤维素性炎，又称为假膜性炎。化脓性炎又根据发生的部位和原因不同而分为表面化脓与积脓、脓肿和蜂窝织炎。以增生为主的炎症多为慢性炎症，根据形态学特点，可分为一般慢性炎症和肉芽肿性炎。结核病、伤寒、风湿病等基本病变是以巨噬细胞增生为主，形成境界清楚的结节状病灶，即肉芽肿性炎。

炎症的结局取决于致炎因子的强弱、机体抵抗力的强弱等。炎症的结局有痊愈、迁延不愈和蔓延扩散等。

目标检测

一、名词解释

1. 炎症　2. 炎性介质　3. 渗出　4. 假膜性炎　5. 炎性浸润　6. 化脓性炎　7. 脓肿　8. 窦道　9. 瘘管　10. 蜂窝织炎　11. 炎性息肉　12. 炎性肉芽肿

二、填空题

1. 炎症局部的基本病变为＿＿＿＿、＿＿＿＿、＿＿＿＿。

2. 根据渗出物成分的不同，渗出性炎症分为＿＿＿＿、＿＿＿＿、＿＿＿＿、＿＿＿＿。

3. 炎症局部的临床表现有＿＿＿＿、＿＿＿＿、＿＿＿＿、＿＿＿＿、＿＿＿＿。全身反应有＿＿＿＿。

4. 增生性炎常见的表现形式有＿＿＿＿、＿＿＿＿、＿＿＿＿。

5. 渗出过程包括＿＿＿＿、＿＿＿＿和＿＿＿＿三个环节。

6. 炎症中的病原微生物或其毒素侵入血液循环，可引起＿＿＿＿、＿＿＿＿、＿＿＿＿、＿＿＿＿。

三、选择题

1. 炎症的本质是（　　）
   A. 以渗出为主的病变　　　　B. 以变质为主的病变
   C. 以防御为主的病变　　　　D. 以增生为主的病变
   E. 以损伤为主的病变

2. 引起炎症的原因最多见于（　　）
   A. 生物性因素　　　　　　　B. 物理性因素
   C. 化学性因素　　　　　　　D. 免疫因素
   E. 遗传因素

3. 炎症时，游出的白细胞将病原体和组织崩解碎片吞噬并进行消化，这种过程称为白细胞的（　　）
   A. 浸润作用　　　　　　　　B. 吞噬作用
   C. 趋化作用　　　　　　　　D. 溶解作用
   E. 消化作用

4. 炎症局部血管内的白细胞进入组织间隙的现象称为（　　）
   A. 白细胞附壁　　　　　　　B. 炎细胞浸润
   C. 阳性化学趋化性　　　　　D. 阴性化学趋化性
   E. 白细胞吞噬作用

5. 中性粒细胞主要吞噬（　　）
   A. 细菌
   B. 病毒
   C. 细菌和较小的组织崩解碎片
   D. 坏死的细胞
   E. 细菌毒素

6. 下列哪项是渗出液的特征（　　）
   A. 蛋白含量<2.5g/100ml　　B. 比重<1.018
   C. 细胞数<100/mm³　　　　D. 能自凝
   E. 黏蛋白试验阴性

7. 下列有关炎性渗出液的描述，哪项是错误的（　　）
   A. 液体比重高　　　　　　　B. 外观清亮
   C. 细胞含量多　　　　　　　D. 蛋白含量高
   E. 液体静置后可凝固

8. 慢性炎症时，炎区浸润的细胞主要是（　　）
   A. 中性粒细胞和巨噬细胞

B. 单核细胞及淋巴细胞

C. 嗜酸粒细胞

D. 嗜碱性粒细胞

E. 中性粒细胞

9. 急性炎症早期和化脓性炎症时主要的炎细胞是( )

A. 嗜酸粒细胞　　　　　　B. 中性粒细胞

C. 嗜碱粒细胞　　　　　　D. 浆细胞

E. 单核细胞

10. 急性炎症局部病变常以哪一种为主( )

A. 变质与增生　　　　　　B. 渗出与增生

C. 变质或渗出　　　　　　D. 增生

E. 增生或渗出

11. 体内有寄生虫感染时,主要是那种炎细胞增多( )

A. 淋巴细胞　　　　　　　B. 单核细胞

C. 嗜酸粒细胞　　　　　　D. 浆细胞

E. 中性粒细胞

12. 病毒感染灶内,最常见的细胞是( )

A. 巨噬细胞　　　　　　　B. 淋巴细胞

C. 中性粒细胞　　　　　　D. 嗜酸粒细胞

E. 嗜碱粒细胞

13. 炎症时最具有防御意义的改变是( )

A. 炎症介质形成　　　　　B. 组织分解代谢增强

C. 白细胞渗出　　　　　　D. 炎性水肿

E. 炎性充血

14. 红、肿、热、痛、功能障碍表现较明显的炎症是( )

A. 急性阑尾炎　　　　　　B. 大叶性肺炎

C. 慢性肝炎　　　　　　　D. 体表急性炎症

E. 体表慢性炎症

15. 皮肤Ⅱ度烧伤有水疱形成属于( )

A. 出血性炎　　　　　　　B. 浆液性炎

C. 假膜性炎　　　　　　　D. 化脓性炎

E. 变质性炎

16. “绒毛心”指( )

A. 心外膜的纤维素性炎　　B. 心外膜的浆液性炎

C. 心外膜的化脓性炎　　　D. 心外膜的卡他性炎

E. 心外膜的出血性炎

17. 脓细胞指( )

A. 化脓性炎中的细胞

B. 吞噬细菌的白细胞

C. 单核巨噬细胞

D. 变性、坏死的中性粒细胞

E. 坏死的嗜碱粒细胞

18. 血液中查到细菌,全身中毒症状明显,许多器官出现小脓肿,诊断为( )

A. 菌血症　　　　　　　　B. 败血症

C. 毒血症　　　　　　　　D. 脓毒血症

E. 恶病质

19. 鼻腔炎性息肉属于( )

A. 浆液性炎　　　　　　　B. 渗出性炎

C. 肿瘤　　　　　　　　　D. 增生性炎

E. 急性炎症

20. 患者,男,25 岁,突发右下腹痛,伴发热,血白细胞计数 15×10^9/L,临床诊断:急性阑尾炎,手术切除阑尾。病理切片观察:阑尾壁各层均有大量中性粒细胞浸润,血管扩张充血,病理应诊断( )

A. 急性阑尾炎　　　　　　B. 化脓性阑尾炎

C. 急性蜂窝炎性阑尾炎　　D. 坏疽性阑尾炎

E. 慢性阑尾炎急性发作

21. 患者,女,15 岁,2 小时前不慎被开水烫伤,双上肢皮肤见大片红斑,部分区域形成水疱,部分水疱破裂溢出淡黄色清亮液体。患者上肢皮肤属于什么病变( )

A. 化脓性炎　　　　　　　B. 纤维蛋白性炎

C. 浆液性炎　　　　　　　D. 变质性炎

E. 增生性炎

22. 某成年患者,左胫骨慢性骨髓炎。近来右小腿皮肤破溃、流脓。X 线:胫骨骨髓腔破坏,有死骨形成。此患者左胫骨病变的病理诊断为( )

A. 慢性化脓性骨髓炎合并瘘管形成

B. 慢性化脓性骨髓炎合并溃疡

C. 骨脓肿形成,皮肤溃疡

D. 皮下脓肿形成,皮肤溃疡

E. 骨坏死,皮肤溃疡

23. 某腹腔积液患者腹水呈混浊淡黄色,比重较高,静置后凝固,其最可能的原因是( )

A. 慢性肾炎　　　　　　　B. 门静脉高压

C. 低蛋白血症　　　　　　D. 腹膜炎

E. 右心衰竭

24. 患者,男,20 岁,5 天前出现发热、全身不适、食欲不振,并感左下肢疼痛,现左下肢疼痛加重,查体见左下肢外侧有 3cm×3cm 红肿区,略隆起,触之有波动感,表面发热,压痛明显,病变肢体活动受限,左侧腹股沟淋巴结肿大,触之疼痛。患者左侧腹股沟淋巴结肿大最可能是( )

A. 淋巴结化脓性炎　　　　B. 慢性淋巴结炎

C. 恶性淋巴瘤　　　　　　D. 淋巴结转移癌

E. 单核吞噬细胞反应性增生

25. 如果给该患者做血常规检验可能表现为( )

A. 淋巴细胞增多　　　　　B. 单核细胞减少

C. 嗜酸粒细胞增多　　　　D. 中性粒细胞减少

E. 中性粒细胞增多

四、简答题

1. 炎症局部组织的基本病变是什么?

2. 渗出液在炎症过程中有何意义?

3. 渗出性炎共分哪几种类型? 各类型渗出性炎的渗出物有何特点?

4. 试从好发部位、病原菌和病变特点比较脓肿和蜂窝织炎的特点。

(张丽平)

第 5 章 肿 瘤

肿瘤(tumor)是一种常见、多发,严重危害人类健康的疾病。肿瘤按其生物学特性可分为良性肿瘤和恶性肿瘤两大类。恶性肿瘤通常称为癌症。在我国城市居民疾病死因居第一位的是恶性肿瘤,其中最常见的恶性肿瘤为胃癌、肺癌、肝癌、食管癌、大肠癌、乳腺癌、白血病、子宫颈癌、淋巴瘤、鼻咽癌。防治的原则是抓三早,即早发现、早诊断、早治疗。

第 1 节 肿瘤的概念

肿瘤是机体在各种致瘤因素作用下,局部组织的细胞异常增生而形成的新生物。这种新生物常表现为局部肿块。肿瘤细胞是由正常细胞转化而来的,肿瘤的生物学特性:①瘤细胞失去分化成熟的能力,具有异常的形态、代谢和功能;②瘤细胞失控性增生,即瘤细胞生长不受机体调节机能控制无限制地生长,即使致瘤因素消失,瘤细胞仍能持续增生,瘤细胞这种增生称为肿瘤性增生。

在生理或某些病理状态下,机体的细胞也常有增生(如子宫内膜周期性增生、炎症时巨噬细胞增生、组织损伤时肉芽组织的增生等),这类增生始终处于机体的精确调控之下,一旦原因消除,细胞停止增生,这种增生称为非肿瘤性增生。肿瘤性增生与非肿瘤性增生有本质的区别(表 5-1)。

表 5-1 肿瘤性增生与非肿瘤性增生的区别

鉴别点	肿瘤性增生	非肿瘤性增生
发生原因	致瘤因素	生理性更新、炎症、组织损伤
分化程度	分化障碍	分化成熟
增生形式	失控性增生	调控性增生
病因去除	持续性生长	停止生长

考点提示:肿瘤性增生与非肿瘤性增生的主要区别

第 2 节 肿瘤的特征

一、肿瘤的大体形态与组织结构

1. 肿瘤的大体形态

(1) 形状:肿瘤的形状与肿瘤发生部位、组织来源、生长方式和肿瘤的性质等有关。生长在皮肤、黏膜的良性肿瘤常向表面突出生长,可呈乳头状、息肉状、蕈状。生长在深部组织的良性肿瘤常呈结节状、分叶状、囊状,与周围正常组织分界清楚,有较完整的包膜;恶性肿瘤多呈不规则结节状、蟹足状、溃疡状、弥漫肥厚状,与周围分界不清,无包膜(图 5-1)。

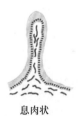
息肉状
(外生性生长)

乳头状
(外生性生长)

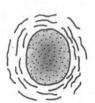
结节状
(膨胀性生长)

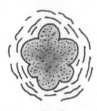
分叶状
(膨胀性生长)

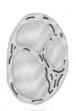
囊状
(膨胀性生长)

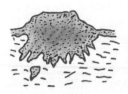
弥漫性肥厚状
(外生伴浸润性生长)

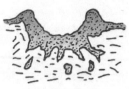
溃疡状
(浸润性生长)

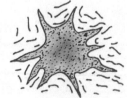
浸润性包块状
(浸润性生长)

图 5-1 肿瘤的形状模式图

（2）大小：肿瘤的大小很不一致。小者肉眼看不到，只能在显微镜下发现，如原位癌；大者可达数千克乃至数十千克，如卵巢浆液性囊腺瘤。肿瘤的大小与肿瘤的性质、发生部位和生长的时间有一定的关系。如生长在体表和体腔的肿瘤可以很大；生长在致密组织或狭小腔道（如颅腔、椎管）内的肿瘤则较小。

（3）数目：肿瘤多为单个，但也可为多个。如多发性子宫平滑肌瘤。

（4）颜色：肿瘤的颜色多与其起源组织颜色相似，如脂肪瘤呈淡黄色，血管瘤呈暗红色，黑色素瘤呈黑褐色。肿瘤发生出血、坏死，可见多种颜色混杂，呈斑驳色彩。

（5）硬度：肿瘤的硬度一般与肿瘤的组织来源、实质与间质的比例有关。如脂肪瘤较软，骨瘤较硬；实质多者质软，间质多者质硬。

2. 肿瘤的组织结构　任何肿瘤在显微镜下观察，都有实质与间质两部分。

（1）肿瘤的实质：即肿瘤细胞，是肿瘤的主要成分，决定肿瘤的性质，也体现肿瘤的组织来源。多数肿瘤只有一种实质，少数可由两种或多种实质构成，如乳腺纤维腺瘤，含有纤维组织和腺上皮两种实质，畸胎瘤含有多种不同的实质。

（2）肿瘤的间质：由结缔组织和脉管组成，对肿瘤实质起着支持和营养作用。间质中可有淋巴细胞、单核细胞浸润，这是机体对肿瘤组织免疫反应的一种表现。

二、肿瘤的异型性

肿瘤组织无论在细胞形态和组织结构上，都与其起源组织有不同程度的差异，这种差异称为异型性（atypia）。肿瘤异型性的大小，反映了肿瘤组织的分化程度（即成熟程度）。机体细胞、组织从幼稚到成熟的生长发育过程称为分化。分化程度是指肿瘤细胞和组织与其起源的正常细胞和组织的相似程度。肿瘤组织分化程度高，说明与其起源的正常组织相似，异型性小、成熟程度高，为良性肿瘤；肿瘤分化程度低，说明与其起源的正常组织差异大，异型性大，分化不成熟，为恶性肿瘤。肿瘤的异型性是诊断肿瘤，区别良性、恶性肿瘤的主要组织学依据。

考点提示：肿瘤的异型性

恶性肿瘤常有明显的异型性。根据恶性肿瘤组织异型性即分化程度的高低，可将恶性肿瘤分为三级：如分化好（高分化）为Ⅰ级，属于低度恶性（图5-2A）；分化中等为Ⅱ级，属于中度恶性（图5-2B）；分化低的为Ⅲ级，属于高度恶性（图5-2C）。

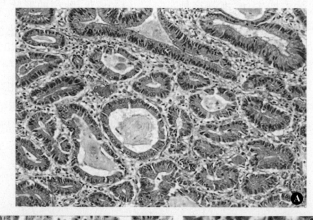

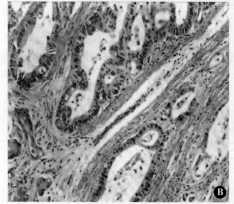
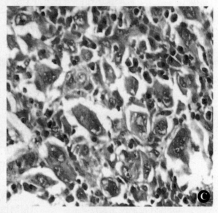

图5-2　恶性肿瘤（腺癌）的异型性（分化程度）
A. 高分化（Ⅰ级）；B. 中分化（Ⅱ级）；C. 低分化（Ⅲ级）

链接

肿瘤的"分期"（stage）

肿瘤的分期是指恶性肿瘤的生长范围和播散程度。国际上广泛采用 TNM 分期系统。T 指肿瘤原发灶的情况，随着肿瘤体积的增大和邻近组织受累范围的增加，依次用 $T_1 \sim T_4$ 来表示。N 指区域淋巴结受累情况。淋巴结未受累时，用 N_0 表示。随着淋巴结受累程度和范围的增加，依次用 $N_1 \sim N_3$ 表示。M 指远处转移（通常指血道转移），没有远处转移者用 M_0 表示，有远处转移者用 M_1 表示。

（一）肿瘤细胞的异型性

良性肿瘤分化较高，细胞异型性小，与其起源的正常细胞相似，如平滑肌瘤的瘤细胞与平滑肌细胞很相似。恶性肿瘤细胞分化程度低，异型性明显，其表现为：

1. 瘤细胞的多形性　肿瘤细胞大小不一，形态各异，可见瘤巨细胞。多数恶性肿瘤细胞比正常细胞大（分化很差的瘤细胞，体积也可较小）。

2. 核的多形性　恶性肿瘤细胞核增大，核浆比例增大接近 1：1（正常为 1：4 ~ 1：6），核的大小、形状不一，可出现双核、多核、巨核、奇异核等。核深染（核内 DNA 增多），核仁肥大、数目增多。核分裂象增多，可出现不对称性、三极或多极、顿挫性等病理性核分裂。核膜是否破裂是识别生理性核分裂与病理性核分裂的依据（图 5-3）。

3. 胞质的改变　由于肿瘤细胞代谢旺盛，胞质内核糖体增多，故胞质嗜碱性。

（二）肿瘤组织结构的异型性

良性肿瘤的瘤细胞异型性小，但有组织结构的异型性。如腺瘤的瘤细胞构成的腺腔大小、形状较不规则，数目增多（图 5-4A）。恶性肿瘤的组织结构异型性明显，瘤细胞排列紊乱，失去正常的结构、层次或极向。如腺癌的腺体大小和形状十分不规则，腺上皮细胞层次增多，失去极向，甚至腺腔消失（图 5-4B）。

链接

影响肿瘤生长的因素

肿瘤的生长速度决定于生长分数和肿瘤细胞的生成与丢失之比。

生长分数：指肿瘤细胞群体中处于增殖阶段的细胞的比例。

瘤细胞的生长与丢失：营养供应不足、坏死脱落、机体抗肿瘤反应等因素会使肿瘤细胞丢失。

因此，增殖阶段的细胞多，瘤细胞生长大于丢失，则生长速度快，反之，则生长慢。

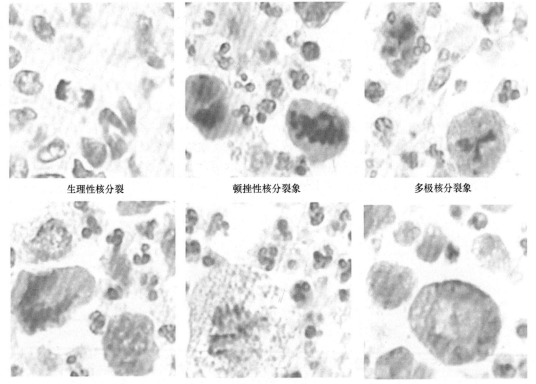

| 生理性核分裂 | 顿挫性核分裂象 | 多极核分裂象 |
| 顿挫性核分裂象 | 不对称核分裂象 | 多核瘤巨细胞 |

图 5-3　核分裂象

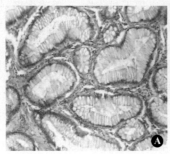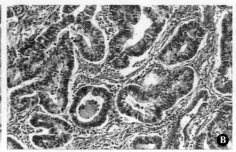

图 5-4　肿瘤组织结构的异型性
A. 肠腺瘤；B. 肠腺癌

三、肿瘤的生长与扩散

（一）肿瘤的生长

1. 肿瘤的生长速度　不同性质的肿瘤生长速度有很大差异。良性肿瘤生长缓慢，病程较长，常有几年甚至几十年的病史。如果生长速度突然加快，要考虑发生恶变的可能。恶性肿瘤生长较快，短期内可形成明显肿块，由于血液及营养供应不足，容易发生坏死、出血等继发病变。

2. 肿瘤的生长方式

（1）膨胀性生长：良性肿瘤常呈膨胀性生长。瘤细胞增生向周围扩展，瘤体逐渐增大，挤压周围正常组织，常形成完整的包膜，肿瘤多呈结节状、分叶状，与周围组织分界清楚，手术易切除，术后不易复发（图5-5A）。

（2）浸润性生长：是大多数恶性肿瘤的生长方式。恶性瘤细胞如同树根长入泥土一样侵入周围正常组织，不形成包膜，与周围组织分界不清（图5-5B）。手术不易切净，术后易复发。

（3）外生性生长：发生在体表、体腔或自然管道（消化道、泌尿生殖道等）的肿瘤，常向表面生长，形成乳头状、息肉状或菜花状肿物（图5-5C）。良性、恶性肿瘤均可呈外生性生长，但恶性肿瘤向外生长的同时，伴有浸润性生长。

（二）肿瘤的扩散

肿瘤扩散是恶性肿瘤的生物学特性之一。扩散方式包括直接蔓延和转移。

1. 直接蔓延　恶性肿瘤细胞沿组织间隙、脉管或神经束衣直接侵入临近组织、器官，并继续生长称为直接蔓延。如晚期子宫颈癌，向前、向后累及膀胱和直肠。

2. 转移　恶性肿瘤细胞从原发部位侵入淋巴管、血管或体腔，被带到他处继续生长形成与原发瘤同种类型肿瘤的过程称为转移，转移所形成的肿瘤称为转移瘤或继发瘤。转移是恶性肿瘤的一个重要特征，常见转移途径有以下三种。

（1）淋巴道转移：是癌的主要转移途径，癌细胞侵入淋巴管，随淋巴液流动，到达局部淋巴结使淋巴结肿大、变硬，切面呈灰白色。如发生于外上象限的乳腺癌，首先转移到同侧腋窝淋巴结。局部淋巴结发生转移后，常可继续向其他淋巴结转移，或经胸导管进入血流，进而发生血道转移（图5-6）。

（2）血道转移：是肉瘤的主要转移途径。瘤细胞侵入血管后，随血液运行到远处器官继续生长，形成转移瘤。瘤细胞经毛细血管或小静脉侵入血液，与血

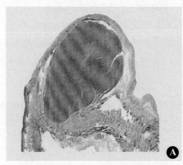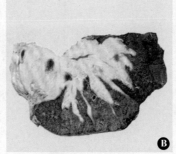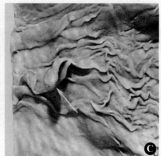

图5-5　肿瘤的生长方式
A. 膨胀性生长；B. 浸润性生长；C. 外生性生长

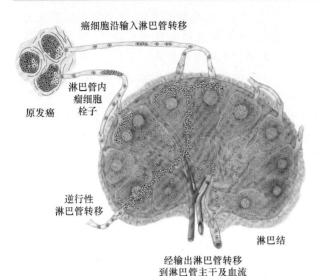

图 5-6 淋巴道转移

小板、纤维蛋白共同黏聚成瘤栓,并栓塞于靶器官内的小血管,导致内皮细胞受损,瘤细胞从受损处穿出血管,侵入组织中才能形成转移瘤。血道转移最常累及的器官是肺、其次是肝。转移瘤的形态特点为多发性,多呈圆形,边界清楚(图 5-7)。

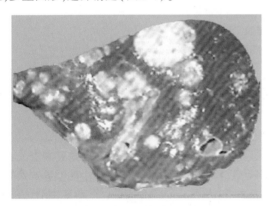

图 5-7 血道转移(肝)

(3)种植性转移:体腔内脏器官的恶性肿瘤侵及浆膜面时,瘤细胞可脱落,像播种一样种植到体腔的浆膜或其他器官的表面,继续生长并形成多个转移瘤,称为种植性转移。如胃癌细胞穿透浆膜种植在腹膜、大网膜、肠(图 5-8)及卵巢等处。种植性转移常伴有浆膜腔血性积液和癌性粘连。临床上抽取积液做细胞学检查,可找到癌细胞,是一种简便的诊断方法。

考点提示:肿瘤的生长方式与转移途径

四、肿瘤的代谢特点

(一)糖代谢

肿瘤细胞无论在有氧或无氧条件下,主要以糖酵解方式获取能量。糖酵解生成的能量,被肿瘤细胞消耗,中间产物用于合成不断增生所需要的物质。糖酵解的强弱与肿瘤的恶性程度成正比,即肿瘤的恶性程度越高,糖酵解关键酶的活性越高。

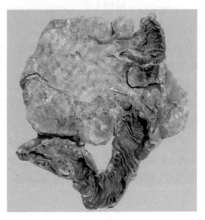

图 5-8 种植性转移

(二)蛋白质代谢

肿瘤细胞的蛋白质合成与分解代谢均增强,但合成代谢超过分解代谢。肿瘤细胞可与机体正常细胞争夺营养,合成肿瘤本身所需要的蛋白质,导致晚期癌症患者出现恶病质状态。肿瘤组织还可以合成肿瘤蛋白作为肿瘤相关抗原,引起机体的免疫反应。有的肿瘤蛋白与胚胎组织有共同的抗原性,称为肿瘤胚胎性抗原,如肝细胞癌能合成胎儿肝细胞所产生的甲胎蛋白(AFP),检查这种抗原可帮助临床诊断。

(三)核酸代谢

肿瘤细胞内合成 DNA 和 RNA 的聚合酶的活性均高于正常细胞。因此,核酸合成代谢增强,导致细胞内 RNA、DNA 含量增加。DNA 与细胞分裂、增生有关,RNA 与细胞蛋白质合成有关。此乃肿瘤细胞迅速增生的物质基础。

(四)酶系统改变

肿瘤组织酶的变化只有含量或活性的改变。一般参与核苷酸、DNA、RNA 和蛋白质合成的酶(如 RNA 和 DNA 聚合酶、核苷酸合成酶)活性增强,而参与其分解过程的酶活性降低。此改变与肿瘤的恶性程度相平行。多数恶性肿瘤组织内氧化酶(细胞色素氧化酶和琥珀酸脱氢酶)减少,而蛋白分解酶增加,如前列腺癌组织中酸性磷酸酶(ACP)增加;肝癌和骨肉瘤患者血清中碱性磷酸酶(ALP)增加等。

案例 5-1

　　患者,男,45 岁,工人,右上腹痛半年,加重伴上腹部包块 1 个月。患者半年前无明诱因出现右上腹持续性钝痛,有时向右肩背部放射。近 1 个月来疼痛加重,自觉右上腹饱满、腹胀、乏力、消瘦、食欲减退,有恶心。B 超显示肝脏占位性病变。既往有乙型肝炎病史多年。体格检查:T 37.6℃,P 76 次/分,R 18 次/分,BP 110/70mmHg。巩膜黄染。右上腹压痛,肝脏肿大肋下 5cm,边缘钝、质韧,有触痛。大小便正常,体重下降约 5kg。HBsAg(+),AFP:880μg/L,GPT:86U/L,ALP 高于正常。
问题:
　　1. 根据上述病例结合所学内容,做出初步诊断并提出依据。
　　2. 从病理学角度还应进行哪些检查?
　　3. 治疗原则是什么?

第 3 节　肿瘤对机体的影响

　　肿瘤对机体的影响与肿瘤的性质、发生部位及发展程度等有关。

一、良性肿瘤对机体的影响

　　良性肿瘤对机体的影响较小,一般造成局部压迫、阻塞。如生长在消化管的良性肿瘤可引起消化管的狭窄、阻塞。但生长在重要部位,可引起严重后果。如生长在颅内或脊椎管内的良性肿瘤,压迫脑与脊髓,引起颅内压升高及相应的神经系统症状。

二、恶性肿瘤对机体的影响

　　恶性肿瘤除引起局部压迫和阻塞外(如食管癌引起进行性吞咽困难,胰头癌压迫胆总管引起黄疸等),还可有以下的危害。
　　1. 侵袭和破坏　恶性肿瘤由于侵袭破坏周围正常组织器官而引起功能障碍。如肝癌可广泛破坏肝细胞,导致肝功能障碍;骨肉瘤可破坏正常骨质导致病理性骨折。
　　2. 出血和感染　恶性肿瘤因瘤细胞侵袭破坏血管而引起出血,如肺癌常有咯血,大肠癌常有便血,膀胱癌出现无痛性血尿。由于恶性肿瘤生长迅速,常因血液供应不足使瘤组织发生坏死,可继发感染。如子宫颈癌表面坏死继发感染,可有恶臭的血性分泌物排出。
　　3. 疼痛　恶性肿瘤压迫或侵犯神经可引起局部顽固性疼痛,尤以夜间为甚。如肝癌引起肝区疼痛;鼻咽癌侵犯三叉神经引起头疼;骨肉瘤时局部疼痛等。

　　4. 恶病质　恶性肿瘤晚期,患者出现疲乏无力、极度消瘦、严重贫血和全身衰竭状态,称为恶病质。其发生机制与下列因素有关:
　　(1) 食欲差、进食少、出血、感染、发热以及肿瘤分解产物的毒性作用。
　　(2) 恶性肿瘤生长快使机体营养物质大量消耗,癌症晚期顽固性疼痛影响患者进食与睡眠。
　　(3) 肿瘤组织本身或机体反应产生的细胞因子等作用的结果。

第 4 节　良性肿瘤与恶性肿瘤的区别

　　肿瘤包括良性肿瘤与恶性肿瘤。正确认识和区别良、恶性肿瘤,关系到患者的治疗与预后,具有重要的临床意义。现将良性、恶性肿瘤的区别要点归纳为表 5-2。

表 5-2　良性肿瘤与恶性肿瘤的区别

区别点	良性肿瘤	恶性肿瘤
分化程度	分化程度高,异型性小	分化程度低,异型性大
核分裂象	无或少,不见病理性核分裂象	多,可见病理性核分裂象
生长速度	缓慢	较快
生长方式	膨胀性或外生性生长	浸润性或外生性生长
	常有包膜,边界清楚	无包膜,边界不清
继发改变	少见	常发生出血、坏死、溃疡形成
转移	不转移	有转移
复发	很少复发	易复发
对机体影响	较小,主要为压迫和阻塞	较大,有压迫阻塞、侵袭破坏、出血感染、疼痛、恶病质等

　　良性、恶性肿瘤的根本区别在于肿瘤的分化程度。上述良性、恶性肿瘤的区别是相对而言的,有些肿瘤是良性的但也可发生恶变。有些肿瘤生物学特性介于良性与恶性之间,称为交界性肿瘤。

考点提示:良性肿瘤与恶性肿瘤的区别

链接

副肿瘤综合征

　　副肿瘤综合征是指不能用肿瘤的直接蔓延或远处转移加以解释的一些病变和临床表现,是由肿瘤的产物(异位激素)或异常免疫反应(交叉免疫)等原因间接引起。可表现为内分泌、神经、消化、造血、骨关节、皮肤及肾脏等系统的异常。但内分泌腺的肿瘤(如垂体腺瘤),产生原内分泌腺固有的激素(如生长激素)导致的病变或临床表现,不属于副肿瘤综合征。

第5节 肿瘤的命名与分类

一、肿瘤的命名原则

肿瘤的命名应能反映肿瘤的性质、组织来源及发生部位。

(一) 良性肿瘤的命名

起源于任何组织的良性肿瘤都称为"瘤"。命名方法是在其起源组织名称之后加"瘤"字,如来源于纤维组织的称为纤维瘤;来源于脂肪组织的称为脂肪瘤;来源于腺上皮的称为腺瘤。有时还可结合肿瘤的形态特点命名,如乳头状瘤、息肉状腺瘤。

(二) 恶性肿瘤的命名

恶性肿瘤根据其组织来源不同,一般分为癌与肉瘤两大类。

1. 癌(carcinoma) 来源于上皮组织的恶性肿瘤统称为癌。命名方法是部位+组织来源+癌。根据来源组织的上皮类型可分为鳞状细胞癌、腺癌、移行细胞癌等。如皮肤鳞状细胞癌、食管鳞状细胞癌、胃腺癌、膀胱移行细胞癌等。

2. 肉瘤(sarcoma) 来源于间叶组织(包括纤维组织、脂肪、肌肉、脉管、骨、软骨及淋巴造血组织等)的恶性肿瘤统称为肉瘤。命名方法是部位+组织来源+肉瘤。如胃平滑肌肉瘤、股部纤维肉瘤、股骨骨肉瘤等。

考点提示:恶性肿瘤的命名方法

3. 特殊命名

(1) 母细胞瘤:来源于幼稚组织的肿瘤称为母细胞瘤,良性者如骨母细胞瘤;恶性者如神经母细胞瘤、肾母细胞瘤、髓母细胞瘤、肝母细胞瘤等。

(2) 在肿瘤名称之前冠以"恶性"二字:如恶性淋巴瘤、恶性畸胎瘤、恶性神经鞘瘤等。

(3) 以"瘤"命名的恶性肿瘤:如黑色素瘤、精原细胞瘤、骨髓瘤等。

(4) 以"人名"或"病"命名的恶性肿瘤:如霍奇金淋巴瘤、尤文肉瘤、白血病。

考点提示:肿瘤的命名原则

> **链接**
>
> **非典型增生**
>
> 非典型增生是指上皮细胞过度增生并呈现一定程度的异型性,表现细胞大小不等,形态多样。核大深染,核浆比例增大,核分裂象增多,但不见病理性核分裂象,细胞排列紊乱,极向消失。根据病变程度与累及范围,可分为轻、中、重三级。轻度非典型增生只累及上皮全层下 1/3,中度非典型增生累及上皮全层的下 2/3,重度非典型增生累及上皮全层 2/3 以上但未达全层。
>
> 目前,多使用上皮内瘤变来描述上皮从非典型增生到原位癌的过程,将轻度、中度非典型增生分别称为上皮内瘤变 I 级、II 级,将重度非典型增生和原位癌称为上皮内瘤变 III 级。

二、肿瘤的分类

肿瘤的分类通常以其组织来源为依据,将肿瘤分为五类。每类又按其分化程度和生物学特性,分为良性肿瘤和恶性肿瘤两类。肿瘤分类举例见表 5-3。

表 5-3 肿瘤分类举例

组织来源	良性肿瘤	恶性肿瘤	好发部位
1. 上皮组织			
鳞状上皮	乳头状瘤	鳞状细胞癌	乳头状瘤见于皮肤、鼻、喉等处;鳞癌见于子宫颈、皮肤、食管、鼻咽、肺、喉、等处
基底细胞		基底细胞癌	头面部皮肤
腺上皮	腺瘤	腺癌	腺瘤多见于乳腺、甲状腺、胃肠;腺癌见于胃肠、乳腺、甲状腺等
移行上皮	乳头状瘤	移行上皮癌	膀胱、肾盂
2. 间叶组织			
纤维结缔组织	纤维瘤	纤维肉瘤	四肢
脂肪组织	脂肪瘤	脂肪肉瘤	前者多见于皮下组织;后者多见于下肢和腹膜后
平滑肌组织	平滑肌瘤	平滑肌肉瘤	子宫和胃肠道
横纹肌组织	横纹肌瘤	横纹肌肉瘤	肉瘤多见头颈、生殖道、四肢
血管和淋巴组织	血管瘤、淋巴管瘤	血管肉瘤、淋巴管肉瘤	皮肤、皮下组织、舌、唇等
骨组织	骨瘤	骨肉瘤	骨瘤多见于颅骨、长骨;骨肉瘤多见于长骨两端,以膝关节上下尤为多见

续表

组织来源	良性肿瘤	恶性肿瘤	好发部位
软骨组织	软骨瘤	软骨肉瘤	软骨瘤多见于手足短骨;软骨肉瘤多见于肋骨、股骨、肩胛骨等
滑膜组织	滑膜瘤	滑膜肉瘤	膝、踝、腕、肩和肘等关节附近
间皮	间皮瘤	恶性间皮瘤	胸膜、腹膜
3. 淋巴造血组织			
淋巴组织		恶性淋巴瘤	颈部、纵隔、肠系膜和腹膜后淋巴结
造血组织		各种白血病	淋巴造血组织
4. 神经组织			
神经鞘细胞	神经鞘瘤	恶性神经鞘瘤	头、颈、四肢等处神经
胶质细胞	胶质细胞瘤	恶性胶质细胞瘤	大脑
脑膜组织	脑膜瘤	恶性脑膜瘤	脑膜
交感神经节	节细胞神经瘤	神经母细胞瘤	前者多见于纵隔和腹膜后,后者多见于肾上腺髓质
5. 其他肿瘤			
黑色素细胞	黑痣(色素痣)	黑色素瘤(色素瘤)	皮肤、黏膜
胎盘组织	葡萄胎	恶性葡萄胎	子宫
		绒毛膜上皮癌	
性索	支持细胞瘤	恶性支持细胞瘤	卵巢、睾丸
	间质细胞瘤	恶性间质细胞瘤	
	颗粒细胞瘤	恶性颗粒细胞瘤	卵巢
生殖细胞		精原细胞瘤	睾丸
		无性细胞瘤	卵巢
		胚胎性癌	睾丸、卵巢
三个胚层组织	畸胎瘤	恶性畸胎瘤	卵巢、睾丸、纵隔和骶尾部

三、癌与肉瘤的区别

　　癌与肉瘤均为恶性肿瘤,分别来源于上皮组织与间叶组织,其临床表现和病理变化各有特点。正确掌握癌与肉瘤的区别,有助于临床诊断与治疗。两者的区别要点见表 5-4 和图 5-9。

表 5-4　癌与肉瘤的区别

	癌	肉瘤
组织来源	上皮组织	间叶组织
发病率	较常见	较少见
好发年龄	中老年	青少年
大体特点	质较硬、灰白色、较干燥	质较软、灰红色、湿润、鱼肉状
组织学特征	癌细胞多形成癌巢,实质与间质分界清楚	肉瘤细胞弥漫分布,实质与间质分界不清,间质内血管丰富
网状纤维染色	癌细胞间无网状纤维	肉瘤细胞间有网状纤维
转移方式	多经淋巴道转移	多经血道转移

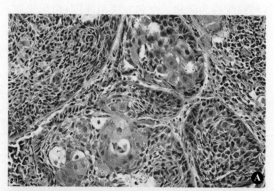
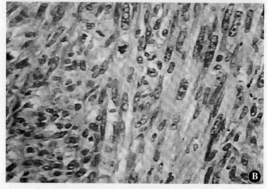

图 5-9　癌与肉瘤的组织学特征
A. 癌细胞形成癌巢;B. 肉瘤细胞弥散分布

第6节　癌前病变、原位癌、早期浸润癌

一、癌前病变

癌前病变是指某些具有癌变潜在可能性的良性病变,如长期不治愈有可能发展为癌。早期发现与及时治疗癌前病变,对肿瘤的预防具有重要意义。常见的癌前病变有以下几种。

(一)黏膜白斑

黏膜白斑常发生于口腔、外阴、宫颈等处的黏膜。肉眼观,呈白色斑块。镜下观,黏膜鳞状上皮过度增生、角化,有一定的异型性。长期不愈可能转变为鳞状细胞癌。

(二)子宫颈糜烂

子宫颈糜烂是已婚妇女常见的疾病。宫颈阴道部鳞状上皮被来自宫颈管内膜的单层柱状上皮所取代,由于柱状上皮薄,使该处呈粉红色,糜烂样,称子宫颈糜烂,但并非真正的糜烂。随后病变处再次被再生的鳞状上皮取代,称为糜烂的愈合。若上述过程反复进行,可转变为宫颈鳞状细胞癌。

(三)纤维囊性乳腺病

习称乳腺囊肿病,常见于40岁左右的妇女,主要表现为乳腺导管囊性扩张、小叶和导管上皮细胞增生。伴有导管内乳头状增生者较易发生癌变。

(四)慢性胃炎及胃溃疡

慢性萎缩性胃炎时,胃黏膜腺体可发生肠上皮化生,此种改变与胃癌的发生有一定关系;慢性幽门螺杆菌性胃炎与胃的黏膜相关淋巴组织发生的B细胞淋巴瘤及胃腺癌有关;慢性胃溃疡时,溃疡边缘的黏膜上皮因长期慢性炎症刺激,反复坏死与再生,可转变为癌。

(五)大肠腺瘤

大肠腺瘤较常见,可单发或多发,均可发生癌变。尤其是家族性腺瘤性息肉病,几乎均会发生癌变。

(六)皮肤慢性溃疡

久治不愈的皮肤溃疡,特别是小腿的慢性溃疡,由于长期慢性刺激,鳞状上皮增生,可发生癌变。

(七)慢性溃疡性结肠炎

慢性溃疡性结肠炎,是一种肠道的炎症性病变。在反复发生溃疡和黏膜增生的基础上,可发生结肠腺癌。

(八)肝硬化

由慢性病毒性肝炎导致结节性肝硬化,相当一部分可发展为肝细胞性肝癌。

上述癌前病变如不及时治疗部分可发展为癌。但并非所有的癌前病变都必然发展为癌,也不是所有的癌都可见到明显的癌前病变。

二、原　位　癌

原位癌是指癌细胞累及上皮全层,但尚未突破基底膜(图5-10A、B)。如子宫颈、食管等处的原位癌。原位癌是一种早期癌,因上皮内无血管、淋巴管,所以原位癌不发生转移。由于肉眼不易发现,临床以病理组织学检查为诊断依据。原位癌能早发现、早治疗,是完全可以治愈的。但若继续发展,可转变为早期浸润癌。

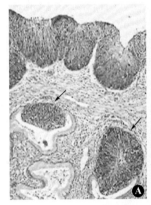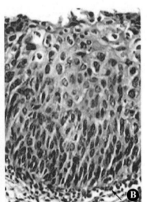

图5-10　宫颈原位癌
A. 原位癌低倍镜;B. 原位癌高倍镜

三、早期浸润癌

早期浸润癌是指癌细胞已突破基底膜向深层浸润,但浸润深度不超过基底膜下5mm,又无局部淋巴结转移,称为早期浸润癌。若能及时进行手术治疗,预后较好。

考点提示:癌前病变与原位癌概念

第7节　常见肿瘤举例

一、上皮组织肿瘤

(一)良性上皮组织肿瘤

1. **乳头状瘤**　起源于皮肤或黏膜面的被覆上皮细胞,肿瘤呈外生性生长,形成多个乳头状突起。镜下见乳头表面被覆增生的瘤细胞,分化良好。乳头轴

心为血管和结缔组织构成的间质(图5-11A、B)。发生于外耳道、阴茎、膀胱的乳头状瘤易恶变。

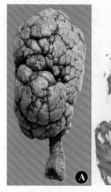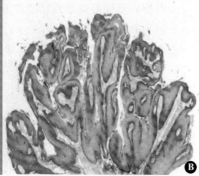

图5-11　皮肤乳头状瘤

A. 乳头状瘤,根部有蒂;B. 镜下见乳头轴心和被覆增生上皮

2. 腺瘤　起源于腺上皮,多见于甲状腺、乳腺、胃肠道、涎腺、卵巢等处。发生于黏膜的腺瘤多呈息肉状,腺器官的腺瘤多呈结节状,有包膜,界限清楚。腺瘤常见有以下几种类型。

(1)息肉状腺瘤:多发于胃肠道黏膜,呈息肉状,有蒂与黏膜相连,可单发或多发(图5-12A、B),其中家族性多发性结肠息肉易癌变。

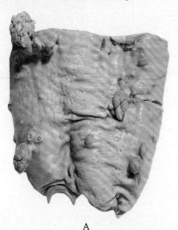

A

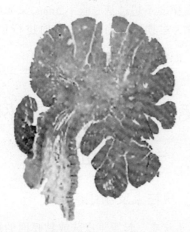

B

图5-12　息肉状腺瘤

A. 结肠多发性息肉;B. 结肠息肉低倍镜

(2)纤维腺瘤:多发于女性乳腺,由乳腺导管上皮和周围纤维组织增生,两者共同构成肿瘤的实质。

(3)囊腺瘤:常发生于卵巢。由于瘤细胞分泌大量黏液或浆液,使腺腔扩大并融合成大小不等的囊腔,称为囊腺瘤。瘤细胞可向囊腔内呈乳头状增生,形成乳头状囊腺瘤,如卵巢的浆液性乳头状囊腺瘤,易发生癌变(图5-13)。

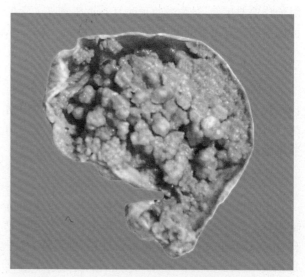

图5-13　卵巢浆液性乳头状囊腺瘤,囊内可见
大小不等乳头

(4)多形性腺瘤:常见于腮腺、颌下腺和舌下腺等处,肿瘤呈结节状,有包膜。镜下可见腺管、鳞状上皮、黏液样和软骨样等多种成分。此瘤是一种交界性肿瘤。

链接

癌症会传染吗?

人类和肿瘤的斗争已有久远的历史,但从未有过关于恶性肿瘤传染的记载。直到目前,还没有恶性肿瘤会传染的证据。长期和肿瘤患者接触的医护人员、患者的亲属,他们的恶性肿瘤发病率也不会比一般健康人高,说明肿瘤是不会传染的。

迄今为止,世界上未将癌症列为传染病,收治病人也没有采取像传染病那样的隔离措施。

(二)恶性上皮组织肿瘤

由上皮组织发生的恶性肿瘤称为癌,多见于中老年人,是临床最常见的一类恶性肿瘤。癌的常见类型有以下几种。

1. 鳞状细胞癌　常发生于有鳞状上皮覆盖的部位如皮肤、鼻咽、食管、阴茎、阴道、子宫颈等处。肉眼观多呈菜花状或溃疡状。镜下见癌组织突破基底膜侵袭深层组织,形成不规则的条索、片块状癌巢,癌巢间为结缔组织间质。高分化鳞癌(Ⅰ级)癌巢内可见细胞间桥和角化,常形成同心圆状的角化珠,或称癌珠(图5-14A)。中分化磷癌(Ⅱ级),癌细胞异型性大,角化珠少见,细胞间桥不明显(图5-14B)低分化鳞癌(Ⅲ级)癌细胞有显著异型性,不见细胞间桥和角化(图5-14C)。

2. 基底细胞癌 起源于皮肤的基底细胞,多见于中老年人面部,如眼睑、颊和鼻翼处。镜下见癌巢主要由基底细胞样的癌细胞构成。此癌对放射治疗敏感,预后较好。

3. 移行细胞癌 来源于移行上皮细胞,常发生于膀胱和肾盂等处。常呈乳头状,多发性。镜下观分化较好者癌细胞似移行上皮(图5-15A、B)。分化差者异型性明显。临床主要表现为无痛性血尿。

4. 腺癌 起源于腺上皮,常见于乳腺、胃肠道、肝、胆囊、子宫体、甲状腺等处。肉眼观多呈息肉状、溃疡状或结节状。根据癌细胞分化程度及组织形态,可分为:①管状腺癌:癌细胞形成大小不等,形态不规则的腺管样结构,为分化较好的腺癌(图5-16A)。②实性癌(也称单纯癌):癌细胞异型性大形成实性癌巢,为分化较差的腺癌。在实性癌中,癌巢小而少,间质纤维结缔组织多者,质地硬,称为硬癌(图5-16B);癌巢大而多,间质纤维结缔组织少者,质地软,称为髓样癌或软癌(图5-16C)③黏液癌:癌细胞分泌大量黏液,堆积在腺腔内,癌组织呈灰白色、半透明胶冻状,称为胶样癌或黏液癌。如癌细胞产生黏液储积于细胞内,癌核受压偏于一侧,癌细胞形如戒指,称为印戒细胞癌(图5-16D)。

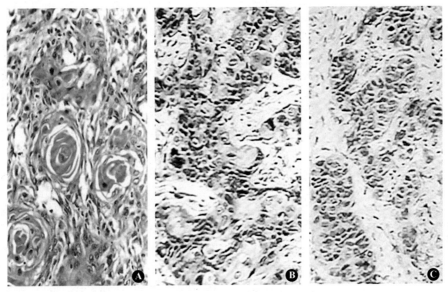

图5-14 鳞状细胞癌
A. 高分化(Ⅰ级);B. 中分化(Ⅱ级);C. 低分化(Ⅲ)级

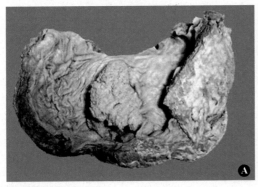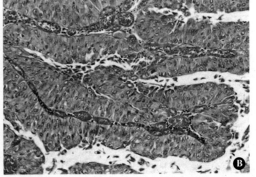

图5-15 移行细胞癌
A. 移行细胞癌大体;B. 分化较好移行细胞癌镜下

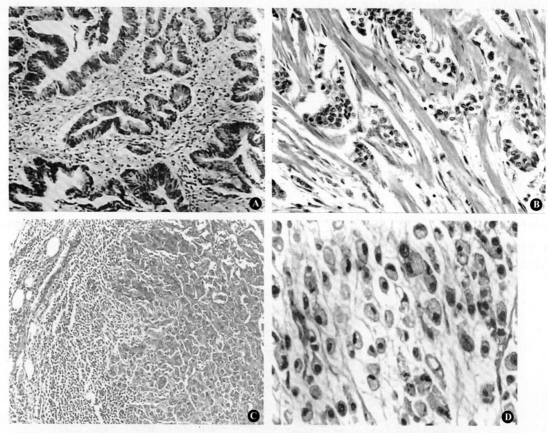

图 5-16 腺癌组织学特征(续)

A. 管状腺癌;B. 硬癌;C. 髓样癌;D. 印戒细胞癌

二、间叶组织肿瘤

(一)良性间叶组织肿瘤

1. 纤维瘤 由纤维组织发生,多见于躯干及四肢皮下。肉眼观呈结节状,有包膜。切面灰白色,质地韧。镜下,肿瘤由分化好的纤维细胞和胶原纤维组成(图 5-17A、B)本瘤生长慢,切除后不复发。

2. 脂肪瘤 是最常见的良性间叶组织肿瘤,常发生于四肢和躯干的皮下组织,肿瘤呈分叶状,有包膜,切面淡黄色,质地柔软。镜下,肿瘤由分化成熟的脂肪细胞构成,间质为少量纤维组织和血管(图5-18A、B)。

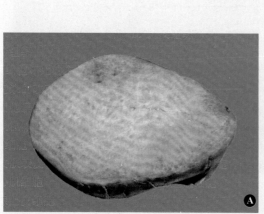

图 5-17 纤维瘤

A. 肉眼观:包膜完整,切面灰白色;B. 镜下观:分化好的纤维细胞和胶原纤维

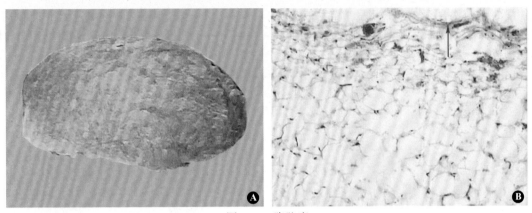

图 5-18　脂肪瘤

A. 肉眼观:包膜完整,淡黄色;B. 镜下观:为分化成熟的脂肪细胞见包膜

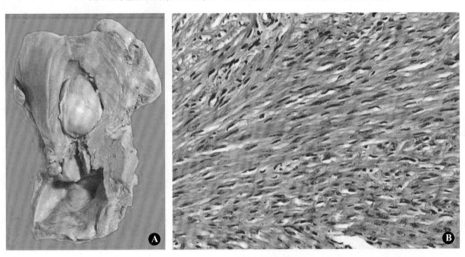

图 5-19　子宫平滑肌瘤

A. 黏膜下子宫肌瘤突入宫腔;B. 平滑肌瘤细胞呈束状排列,核呈杆状

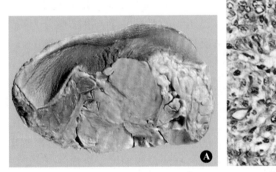

图 5-20　纤维肉瘤

A. 纤维肉瘤大体;B. 镜下纤维肉瘤

3. 血管瘤　常发生于面部、颈部、唇、舌、口腔、肝脏等处。发生于体表者呈紫红色,无包膜,边界不清。血管瘤一般分两型。①毛细血管瘤:由分化成熟的毛细血管构成。②海绵状血管瘤:由管腔大而壁薄的血窦构成。

4. 平滑肌瘤　多见于子宫、胃肠道等处。肿瘤单发或多发,大小不等呈球形结节,包膜可有可无,边界清(图5-19A)。切面灰白色编织状。镜下见瘤细胞与正常平滑肌细胞相似,排列呈束状、编织状,核呈杆状,两端钝圆(图5-19B)。

(二) 恶性间叶组织肿瘤

1. 纤维肉瘤　起源于纤维组织,好发部位与纤维瘤相同。肿瘤呈结节状或不规则形,切面粉红色,均匀细腻如鱼肉状(图5-20A)镜下见瘤细胞大小不一呈梭形或圆形,核分裂象多见(图5-20B)。

2. 脂肪肉瘤　是成人多见的肉瘤之一,常发生于软组织深部、腹膜后等部位。肿瘤呈结节状或分叶状。镜下观肿瘤由不同程度异型性的脂肪细胞和脂肪母细胞构成,后者可呈星形、梭形、小圆形 或多形性。胞质内有大小不等的脂滴空泡(图5-21)。

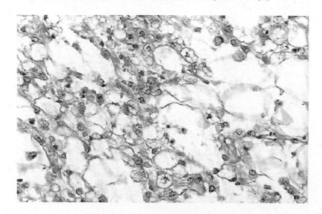

图 5-21　脂肪肉瘤

3. 平滑肌肉瘤　由平滑肌组织发生的恶性肿瘤,好发部位与平滑肌瘤类似。肿瘤呈不规则结节状,边界不清。切面灰红色、鱼肉状。镜下观分化好者瘤细胞呈梭形,异型性不明显。分化差者瘤细胞呈显著多形性,核肥大、核分裂象多见(图5-22)。

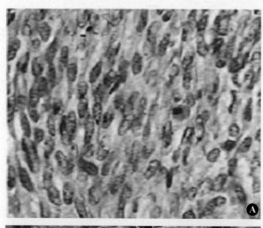

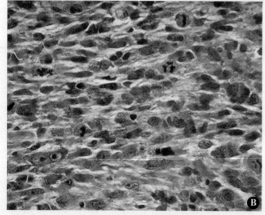

图 5-22　平滑肌肉瘤
A. 核肥大;B. 核分裂象

4. 骨肉瘤　为最常见的骨恶性肿瘤多见于青少年。好发于四肢干骺端,尤其是股骨下端和胫骨上端。切面灰白色、鱼肉状,常见出血坏死(图5-23A)。镜下观瘤细胞高度异型性呈梭形或多边形。见肿瘤性骨样组织或骨组织,这是诊断骨肉瘤的重要组织学依据(图5-23B)。骨肉瘤恶性度高,生长迅速,发现时常已有血行转移。

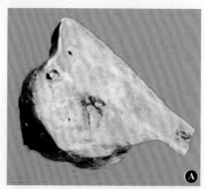

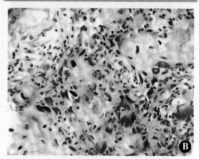

图 5-23　骨肉瘤
A. 肉眼观;B. 镜下观

5. 恶性淋巴瘤　是原发于淋巴结或淋巴结外淋巴组织的恶性肿瘤。淋巴瘤分为霍奇金(Hodgkin)淋巴瘤和非霍奇金淋巴瘤两大类。

(1)霍奇金淋巴瘤:常见于浅表淋巴结,以颈淋巴结最常受累。临床表现淋巴结无痛性肿大,切面呈灰白色,鱼肉状。镜下观淋巴结正常结构破坏由增生的瘤细胞取代。瘤细胞形态多样,其中双核对称排列的 R-S 细胞形如镜影,称为镜影细胞,是诊断霍奇金淋巴瘤的重要形态学依据。

(2)非霍奇金淋巴瘤:常见于浅表淋巴结或实质性器官的淋巴组织。镜下特点是淋巴样瘤细胞增生,弥漫分布,瘤细胞成分相对单一性,有一定的异型性和病理性核分裂象。

6. 白血病　是骨髓造血干细胞发生的恶性肿瘤性疾病。根据病程、临床表现和细胞形态,可分为四种类型:①急性粒细胞性白血病;②急性淋巴细胞性白血病;③慢性粒细胞性白血病;④慢性淋巴细胞性白血病。我国人急性粒细胞性白血病最多见。病理上,各种白血病在血液、骨髓、淋巴结以及各内脏器官

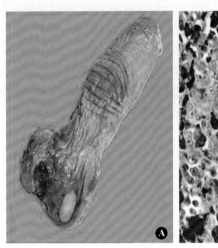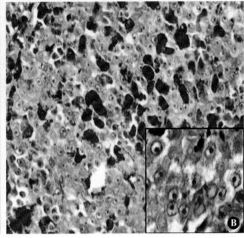

图 5-24 黑色素瘤

A. 黑色素瘤大体；B. 黑色素瘤镜下

的间质内,有大量相应类型的分化不成熟的白细胞浸润,使淋巴结、肝、脾等器官不同程度地肿大。

链接

黑色素痣与黑色素瘤

黑色素痣亦称色素痣(黑痣),来源于表皮基底层的黑色素细胞,为良性增生性病变。黑痣可分为皮内痣、交界痣和混合痣。黑色素瘤又称色素瘤(恶黑),是来源于黑色素细胞的高恶度肿瘤。如果黑痣突然增大、颜色加深、发炎、破溃、出血及周围出现卫星状小黑点是恶变的征象。

(三) 其他类型肿瘤

1. 黑色素瘤 黑色素瘤又称恶性黑色素瘤,是来源于黑色素细胞的高度恶性肿瘤,部分源于黑痣恶变。多发于头颈部、足底、外阴及肛门周围。肿瘤呈灰黑色、结节状,常有溃烂、出血。镜下观瘤细胞大小较一致,呈圆形、多边形或梭形,胞质内有多少不等的黑色素颗粒(图5-24)。

2. 畸胎瘤 起源于有多向分化潜能的原始生殖细胞,由来自三个胚层的多种组织成分混杂构成的肿瘤。常见于卵巢、睾丸、骶尾部、纵隔和腹膜后等处。畸胎瘤可分为良性和恶性两类。①良性畸胎瘤:常见于卵巢,多为囊性,又称囊性畸胎瘤或皮样囊肿。囊腔内充满皮脂及毛发(图5-25)。有时可见骨、软骨组织及牙齿。镜下可见分化成熟的三个胚层组织,各种组织成分均失去正常的组织结构和排列。②恶性畸胎瘤:常见于卵巢、睾丸,多为实体性(图5-26)。由分化不成熟的胚胎样组织构成。

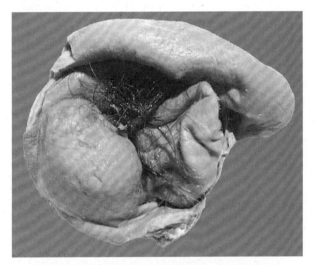

图 5-25 良性畸胎瘤

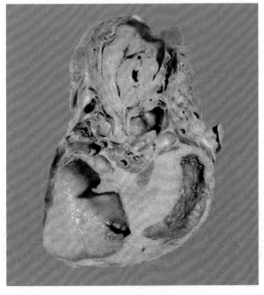

图 5-26 恶性畸胎瘤

第8节　肿瘤的病因与发病学

一、肿瘤的病因

肿瘤的病因十分复杂,包括外界致癌因素和机体内在因素两个方面。

(一)外界致癌因素

1. 化学致癌因素　多数化学致癌物需在体内(主要在肝脏)代谢活化后才致癌,称为间接致癌物。少数化学致癌物不需在体内进行代谢即可致癌,称为直接致癌物。

(1)间接致癌物。

1)多环芳烃:存在于石油、煤焦油中。具有强致癌作用的物质有3,4-苯并芘、苯蒽、甲基胆蒽等。此类物质小剂量可引起局部细胞癌变,如涂擦皮肤可引起皮肤癌,注射于皮下可发生肉瘤。近些年来肺癌发病日益增加,与吸烟和大气污染有关。烟熏和烧烤的鱼、肉等食品中也含有多环芳烃。可能与胃癌发生有关。

2)芳香胺类:如乙萘胺、联苯胺等,与印染厂工人和橡胶工人的膀胱癌发病率高有关。

3)亚硝胺类:根据动物实验,亚硝胺可引起各器官肿瘤。肉类食品的保存剂与着色剂可含有亚硝酸盐,在胃内与来自食物的二级胺合成亚硝胺,可诱发食管癌。

4)真菌毒素:黄曲霉菌广泛存在于霉变食物中,如霉变的花生、玉米及谷类。其中以黄曲霉毒素B_1致癌性最强。这种毒素可诱发肝细胞癌。

(2)直接致癌物:主要是烷化剂和酰化剂。如环磷酰胺既是抗癌药物又是很强的免疫抑制剂。由于它们可能诱发恶性肿瘤,如粒细胞性白血病,应慎用。

2. 物理因素　紫外线长期过量强烈照射,可引起皮肤鳞状细胞癌;长期接触X线及镭、铀等放射性同位素,又缺乏有效的防护措施,可引起皮肤癌、白血病及肺癌等。

3. 生物因素　生物致癌因素主要是病毒。与人类肿瘤发生密切相关的病毒有人类乳头瘤病毒与宫颈癌有关;人类免疫缺陷病毒感染,导致免疫抑制个体的B细胞淋巴瘤、霍奇金淋巴瘤;EB病毒与鼻咽癌、伯基特淋巴瘤有关;乙型肝炎病毒与肝癌有关;因此,人类肿瘤病毒病因值得重视。

(二)机体内在因素

1. 遗传因素　人类某些肿瘤有明显的家族倾向,如视网膜母细胞瘤、结肠多发性息肉病、乳腺癌、胃肠癌、食管癌、肝癌、鼻咽癌等。

2. 免疫因素　机体的免疫状态与肿瘤的发生、发展有关。如先天性免疫缺陷病患者和接受免疫抑制治疗的患者,恶性肿瘤的发病率明显增高。

3. 激素因素　内分泌功能紊乱与某些肿瘤的发生、发展有关,如乳腺癌、子宫内膜癌等与雌激素过多有关;垂体前叶激素可促进肿瘤的发生和转移。

二、肿瘤的发病机制

肿瘤的发生机制极为复杂,近年来从分子水平上对癌变机制的研究,目前较公认的观点为肿瘤的发生是因为基因突变,调控失常或病毒侵入,使原癌基因激活,而抑癌基因失活,使细胞增殖出现异常,演变为肿瘤细胞。

案例分析5-1

根据上述病例可诊断为原发性肝癌,依据是:患者右上腹持续钝痛(由于肿瘤迅速生长,肝包膜张力增加所致),B超显示占位性病变,多年乙型肝炎病史,患者消瘦、体重下降,进行性肝大,有触痛,AFP显著升高等可以诊断;从病理学角度进行肝穿刺行针吸细胞学检查,及肝活体组织检查均有确定诊断意义;治疗原则是早期诊断,早期治疗,根据病情进行综合治疗(手术,介入疗法,肝移植)。

小　结

1. 肿瘤是机体在各种致瘤因素作用下,局部组织的细胞异常增生而形成的新生物。肿瘤是由实质和间质两部分组成。

2. 肿瘤组织无论在细胞形态和组织结构上,都与其起源组织有不同程度的差异,这种差异称为异型性。异型性反映了肿瘤组织的分化程度(成熟程度),是确定肿瘤良、恶性的主要组织学依据。

3. 肿瘤的生长方式主要有膨胀性生长、浸润性生长、及外生性生长。肿瘤扩散方式包括直接蔓延和转移,转移途径有淋巴道转移、血道转移和种植性转移。恶性肿瘤命名原则,起源于上皮组织的恶性肿瘤统称为癌,方法是:部位+组织来源+癌;起源于间叶组织的恶性肿瘤统称为肉瘤,方法是:部位+组织来源+肉瘤。

4. 癌前病变是指某些具有癌变潜在可能性的良性病变,如长期不治愈,有可能转变为癌。原位癌是指癌细胞累及上皮全层,但尚未突破基底膜。

目标检测

一、名词解释

1. 肿瘤　2. 异型性　3. 继发瘤　4. 种植性转移　5. 癌
6. 肉瘤　7. 癌前病变　8. 原位癌

二、填空题

1. 肿瘤的生长方式_____、_____、_____。

2. 肿瘤转移的途径_____、_____、_____。

3. 肿瘤扩散的方式_____、_____。

4. 肿瘤组织包含_____和_____两种基本成分。

5. 肿瘤的异型性反映了肿瘤组织的_____即_____。

6. 肿瘤异型性越大,_____越低;良性肿瘤分化程度_____,异型性_____,分化_____。

三、选择题

1. 决定肿瘤性质的主要依据是( )
   A. 生长速度　　　　　B. 生长方式
   C. 肿瘤的外观　　　　D. 肿瘤间质
   E. 肿瘤的实质

2. 良性、恶性肿瘤的根本区别在于( )
   A. 肿瘤的分化程度　　B. 肿瘤的生长速度
   C. 肿瘤对机体的影响　D. 有无包膜
   E. 是否浸润性生长

3. 肿瘤分化程度越低( )
   A. 恶性度越低　　　　B. 恶性度越高
   C. 预后较好　　　　　D. 转移较晚
   E. 生长时间越长

4. 下列哪项是恶性肿瘤的最主要形态特征( )
   A. 核大　　　　　　　B. 核仁大
   C. 病理性核分裂　　　D. 核深染
   E. 多核

5. 癌与肉瘤的最主要区别是( )
   A. 发生年龄不同　　　B. 转移途径不同
   C. 肿瘤内血管多少不同　D. 组织来源不同
   E. 肿瘤细胞分布方式不同

6. 肿瘤的异型性是指( )

A. 肿瘤组织生长旺盛

B. 肿瘤组织代谢异常

C. 肿瘤组织与机体不协调

D. 肿瘤的大小

E. 肿瘤组织与其起源组织有不同程度的差异

7. 下列哪项不属于癌前病变( )
   A. 慢性萎缩性胃炎　　B. 慢性胃溃疡
   C. 十二指肠溃疡　　　D. 黏膜白斑
   E. 经久不愈的皮肤慢性溃疡

8. 下列哪项不符合肿瘤性增生( )
   A. 不同程度地丧失了分化成熟的能力
   B. 相对无限制的生长
   C. 增生到一定程度可自行停止
   D. 与整个机体不协调
   E. 病因去除继续生长

9. 下述哪项不属于良性肿瘤的特征( )
   A. 生长速度慢　　　　B. 浸润性生长
   C. 一般不转移　　　　D. 很少复发
   E. 有完整的包膜

10. 某患者食管活体组织检查,镜下上皮全层为癌细胞,但尚未突破基底膜应诊断为( )
    A. 食管黏膜慢性增生　B. 食管慢性炎症
    C. 食管原位癌　　　　D. 食管浸润癌
    E. 食管黏膜重度不典型增生

四、简答题

1. 如何区分良性、恶性肿瘤?

2. 肿瘤的命名原则有哪些?

3. 癌与肉瘤的区别有哪些?

(南则仲)

第6章 水、电解质代谢紊乱

水和电解质是机体的重要组成部分,在生命活动中起着极其重要的作用。机体体液的容量、分布以及组成成分(电解质与非电解质两大类)必须保持相对稳定,才能保证机体代谢活动和各器官组织功能的正常进行。机体的水、电解质的动态平衡主要是通过神经-内分泌的调节实现的,肾在维持体液平衡中起至关重要的作用。机体对水的平衡调节,主要通过下丘脑口渴中枢和血管升压素(抗利尿激素 ADH)的作用来实现;对钠、钾离子浓度的调节,主要通过醛固酮的作用来完成。许多疾病或病理过程、外界环境的急剧变化以及某些医源性因素均可导致水、电解质代谢紊乱,破坏内环境的相对稳定,从而导致全身各系统、器官功能障碍,甚至危及生命。

链接

体液的组成以及分布

正常的成人体液约占体重的 60%,其中细胞内液约占体重的 40%,细胞外液约占体重的 20%。正常的体液量可因年龄和脂肪含量的多少而不同。细胞内、外电解质组成差异很大,细胞内液阳离子以 K^+ 为主,阴离子以 HPO_4^{2-}、蛋白质阴离子为主,细胞外液阳离子以 Na^+ 为主,阴离子以 Cl^-、HCO_3^- 为主,这种差异主要是通过细胞膜上钠-钾泵功能来维持的。细胞内、外渗透压保持相对平衡,是通过水从低渗向高渗处移动来维持的。

第1节 水、钠代谢紊乱

水、钠代谢紊乱(图6-1)是临床上最常见的水、电解质代谢紊乱,常导致体液的容量和渗透压的改变。临床上常表现在体液的丧失(脱水);体液在组织间隙积聚过多(水肿);因水过量引起稀释性低钠血症(水中毒)等。本节主要讨论脱水。

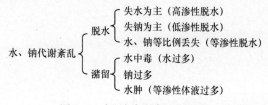

图 6-1 水、钠代谢紊乱的类型

脱水是指体液容量的明显减少,并出现一系列功

能代谢变化的病理过程。水和钠之间有十分密切的相互依赖的关系,在正常及某些病理状态下,体内水和钠的变化总是同时或先后发生的,钠潴留往往合并有水潴留,缺钠也往往合并缺水。但在另一些病理状态下,二者也可以不按比例地丢失或增多,以致血浆渗透压也不同。正常 Na^+ 约占血浆中阳离子的 90%以上,其浓度为 130~150mmol/L,血浆渗透压主要受 Na^+ 影响,正常值为 280~310mmol/L。根据脱水时细胞外液渗透压的不同,可分为三种类型:高渗性脱水、低渗性脱水和等渗性脱水。

案例 6-1

病例 1. 患者,女,66 岁,诊断为贲门癌,已有淋巴结转移,未行手术。每日仅进清淡流食,并间断呕吐,尿量少。来院时精神萎靡,表情淡漠。查体:血压 90/60mmHg,脉搏急速,132 次/分,皮肤弹性差,眼眶凹陷,四肢发凉。化验:血 K^+ 2.5mmol/L,Na^+ 118mmol/L,Cl^- 98mmol/L。

病例 2. 患者,男,56 岁,糖尿病史 5 年。近日血糖较高、尿量多、口渴症状加重,感冒后咳嗽、喘息、高热,诊断为肺部感染。院外用生理盐水静脉点滴抗炎药物,效不佳。来院时体温 39.9℃,呈昏迷状,双肺大量喘鸣音。化验:血 K^+ 4.0mmol/L,Na^+ 154mmol/L,Cl^- 110mmol/L。

问题:

1. 两位患者是否存在脱水,如存在,各属于哪种类型?

2. 形成脱水的主要原因有哪些?

3. 脱水的主要表现是什么?

一、高渗性脱水

高渗性脱水是失水多于失钠,以失水为主的脱水,血钠浓度大于 150mmol/L,血浆渗透压大于 310mmol/L。

(一) 原因

1. **饮水不足** 常见于沙漠迷路等水源断绝或因病不能饮水者,如昏迷患者、咽喉和食管病症发生饮食障碍、极度衰弱丧失口渴感等。

2. **水丢失过多** 主要见于:①经皮肤、呼吸道丢失:如高热患者,由于出汗以及呼吸蒸发水分增多,或在高温作业下引起的大汗;②经消化道丢失:婴幼儿的水样腹泻和严重呕吐、腹泻者;③经肾丢失:如尿崩症患者可排出大量低渗尿。反复使用高渗液(如甘露醇、高渗葡萄糖等)可引起渗透性利尿。

(二) 对机体的影响

此型脱水由于失水多于失钠,细胞外液形成高渗,水分由细胞内向细胞外转移。因此,细胞外液容量减少不明显,主要是细胞内液容量明显减少。临床主要表现有:

1. 口渴　细胞外液渗透压增高,刺激了下丘脑口渴中枢而产生口渴感。

2. 尿量减少　细胞外液渗透压增高,刺激下丘脑渗透压感受器,引起抗利尿激素分泌增多,肾小管对水分重吸收增多,尿量减少而尿比重增加。

3. 脱水热　严重脱水时,汗腺分泌减少,散热减少,体温上升,临床上以婴幼儿较多见。

4. 中枢神经系统功能紊乱　细胞外液渗透压升高使脑细胞脱水,引起中枢神经系统功能紊乱。

考点提示:高渗性脱水的主要特点及临床表现

二、低渗性脱水

低渗性脱水是失钠多于失水,以失钠为主的脱水,血钠浓度小于 130mmol/L,血浆渗透压小于 280mmol/L。

(一) 原因

1. 消化液大量丢失　这是最常见的原因,多见于呕吐、腹泻、胃肠引流等。

2. 经肾丢失　主要见于:①长期大量应用排钠利尿药,如呋塞米、依他尼酸(利尿酸)等;②肾上腺皮质功能不全,醛固酮分泌不足,或肾小管上皮细胞病变对醛固酮反应下降,使肾小管重吸收钠减少;③急性肾衰竭多尿期,水、钠排出增多。

3. 其他　如大量出汗、大面积烧伤、大量抽放胸、腹水后仅补充水分而未补盐。

在上述各种原因引起体液过多丢失,只补充水和葡萄糖溶液而未及时补盐,均可发生低渗性脱水。

(二) 对机体的影响

低渗性脱水,由于失钠多于失水,细胞外液形成低渗,水分由细胞外向细胞内转移。因此,细胞内液容量相对增多,细胞外液容量明显减少。

1. 眼眶凹陷、皮肤弹性降低　这是由于水分由细胞外向细胞内转移,组织间液明显减少而引起的。

2. 尿量变化　早期,细胞外液低渗,抗利尿激素减少,肾小管上皮细胞重吸收水减少,排出低渗尿,尿比重降低;严重时,因血容量不足,可刺激容量感受器使抗利尿激素增多,肾重吸收水分增多,尿量减少,尿比重升高。

3. 外周循环衰竭(休克)　由于细胞外液容量明显减少,患者早期就可出现休克,如四肢厥冷、脉搏细速、血压下降和尿量减少。

4. 细胞水肿　细胞外液向细胞内转移,导致细胞内水肿,如脑水肿。

考点提示:低渗性脱水的主要特点及对机体的影响

三、等渗性脱水

等渗性脱水是水与钠呈等比例的丢失,血钠浓度 130～150mmol/L,血浆渗透压 280～310mmol/L。

(一) 原因

任何等渗体液大量丢失,所引起的脱水,在短时间内均属等渗性脱水。此型脱水在临床上最为常见,多见于:①胃肠液丢失,如严重呕吐、腹泻和胃肠引流等;②大面积烧伤,大量血浆丢失;③大量抽放胸、腹水等。

(二) 对机体的影响

等渗性脱水主要是细胞外液容量减少,细胞内液容量变化不大。由于细胞外液容量减少,引起醛固酮和抗利尿激素分泌增多。患者表现尿量减少,尿钠减少、尿液浓缩、尿比重增高。若细胞外液容量明显减少,则可出现外周循环衰竭,临床表现与低渗性脱水基本相同。

等渗性脱水的患者,如未及时处理,可因皮肤水分蒸发、呼吸等途径不断丢失水分而转变为高渗性脱水;如处理不当,只给患者补水而忽视了补钠,则可转变为低渗性脱水。

四、脱水的防治原则

首先防治原发病。其次补液的原则应按"缺什么,补什么","缺多少,补多少"的原则分别对待。

1. 高渗性脱水　由于失水多于失钠,细胞外液呈高渗。临床表现口渴、脱水热、中枢神经系统功能紊乱、尿少。因此,在治疗原发病的基础上,应以补水为主,能口服者口服,如不能口服者可输注5% 葡萄糖溶液,之后还应补充一定量的含钠溶液,以免细胞外液发生低渗。

2. 低渗性脱水　由于失钠多于失水,细胞外液呈低渗。临床表现皮肤弹性降低、眼窝凹陷、休克等一系列外周循环衰竭的症状。因此,应以补钠为主,然后再补充一定量的 5% 葡萄糖溶液。

3. 等渗性脱水　由于水、钠呈等比例丢失,因此,此类脱水必须按生理盐水与 5% 葡萄糖溶液 1:1 的比例补充。以防转变成高渗性脱水或低渗性脱水。

三种类型脱水的比较见表 6-1。

表 6-1　三种类型脱水的比较

	高渗性脱水	低渗性脱水	等渗性脱水
特征	失水多于失钠	失钠多于失水	水、钠等比例丢失
失水部位	细胞内液为主	细胞外液为主	细胞外液为主
血钠浓度	大于150mmol/L	小于130mmol/L	130~150mmol/L
血浆渗透压	大于310mmol/L	小于280mmol/L	280~310mmol/L
临床主要表现	口渴、脱水热、尿少、尿比重高、中枢神经系统功能紊乱	眼眶凹陷、皮肤弹性降低、血压下降	严重时血压下降(可兼有高、低渗性脱水的临床表现)
补液原则	补水为主	补钠为主	补水补钠

第2节　钾代谢紊乱

正常成人体内总钾量为 2g/kg 体重左右,其中 98% 存在细胞内,浓度约 150mmol/L,仅有 2% 存在于细胞外,浓度约 4.2mmol/L,血清钾浓度为 3.5~5.5mmol/L。

正常人钾的来源全部从含钾丰富的食物中获得。排泄途径主要是肾脏(占总排泄量80%~90%),少量随粪便、汗液排出。肾脏排钾的特点是多吃多排、少吃少排、不吃也排。

链接　钾在细胞内、外液的分布与酸碱平衡的关系

钾在细胞内、外液的分布受酸碱平衡和激素的影响。酸中毒时,细胞外液中 H^+ 进入细胞内,细胞内 K^+ 释出到细胞外液,因此酸中毒可导致高钾血症。碱中毒时,H^+ 从细胞内液逸出,K^+ 由细胞外液进入细胞内,因此碱中毒可导致低钾血症。一般来讲,pH 值升、降 0.1,血 K^+ 浓度相应降低、增高 0.5~0.6mmol/L。

钾参与物质代谢,当糖原、蛋白质合成时,伴有钾进入细胞内。钾还可通过细胞膜与细胞外液的 H^+ 进行交换,参与机体酸碱平衡的调节。钾又能保持细胞膜的静息电位,参与维持心脏和神经肌肉的正常活动。钾代谢紊乱主要是指细胞外液钾离子浓度变化异常。

一、低钾血症

血清钾浓度低于 3.5mmol/L,称为低钾血症。

(一) 原因

1. 钾摄入不足　见于长期不能进食的患者,如手术后禁食、昏迷、消化道梗阻等。由于钾的来源不足而肾仍继续排钾,故引起血清钾减少。进食不足或禁食 3~4 天就可以引起血清钾减少。

2. 钾的丢失过多　主要见于:①经消化道丢失:这是小儿失钾最重要的原因。当剧烈呕吐或腹泻,胃肠引流时,钾均可随消化液从消化道丢失;②经肾丢失:这是成人失钾最重要的原因。常见于长期或过多使用排钾利尿剂,使 K^+ 丢失过多;长期大量使用肾上腺皮质激素、原发或继发醛固酮增多症,使肾上腺皮质激素分泌亢进,促使排钾增多;急性肾衰竭的多尿期亦可使 K^+ 丢可失过多。③经皮肤丢失:如大量出汗。

考点提示:小儿失钾与成人失钾的原因

3. 钾向细胞内转移　钾从细胞外向细胞内转移,可引起低钾血症,但机体的总钾量并未减少。主要见于:①碱中毒:细胞外液 H^+ 减少,细胞内 H^+ 释出补充,细胞外 K^+ 进入细胞内;②糖原合成增加:如应用大剂量胰岛素治疗糖尿病酮症酸中毒时,血 K^+ 随葡萄糖大量进入细胞内,以合成糖原;③家族性周期性麻痹症:是一种遗传性疾病,发作时细胞外液钾进入细胞内发生低钾血症。

(二) 对机体的影响

低钾血症对机体的影响主要取决于血清 K^+ 的减少速度和严重程度,一般而言,血清 K^+ 低于 2.5~3.0mmol/L 时才出现严重的临床表现。

1. 神经肌肉兴奋性降低　主要表现在骨骼肌。表现为四肢肌肉软弱无力,严重时可出现软瘫,甚至呼吸肌麻痹和麻痹性肠梗阻。形成机制主要是细胞外液钾浓度急剧降低时,细胞内外液钾离子浓度比值增大,细胞内钾离子外流增多,细胞膜静息电位负值增大而处于超极化阻滞状态,肌细胞兴奋性降低所致。

考点提示:低钾血症的表现及原因

2. 对心脏的影响　主要变化是心律失常。表现为:①兴奋性增高:低钾血症时,心肌细胞膜对 K^+ 的通透性降低,K^+ 外流量减少,静息电位负值变小与阈电位的距离接近,兴奋性增高。②传导性降低:静息电位负值变小,0 期去极化的速度和幅度降低,心肌的兴奋冲动传导减慢。③自律性增高:低钾血症时,心肌细胞膜对 K^+ 的通透性降低,Na^+ 内流相对加快,4期自动去极化速度加快,自律性增高。④收缩性增强:急性低钾血症时,由于细胞外的 K^+ 浓度降低,对 Ca^{2+} 内流的抑制作用减弱,复极化2期 Ca^{2+} 流加速,心肌细胞内 Ca^{2+} 浓度增高,使心肌的收缩性增强。⑤心电图表现:T波低平,出现U波;可有ST段压低及QRS波增宽。

3. 对酸碱平衡的影响 低血钾时,引起细胞外碱中毒,细胞内酸中毒。此时,肾小管上皮细胞排 H^+ 增加而排 K^+ 减少,尿液呈酸性,故称反常性酸性尿。

案例 6-2

患者,女,22岁,诊断为结核性腹膜炎和肠梗阻。手术后禁食,并连续作胃肠减压7天,共抽吸液体2200ml。平均每天静脉补液(5%葡萄糖液)2500ml。尿量平均每日2000ml。手术后两周,患者精神不振,全身乏力,面无表情,嗜睡,食欲减低,腱反射迟钝。血 K^+ 2.4mmol/L,血 Na^+ 140mmol/L,血 Cl^- 103mmol/L。ECG显示:Ⅱ、aVF、V_1、V_5 导联ST段下降,aVF导联T波双相,V_3 有U波。立即开始每日以氯化钾加入5%葡萄糖液滴注,四天后血 K^+ 升至4.6mmol/L,一般情况显著好转,能坐起,面带笑容,食欲增进,腱反射恢复,ECG恢复正常。

问题:
1. 患者引起低钾血症的原因可能有哪些?
2. 哪些症状、体征与低钾血症有关?

二、高钾血症

血清钾浓度高于5.5mmol/L,称为高钾血症。

(一) 原因

1. 钾排出减少 常见于:①急性或慢性肾衰竭引起少尿或无尿,使肾脏排钾减少或不能排钾,这是引起高钾血症最常见的原因;②大量长期应用保钾性利尿剂,如螺内酯、氨苯喋啶的使用。

2. 钾输入过多 静脉输入钾盐过多、过快,或输入大量库存过久的血液,均可引起高钾血症。

3. 细胞内钾释出过多 ①酸中毒:细胞外液 H^+ 增多,向细胞内转移,细胞内 K^+ 移向细胞外。②大量溶血和组织坏死、创伤及缺氧:细胞内的 K^+ 释放过多,若同时伴有肾功能障碍,出现少尿、无尿时,更易引起高钾血症。③高钾血症型周期性麻痹症:一种少见的遗传性疾病,发作时,常伴有血钾升高。

(二) 对机体的影响

1. 对心脏的影响 高钾血症时对心脏有明显的毒性作用,使心率减慢,出现严重的心律失常甚至心搏骤停。其主要表现在①兴奋性:轻度高钾血症时,心肌细胞静息电位负值轻度减小,兴奋性增高;重度时降低,血清 K^+ 浓度大于7mmol/L时,静息电位负值过小,心肌兴奋性降低或消失,心搏骤停。②传导性降低:静息电位负值变小,0期去极化的速度和幅度降低,心肌的兴奋冲动传导减慢。③自律性降低:高钾血症时,心肌细胞膜对 K^+ 的通透性增高,K^+ 的外流加速,Na^+ 内流相对减慢,4期自动去极化速度减慢,自律性降低。④收缩性降低:高钾血症时,由于细胞外高 K^+ 抑制复极化2期 Ca^{2+} 流,心肌细胞内 Ca^{2+} 浓度降低,使心肌的收缩性降低。⑤心电图:主要表现为T波高尖,QRS波增宽。

考点提示:高钾血症对心脏的毒性作用

2. 神经肌肉兴奋性增高 高钾血症时骨骼肌的兴奋性随血钾逐步升高亦经历先升高后降低的过程,轻度高钾血症表现为手足感觉异常,肌肉震颤。重度高钾血症(血清钾浓度7~9mmol/L)时,静息电位负值显著变小,低于阈电位水平,肌肉的兴奋性降低甚至消失,这种状态称为去极化阻滞,临床出现肌肉软弱无力,麻痹等症状。但由于高钾血症时心脏的表现非常突出,常会掩盖骨骼肌的临床表现。

3. 对酸碱平衡影响 高钾血症引起细胞外酸中毒,细胞内碱中毒。此时,肾小管上皮细胞向管腔泌 H^+ 减少,尿液呈碱性,称为反常性碱性尿。

反常性酸性尿及反常性碱性尿低血钾时,引起细胞外碱中毒,细胞内酸中毒。此时,肾小管上皮细胞排 H^+ 增加而排 K^+ 减少,尿液呈酸性,故称反常性酸性尿。

高钾血症引起细胞外酸中毒,细胞内碱中毒。此时,肾小管上皮细胞向管腔泌 H^+ 减少,尿液呈碱性,称为反常性碱性尿。

三、钾代谢紊乱的治疗原则

(一) 低钾血症的治疗原则

(1) 病因治疗。

(2) 补钾原则:K^+ 进入细胞内需要有一个过程,短时间内不宜输注过多的钾,以免血钾过高,心脏受到抑制。临床补钾需注意几点原则:①尽量让患者进食或口服补钾;②见尿补钾,每日尿量大于500ml时才可以静脉补钾;③补钾速度严格控制,一般控制在每小时10mmol/L为宜;④补钾过程中需密切观察病情变化或用心电图监护。

（二）高钾血症的治疗原则

（1）病因治疗。

（2）停止钾的摄入和补充。

（3）使钾由细胞外向细胞内转移：①静脉输入5%碳酸氢钠；②静脉输注葡萄糖溶液和胰岛素等。

（4）增加钾的排出常见措施：①应用排钾类药物，如阳离子交换树脂聚磺苯乙烯等；②透析法等。

（5）抗心律失常：静脉注射或滴注10%葡萄糖酸钙溶液。

钾代谢紊乱的特点见表6-2。

表6-2　钾代谢紊乱的特点

	低钾血症	高钾血症
原因	钾摄入不足，丢失过多，钾向细胞内转移	肾排钾减少，钾输入过多，细胞内钾释出过多
血清钾浓度	低于3.5mmol/L	高于5.5mmol/L
对机体影响	①神经肌肉兴奋性降低，全身肌肉无力，严重时呼吸肌麻痹；②心律失常，心电图呈T波低平，出现U波，ST段下降	心律失常，心电图呈T波高尖，QRS波增宽；严重时心室纤颤，心搏骤停
酸碱平衡的影响	低钾性碱中毒	高钾性酸中毒

第3节　水　肿

过多的液体在组织间隙或体腔中积聚称为水肿。液体在体腔内积聚过多又称积水或积液，如胸腔积水（胸水）、腹腔积水（腹水）等。

水肿的分类方法有多种，根据分布范围，可把水肿分为全身性水肿和局部性水肿；按其发生部位分别称为脑水肿、肺水肿、皮下水肿等；也可按水肿的发生原因和机制命名，如心性水肿、肾性水肿、肝性水肿、营养不良性水肿、血管神经性水肿等。水肿不是一种独立性疾病，而是许多疾病时的一种重要病理过程。

一、水肿的原因和发生机制

正常人体的组织间液维持一定的量，约占体重的15%。组织间液量的相对恒定，主要是通过血管内外和机体内外两方面体液交换的动态平衡来维持，其中任何一个方面动态平衡发生了异常，即可引起水肿。

（一）血管内外液体交换失平衡

维持机体血管内外液体交换动态平衡，取决于两种力量对比，一种是促进液体从毛细血管内滤出的力量，即毛细血管流体静压（平均为2.26kPa）和组织间液胶体渗透压（平均为0.67kPa）；另一种是促使液体回流入毛细血管内的力量，即血浆胶体渗透压（平均为3.72kPa）和组织间液流体静压（平均为-0.86kPa）。这两种力量之差即为毛细血管的有效滤过压，组织间液量的多少取决于有效滤过压的大小（图6-2）。除此之外，毛细血管壁通透性和淋巴回流状态对体液交换也具有很大的影响。

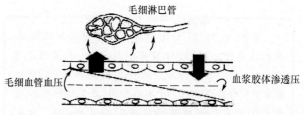

图6-2　组织液的生成与回流示意图

正常毛细血管的有效滤过压为0.07kPa。有效滤过压所形成的这部分组织间液随即被淋巴管运走，再进入血液循环，保持组织间液的生成和回流的平衡。如果这种平衡失调就可引起水肿。引起血管内外液体交换失平衡的原因如下：

1. 毛细血管流体静压增高　最常见的原因是静脉淤血，引起静脉端流体静压增高，致使组织间液生成增多引起水肿，例如右心衰竭引起体循环静脉压升高导致全身性水肿；肝硬化引起肝静脉回流受阻和门静脉高压导致腹水。

2. 血浆胶体渗透压降低　这是血浆蛋白（尤其是清蛋白）的含量降低，导致血浆胶体渗透压降低，组织间液回流减少。常见于：①蛋白质摄入不足：见于禁食、营养不良或胃肠道消化吸收功能降低；②蛋白质合成障碍：见于严重的肝功能不全；③蛋白质丢失过多：见于肾病综合征时，大量蛋白质从尿液中排出；④蛋白质分解增加：见于慢性消耗性疾病，如晚期恶性肿瘤等。

3. 毛细血管壁通透性增高　毛细血管壁通透性增高时，使血浆清蛋白通过毛细血管壁进入组织间隙，引起组织间液的胶体渗透压升高；同时血浆胶体渗透压降低，有利于液体的滤出。常见于各种炎症、缺氧、酸中毒、变态反应等。

4. 淋巴回流受阻　淋巴液回流是血浆与组织间液液体平衡的重要因素之一。因此，当淋巴管阻塞（如丝虫病、瘤细胞）或局部淋巴结摘除后（如乳腺癌根治术的广泛摘除淋巴结等），使淋巴回流受阻，血浆与组织间液液体交换失平衡,而发生水肿。

(二) 机体内外液体交换失平衡

正常人体主要通过肾小球的滤过和肾小管重吸收来调节水和钠盐的摄入量与排出量的动态平衡,从而保证体液总量和组织间液的相对恒定。

正常机体通过肾小球滤过的水、钠约99%以上被肾小管重吸收,约1%从尿排出。当某些因素引起球-管平衡失调,就会造成水、钠潴留,引起水肿。

链接

肾小球-肾小管失平衡(球-管失衡)

肾在调节正常机体水、钠的动态平衡中起重要作用,其调节作用主要依赖于肾内的球-管平衡,即肾小球滤过率增加,肾小管重吸收也随之增加;反之,肾小球滤过率减少,肾小管重吸收也随之减少。如果肾小球滤过率减少,而肾小管重吸收功能正常;或肾小球滤过率正常,而肾小管重吸收功能增高;或肾小球滤过率减少,而肾小管重吸收功能增高,均可引起球-管失衡,导致钠水潴留而产生水肿。

1. 肾小球滤过率下降

(1) 广泛的肾小球病变:主要见于:①急性肾小球肾炎:由于肾小球细胞增生肿胀压迫毛细血管,肾小球毛细血管阻塞,肾小球滤过率下降;②慢性肾小球肾炎:由于肾单位进行性破坏,滤过面积减少,肾小球滤过率下降。

(2) 有效循环血量下降:当心力衰竭、肝硬化伴有腹水时,引起有效循环血量减少,肾脏血流减少,并激活肾素-血管紧张素系统,使肾血管收缩,肾脏血流进一步减少,肾小球滤过率下降。

2. 肾小管重吸收钠、水增多 无论肾小球的滤过率有否减少,只要肾小管和集合管对钠、水重吸收增多,就能引起钠、水潴留。这是引起全身性水肿的重要发病环节。

(1) 肾脏血流重新分布:肾脏浅表肾单位髓袢较短,对钠、水重吸收能力较弱,而近髓肾单位髓袢较长,对钠、水重吸收能力较强。在某些病理情况下,如心力衰竭、肝硬化等使有效循环血量减少时,由于交感神经兴奋,肾素分泌增多,由此发生皮质肾单位血管收缩,肾内血液出现重新分布,即浅表肾单位血流量明显减少,而近髓肾单位血流量明显增加,促使近髓肾单位的髓袢对钠、水重吸收增加。

(2) 近曲小管对钠、水重吸收的增加:①肾小球滤过分数增加:见于充血性心力衰竭等引起有效循环血量减少时,肾小球出球动脉收缩比入球动脉收缩明显,引起肾小球滤过分数增高(滤过分数=每分钟肾小球滤过率/肾血浆流量),促进近曲小管对

钠、水重吸收;②心房钠尿肽分泌减少:有效循环血量明显减少时,心房的牵张感受器兴奋性降低,致使心房钠尿肽分泌减少,近曲小管对钠、水重吸收增加。

(3) 远曲小管、集合管对钠、水重吸收增加:醛固酮、血管升压素(抗利尿激素)分泌增多,促进远曲小管、集合管对钠、水重吸收增加。当心力衰竭、肝硬化伴有腹水引起循环血量减少时,肾小球血流量不足或肾小球滤过率下降,均可刺激肾脏球旁细胞分泌肾素,并激活肾素-血管紧张素-醛固酮系统,醛固酮分泌增多,促进肾远曲小管和集合管对钠重吸收,血钠浓度增高。血浆渗透压升高以及有效循环血量减少,均可促进抗利尿激素释放增加,肾远曲小管和集合管对水重吸收增加,造成水、钠在体内潴留。醛固酮、抗利尿激素增多,除了分泌增多以外,也可与灭活不全(肝功能不全)有关。

临床上常见的水肿,由单一因素引起的并不多见,通常是几种因素共同或相继作用的结果。

案例 6-3

病例 1. 某左侧乳腺癌根治术患者,自诉左上肢肿胀,每日下午以后更为明显。

问题:

1. 该患者左上肢水肿的主要原因是什么?

2. 如何减轻左上肢水肿的发生?

病例 2. 患者,女,10岁。两周前急性扁桃体化脓,近几天来眼睑和面部水肿明显,尿量减少;检查尿蛋白(++),尿红细胞(++),血压140/90mmHg。

问题:

该患者发生水肿的主要原因是什么?

二、常见水肿的类型

(一) 心性水肿

心性水肿主要是指右心衰竭引起的全身性水肿。形成机制主要是以下两点。

1. 心排血量减少,有效循环血量不足 ①肾血流量减少及肾血管收缩,肾小球滤过率随之下降并引起钠、水潴留;②肾素-血管紧张素-醛固酮活性增加,肾远曲小管、集合管对钠、水重吸收增加;③由于交感神经兴奋,肾内血液出现重新分布及肾小球滤过分数增加,促进近髓肾单位髓袢及近曲小管对钠、水重吸收。

2. 静脉回流受阻 引起静脉淤血、静脉流体静压增高和淋巴回流受阻,使组织间液的生成大于回流引起水肿。此外,当肝、胃肠道淤血、蛋白质合成减少,导致血浆胶体渗透压降低也与水肿的发生有关。

（二）肾性水肿

肾性水肿主要指肾脏原发性疾病过程中发生的水肿。多见于肾病综合征、急性肾小球肾炎等。由于疾病的不同，肾性水肿的发生机制亦不同。

1. 肾病综合征　主要是长期、大量的蛋白尿，引起血浆胶体渗透压降低，组织间液回流减少。

2. 急性肾小球肾炎　肾小球增生性病变使其滤过率下降，而引起钠、水潴留。

（三）肝性水肿

严重的肝脏疾病引起的水肿。主要表现为腹水，全身水肿常不明显，最常见于各种肝硬化。形成机制主要是以下两点。

1. 血管内外液体交换失衡　①毛细血管内压增高：因门静脉压增高，使胃肠静脉血液回流受阻而淤血，使毛细血管内压增高。②血浆胶体渗透压降低：因静脉血液回流受阻而胃肠淤血，蛋白质消化吸收障碍。同时，肝功能障碍，蛋白质合成减少，血浆蛋白含量减少，血浆胶体渗透压降低。③毛细血管壁通透性增高：胃肠淤血时，缺氧和酸中毒引起。④淋巴回流受阻：因肝内结缔组织增生，再生的肝小叶压迫及静脉压增高，限制了淋巴回流。

2. 机体内外液体交换失衡　①肾小球滤过率下降：主要是有效循环血量减少所致；②肾小管重吸收钠、水增多：有效循环血量减少，肾内血液重新分布、醛固酮、ADH 分泌增多，同时，肝功能障碍对激素的灭活作用减弱，使醛固酮、ADH 水平升高，均可导致肾小管重吸收钠、水增多。

考点提示：门脉性肝硬化病人腹水形成的机制

（四）肺水肿

肺水肿指肺组织有过多的液体积聚。根据水肿液积聚的部位，肺水肿可分为间质性肺水肿与肺泡水肿。肺泡水肿是由间质性肺水肿发展而来。

在不同的疾病过程中，肺水肿发生的机制不尽相同，主要有：①肺静脉回流受阻：见于二尖瓣狭窄或左心衰竭时，肺泡毛细血管血压升高，组织液生成增多；②肺血容量增多：当体循环血容量增多或短时间内过多过快输液时，可使肺微血管流体静压升高、而血浆胶体渗透压下降而导致组织液生成过多；③肺微血管壁通透性增高：这与肺部炎症、吸入毒气、氧中毒、ARDS 等有关；④肺淋巴回流障碍：肺淋巴回流是一种重要的抗水肿因素。矽肺、肺癌等病变可引起肺淋巴回流障碍。

急性肺水肿常于左心衰竭时发生，患者突发呼吸困难，表现为端坐呼吸和心性哮喘，可咳白色或粉红色泡沫样痰；慢性肺水肿的表现常不典型。

链接

为什么大手术后快速、大量地输液易导致患者肺水肿？

大手术后快速、大量地输液可引起血容量增加，由于血液稀释而致血管内流体静压上升，胶体渗透压下降，导致组织液生成增多；大手术患者，机体处于应激状态，交感-肾上腺髓质系统兴奋，引起外周血管收缩，导致血液由体循环急速转移到肺循环，肺循环血容量急骤增加，使肺毛细血管内皮细胞间隙增大，导致血管通透性增大，使肺水肿发生。

三、水肿的病变特点

（一）水肿液的特点

1. 渗出液　多见于炎症引起的水肿，常见结核杆菌、化脓菌感染等。水肿液蛋白质含量较高。

2. 漏出液　指非炎症性原因引起的水肿，常见于心力衰竭、肝硬化和营养不良性水肿等。水肿液蛋白含量较低（淋巴性水肿除外）。

（二）水肿组织的特点

发生水肿的组织或器官体积增大、包膜紧张、重量增加、色泽苍白且光亮、弹性降低、功能下降。体表水肿时，由于液体在组织间隙大量积聚，用手指按压局部可出现凹陷，又称为凹陷性水肿。

（三）水肿的分布特点

不同的原因引起水肿，水肿分布的特点可有不同，如心性水肿，水肿首先出现于身体下垂部位；肾性水肿，水肿首先出现于眼睑或面部等疏松组织；肝性水肿以腹水最为显著。

四、水肿对机体的影响

水肿对机体的影响主要取决于发生的部位和发展速度以及持续的时间等。如果水肿发生于非生命重要器官，即使分布范围较广，可无严重后果，例如肢体水肿对机体并无多大妨碍；相反，若水肿发生于要害部位或生命重要器官，即使范围不大，也可带来致命的后果，如咽喉部的急性水肿，可引起气道阻塞甚至窒息致死；脑水肿可引起颅内高压，严重时可致脑疝形成；急性肺水肿可因呼吸衰竭而危及生命。大量水肿液在组织间隙中积聚，可致细胞与毛细血管的距离加大，物质弥散距离相应增大，所以若水肿持续时间过久,可致组织细胞营养不良,慢性水肿的皮肤容易发生溃疡,且溃疡不易愈合。水肿病灶对感染的抵抗力下降,易于合并感染。

小 结

水、钠代谢紊乱是临床上最常见的水、电解质代谢紊乱。脱水是指各种原因引起体液容量明显减少。根据细胞外液渗透压的变化,将脱水分为高渗性脱水、低渗性脱水和等渗性脱水。高渗性脱水以细胞内液减少更为显著,主要表现为口渴和细胞脱水;低渗性脱水,主要减少的是细胞外液,主要表现为脱水征和外周循环衰竭;等渗性脱水主要丢失的是细胞外液,细胞内液变化不大,对机体的主要影响是有效循环血量不足,等渗性脱水可兼有高渗性、低渗性脱水的症状。

钾代谢紊乱依据细胞外液钾离子浓度变化异常可分为低钾血症和高钾血症。其对机体的影响主要表现在:①神经肌肉兴奋性改变;②对心脏的影响,主要表现为心律失常;③影响酸碱平衡。

低钾血症的主要临床表现是神经和肌肉的功能障碍。表现在骨骼肌出现四肢软弱无力,甚至发生软瘫;表现在心肌,出现明显心律失常,临床心电图检查非常重要,主要是 T 波低平。严重的高钾血症可导致机体致命性心室纤维颤动和心搏骤停,在临床上要引起高度重视,心电图检查 T 波高尖是其特征。

过多的体液积聚在组织间隙或体腔内,称为水肿。水肿的发生主要与两大机制有关:①血管内外液体交换失衡,使组织液生成大于回流;②体内外液体交换失衡,使体内钠水潴留。

组织液生成大于回流,导致水肿的发生,主要见于:①毛细血管血压增高;②血浆胶体渗透压下降;③微血管壁通透性增高;④淋巴回流受阻。

钠水潴留是引起全身性水肿的非常重要原因,其中肾在调节钠水动态平衡中起重要作用。肾在调节钠水动态平衡中,主要决定于球-管的平衡功能,若某些病理因素使球-管失平衡,即肾小球滤过率下降,而肾小管重吸收没有相应减少或反而增加,就会导致肾排钠、水减少而引起钠、水潴留。

心性水肿主要是指由于右心衰竭引起的全身性水肿,它的发生主要与心排血量减少和静脉回流障碍有关。肾性水肿常见于急性肾小球肾炎和肾病综合征患者,肾病性水肿的发生主要与长期蛋白尿使血浆胶体渗透压下降有关;肾炎性水肿发病主要与肾小球增生性病变,使肾小球滤过率下降而导致钠、水潴留。肝性水肿多见于严重的肝脏疾病,形成机制主要与门静脉高压、胃肠淤血静脉内压升高、淋巴回流受阻、有效循环血量减少有关。

目标检测

一、名词解释

1. 高渗性脱水 2. 低渗性脱水 3. 低钾血症 4. 高钾血症 5. 水肿 6. 积水

二、选择题

1. 低渗性脱水时主要脱水部位是( )
   A. 细胞内液　　　　　B. 细胞外液
   C. 血浆　　　　　　　D. 淋巴液
   E. 体液

2. 眼眶凹陷、皮肤弹性差,主要是哪个部位体液丢失所引起( )
   A. 血浆丢失　　　　　B. 细胞内液丢失
   C. 组织间液丢失　　　D. 体腔内液丢失
   E. 淋巴液丢失

3. 严重挤压伤患者易引起( )
   A. 低钾血症　　　　　B. 高钠血症
   C. 水肿　　　　　　　D. 高钾血症
   E. 低钠血症

4. 高钾血症对机体最严重危害是( )
   A. 严重酸中毒　　　　B. 对心肌的毒性
   C. 呼吸麻痹　　　　　D. 对脑细胞损伤
   E. 急性肾衰竭

5. 下列哪项不是引起外科手术后低钾血症的原因( )
   A. 术后禁食　　　　　B. 呕吐
   C. 胃肠引流　　　　　D. 术后注射大量葡萄糖液
   E. 术后输入大量库存血

6. 缺钾患者补钾时以下哪项严禁使用( )
   A. 口服氯化钾
   B. 无尿患者不宜补钾
   C. 静脉滴注补钾不宜过快
   D. 静脉滴注补钾不宜过浓
   E. 10% 氯化钾溶液静脉推注

7. 某患者口渴、尿少、尿钠含量高、血钠 150mmol/L,其属于何种类型水电解质代谢紊乱( )
   A. 等渗性脱水　　　　B. 高渗性脱水
   C. 低渗性脱水　　　　D. 水肿
   E. 水中毒

8. 某患者因呕吐、腹泻三天而进当地卫生院补液,曾给予 5% 葡萄糖液 200ml,检查:心率 110 次/分,血压 11.3/8.0kPa,眼窝凹陷、皮肤弹性差,血钠 125mmol/L。请问该患者的诊断( )
   A. 高渗性脱水　　　　B. 低渗性脱水
   C. 等渗性脱水　　　　D. 高钠血症
   E. 水中毒

9. 某急性肾衰竭患者,血钾 6.0mmol/L,血钠 140mmol/L,检查其心电图变化,可出现( )

A. T 波低平　　　　　　B. Q-T 间期缩短

C. T 波高尖,QRS 波增宽　D. ST 段压低

E. T 波倒置

10. 钠水潴留的主要机制是(　　)

A. 毛细血管内压升高

B. 血浆胶体渗透压下降

C. 肾小球滤过分数增高

D. 球-管失平衡

E. 肾小球滤过障碍

11. 引起血浆胶体渗透压降低的主要因素是(　　)

A. 血浆清蛋白减少

B. 血浆纤维蛋白原浓度下降

C. 血钠含量降低

D. 血钾浓度降低

E. 血浆球蛋白减少

12. 判断机体是否有水肿较理想的方法是(　　)

A. 是否有凹陷性水肿　　B. 检查肾功能

C. 测量体重　　　　　　D. 肉眼观察

E. 活体组织病理检查

三、简答题

1. 某患者高热三天,未进食,可能发生哪些类型的水、电解质代谢紊乱? 为什么?

2. 等渗性脱水者为什么补 5%～10% 葡萄糖溶液后,还需再补生理盐水?

3. 低钾血症患者的补液原则是什么?

4. 解释下列水肿的发生机制:

(1) 妊娠晚期下肢水肿。

(2) 肝硬化所致的腹水。

(3) 急性肾炎引起的眼睑水肿。

(4) 左心衰竭引起的肺水肿。

(赵　鸿)

第7章 发 热

人和哺乳动物都具有相对恒定的体温,以适应正常的新陈代谢和生命活动的需要。一般正常成人腋下平均温度为36.5℃,口腔温度为37.0℃,直肠温度为37.5℃,每昼夜体温都呈现周期性波动,清晨2~5点体温最低,午后2~5点体温最高,但波动幅度一般上下不超过0.5℃。体温的相对稳定是在体温调节中枢的控制下实现的。发热是临床常见症状之一,也是许多疾病共有的病理过程,而且大多数发热性疾病,体温升高与体内病变有依赖关系,所以它是疾病的重要信号,甚至是潜在恶性病灶(如肿瘤)的信号。

第1节 概 述

发热指机体在致热原作用下,使体温调节中枢的调定点上移而引起的调节性体温升高。临床上把体温超过正常值0.5℃称为发热,但体温超过正常值0.5℃,不仅表现为发热,也可出现于过热和多种生理情况,必须加以区别。在某些生理情况下,如月经前期、妊娠期或剧烈运动时,体温上升也可超过0.5℃,这属于生理性体温升高。另外,某些病理性体温升高,属于被动性体温升高,体温也可超过体温调节中枢的调定点,而调定点并未变化,主要见于以下几种情况:①产热过多如癫痫发作、甲状腺功能亢进患者;②散热障碍如皮肤鱼鳞病、皮肤严重烧伤形成广泛瘢痕和环境高温所致中暑;③体温调节障碍如下丘脑的损伤、出血等。被动性体温升高是体温调节失控或调节障碍的结果,其本质不同于致热原引起的发热,应称之为过热。体温升高分类见图7-1。

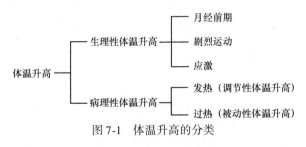

图7-1 体温升高的分类

考点提示:发热的概念

第2节 发热的原因和机制

发热首先是由发热激活物作用于机体,激活产内生致热原细胞(产EP细胞)产生和释放内生致热原(EP),再经一些后继环节引起体温升高。

案例7-1

患儿,男,9个月,因咳嗽3天,加重伴发热气急3天入院。病初为阵发性干咳,2天后咳嗽加剧,有痰,第4天发热伴轻度气促和鼻扇,经口服红霉素和对症治疗无效,改用青霉素治疗一天。因症状加重收住院。病后无声嘶、气喘,也无盗汗、咯血等症状。体检:体温39.5℃,脉搏140次/分,呼吸38次/分,精神差,轻度方颅,前囟2.0cm×2.0cm,枕部环形脱发,轻度鼻扇,口周哭闹时发绀,咽部充血伴三四征,轻度郝氏沟和肋缘外翻。呼吸稍快,语颤明显增强。两肺中下部可闻中等量湿啰音,以右肺为著。心率140次/分,节律齐,肝下缘在右锁骨中线肋缘下2.5cm,脾下缘在左锁骨中线肋缘下0.5cm,质软。WBC 12.0×10^9/L,N70%,L30%。X胸片示两肺中下部小斑片状模糊阴影。

诊断:小叶性肺炎,佝偻病。

入院后立即予物理降温、输液及抗生素治疗,住院7天病愈出院。

问题:

1. 该患儿的体温增高是否属于发热?

2. 引起发热的原因是什么?对该患儿的治疗措施是否恰当?

一、发热激活物

凡能刺激机体产生致热性因子的物质总称发热激活物,包括来自体外的致热原(病原微生物及其产物)和来自体内的某些产物(非微生物发热激活物)。

(一) 外致热原

指来自体外的致热物质,包括细菌、病毒、真菌、螺旋体和疟原虫等。这种由病原微生物引起的发热称为感染性发热,在所有的发热中,感染性发热可占50%~60%。其中革兰阴性细菌的内毒素是一种具有较强作用的发热激活物,在临床输液或输血过程中,患者有时出现寒战、高热等反应,多因输入的液体或输液器具被内毒素污染所致。

（二）体内产物

指机体内产生的致热物质,这种由病原微生物以外的致热物质引起的发热称为非感染性发热。常见发热激活物有:

1. 抗原抗体复合物 许多免疫性疾病如风湿热、血清病、药物热、结缔组织病等都有顽固的发热,已证明,患者循环血液中抗原抗体复合物可能是其主要的发热激活物。

2. 非传染性致炎刺激物 有些致炎物如硅酸盐结晶、尿酸盐结晶等,在体内可引起炎症反应,还可刺激单核-吞噬细胞分泌致热原;另外组织无菌性坏死,如大手术后、组织梗死、严重挤压伤等,部分恶性肿瘤、急性溶血反应所致组织、细胞破坏,都可导致机体发热,这可能与组织坏死引起的无菌性炎症并释放激活物有关。

3. 致热性甾族化合物(类固醇)产物 某些周期性发热的患者,血浆中的本胆烷醇酮浓度增高,实验证明,将其注射给人体,可引起明显发热反应。

发热激活物的分子量大,不能通过血-脑屏障,不能直接作用于体温调节中枢引起发热,但能激活体内产生内生致热原的细胞,产生和释放内生致热原(EP)。

二、内生致热原

产内生致热原(EP)细胞在发热激活物的作用下,产生和释放能引起体温升高的物质,称之为内生致热原。所有能产生和释放内生致热原的细胞都称之为产内生致热原细胞,包括单核细胞、巨噬细胞、内皮细胞、淋巴细胞、星状细胞以及肿瘤细胞等。已经证实的内生致热原主要有白细胞介素-1、肿瘤坏死因子、干扰素和白细胞介素-6等。

内生致热原相对分子质量小,可以通过血-脑屏障直接作用于体温调节中枢,引起中枢发热介质的释放,从而引起调定点上移,通过效应器调温反应引起发热。

三、发热时的体温调节机制

发热的机制目前认为包括三个环节。第一个环节是信息传递,发热激活物激活产内生致热原细胞(单核细胞等),使其产生和释放内生致热原,经血液循环到达下丘脑体温调节中枢。第二个环节是中枢调节,内生致热原以某种方式,很可能通过改变中枢介质(包括正调节介质与负调节介质)如前列腺素、环磷酸腺苷等,引起体温调定点上移。第三个环节是效应器调温反应,由于调定点上移(调定点高于血温),中枢发出冲动,产热增加、散热减少,体温逐渐升高,

直至达到新的调定点水平(图7-2)。

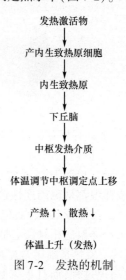

图7-2 发热的机制

链接

体温调节的方式

健康人体温的维持取决于物质代谢和能量代谢的水平,即取决于产热和散热的平衡。安静时,主要产热器官是内脏,而运动时主要产热器官是骨骼肌。生理条件下,散热是通过皮肤和肺以对流、传导、辐射和蒸发的方式进行的。这种精巧的体温调节类似于恒温器的调节,是靠PO/AH区内的体温调定点控制的。机体的产热和散热调节系统是按照体温调定点的水平调节体温的。当机体深部温度高于或低于体温调定点温度值时,温度感受器将感受到与体温调定点的偏差信息,并反馈到体温调节中枢,体温调节中枢对此信息进行综合分析,然后发出指令,并通过自主神经和躯体运动神经传给效应器,引起产热活动或散热活动的变化,从而将体温调整到与体温调定点水平一致的高度上。

第3节 发热的时相与热型

一、发热的时相

多数发热尤其是急性传染病和急性炎症的发热,其临床经过大致可分三个时相,每个时相有各自临床和热代谢特点(图7-3、表7-1)。

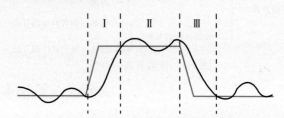

图7-3 发热三个时相体温与调定点关系示意图

I体温上升期;II高温持续期;III体温下降期

红线代表调定点动态曲线;黑线代表体温曲线

表7-1　发热各时相临床特点及其机制

	主要临床表现	产生机制	热代谢特点
上升期	畏寒	皮肤血管收缩,皮肤血流↓皮温↓	产热大于散热
	皮肤苍白	皮肤血管收缩,血流↓	
	寒战	骨骼肌不随意收缩↓	
	"鸡皮"	皮肤竖毛肌收缩	
持续期	皮肤发红	皮肤血管由收缩转为舒张,皮肤血流↑	产热与散热在较高水平保持平衡
	自觉酷热	热血灌注,皮温↑	
	皮肤干燥	水分经皮肤蒸发较多	
退热期	皮肤潮湿	皮肤血管扩张,大量出汗	散热大于产热

（一）体温上升期

此期因体温调定点上移,血温低于调定点,故热代谢特点是产热增加,散热减少,产热大于散热,体温上升。患者常有畏寒和寒战,并出现"鸡皮",皮肤苍白。寒战是全身骨骼肌不随意收缩,使产热增加;"鸡皮"是交感神经兴奋,竖毛肌收缩所致。由于皮肤血管收缩,体表温度下降,刺激冷感受器,产生畏寒感觉。此期持续时间短者几分钟,长者可达数天。

（二）高热持续期

当体温上升到新的调定点,血温与上升的调定点水平相适应,产热与散热在较高水平保持相对平衡,体温便持续在较高水平。此期皮肤血管开始扩张,自觉酷热,皮肤发红;由于高热使皮肤水分蒸发,因而皮肤、口唇干燥。此期持续时间长短因病而异,短者仅数小时,长者达两周以上。

（三）体温下降期

当致热原和中枢介质作用消失,调定点回复到正常水平,由于调定点水平低于血温,故散热明显增加,体温逐渐恢复正常,患者皮肤血管扩张,汗腺分泌增加,大量出汗。此期持续几小时甚至几天。

考点提示:发热的分期及各期的特点

案例7-2

患儿,女,3岁。因发热、咽痛3天,惊厥半小时入院。

3天前上午,患儿畏寒,诉"冷",出现"鸡皮疙瘩"和寒战,皮肤苍白。当晚发热,烦躁,不能入睡,哭诉头痛、喉痛。次日,患儿思睡,偶有恶心、呕吐。入院前半小时突起惊厥而急送入院。尿少、色深。

查体:T41.4℃,P116次/分,R24次/分,BP13.3/8kPa。

嗜睡,重病容,面红。口唇干燥,咽部明显充血,双侧扁桃体肿大(++),颈软。心率116次/分,律整。双肺呼吸音粗糙。

实验室检查:WBC17.4×10^9/L,杆状2%,淋巴16%,分叶80%。CO_2 CP 17.94mmol/L。

入院后立即物理降温、输液、纠酸及抗生素治疗。1小时后大量出汗,体温降至38.4℃,住院4天病愈出院。

问题:

1. 该患儿的体温变化表现出哪几个期变化特点?各期有何临床表现?

2. 患儿的治疗措施是否正确?在治疗过程中应采取哪些护理措施?

二、发热的热型

将体温绘制在体温单上,互相连接,就构成了体温曲线,各种体温曲线的形状称为热型。热型可反映某些疾病的病情变化,并可作为诊断、疗效评价、预后估计的重要参考。常见的热型有以下类型。

1. 稽留热　体温持续高于正常,24小时波动不超过1℃,多见于大叶性肺炎、伤寒等。

2. 弛张热　体温持续高于正常,24小时波动在1℃以上,可达2~3℃。多见于败血症、风湿热、结核病等。

3. 间歇热　24小时内体温波动很大,可能突然骤升,又迅速下降至正常或略低于正常,每日或隔日复发一次,多见于疟疾、化脓性局灶性感染、急性肾盂肾炎等。

4. 周期热　又称波浪热,特点使体温在数天内逐渐上升至高峰,然后又逐渐降至正常,数天后又复发。见于布鲁菌病和回归热。

5. 不规则热　发热无规律,持续时间不定,多见于流行性感冒、恶性肿瘤引起发热、结核病、风湿热等。

链接

发热的临床分度

以腋窝温度为例,根据发热的高低将发热分为:①低热:38℃以下;②中等热:38.1~39℃;③高热:39.1~41℃;④超高热:41℃及以上。20世纪DuBois(1949年)对357名发热患者的数千次体温数据进行分析,其中只有4.3%人次超过41.1℃,无1名患者超过42℃,超高热在几小时以上将导致机体永久性脑损伤及重要器官严重损伤。

第4节 发热时机体的功能和代谢变化

一、代谢变化

体温每升高1℃,基础代谢率提高13%。由于物质消耗增多,所以发热时间过长而营养没有及时补充时,患者会逐渐消瘦,体重下降。

1. 糖代谢 糖的分解代谢增强,糖原分解增多,糖异生增强,患者血糖升高甚至出现糖尿。

2. 脂肪代谢 糖原不断被消耗而且此时患者往往摄入不足,致使脂肪分解代谢增强,氧化不全产生大量酮体,可出现酮血症甚至酮尿。

3. 蛋白质代谢 发热患者蛋白质的分解量可为正常的3~4倍,使血浆蛋白减少,如果未能及时补充将产生负氮平衡,出现抵抗力降低、组织修复能力减弱。

4. 维生素代谢 三大物质分解代谢增强,使维生素消耗增多,加之食欲差摄入不足,易导致维生素缺乏,尤其维生素C、维生素B族,应及时补充。

5. 水、电解质的代谢 在体温上升期,由于肾血管收缩,患者尿量减少,Na^+、Cl^-排出减少。在体温下降期,尿量恢复加上大量出汗,使水分大量丢失,可引起脱水及电解质代谢紊乱。所以,在退热期应及时补充水分和电解质。

发热患者的糖、脂肪、蛋白质的分解代谢加强,且发热期间摄入减少,自身物质消耗增多(动员储备脂肪和组织蛋白质分解),机体出现消瘦与负氮平衡,并容易发生维生素C和维生素B的缺乏,应及时补充。

二、功能变化

(一) 心血管功能变化

体温上升1℃,心率每分钟增加10~20次,但也有例外,如肠伤寒患者。心率加快使每分钟心排血量增多,但舒张期缩短,心肌耗氧量增加,这对原有心肌损伤的患者来说可诱发心力衰竭的发生。在高热持续和退热期,由于外周血管舒张以及大量出汗,应注意防止发生外周循环衰竭。

(二) 中枢神经系统

发热使中枢神经系统兴奋性升高,患者可有头痛、头晕、烦躁、谵语和幻觉等症状。持续高热时,中枢神经系统由兴奋转为抑制,可出现嗜睡甚至昏迷。

婴幼儿高热时容易引起全身抽搐,发生高热惊厥,可能与小儿中枢神经系统尚未发育成熟和脑缺氧有关。对此应注意防治。

(三) 呼吸系统

血温升高可刺激呼吸中枢引起呼吸加深、加快,一般认为这样可以加强散热并促进氧的供应。但高热引起CO_2排出过多也会发生呼吸性碱中毒。

(四) 消化系统

发热患者由于交感神经紧张性增强,消化液分泌减少,胃肠道蠕动减弱,患者常常口干、食欲低下和消化不良。同时由于食糜在肠内停滞,发酵和腐败作用增强,产气增多,可引起便秘和鼓肠。

(五) 泌尿系统

发热初期由于肾血管收缩,尿量减少、比重增高。高热持续可引起肾小管上皮细胞损伤,可出现轻度蛋白尿和管型尿。体温下降期肾血管扩张,尿量增多,比重逐渐降至正常。

三、急性期反应

EP在诱导发热的同时,也引起机体发生以防御为主的非特异性反应,包括血浆中急性期反应蛋白升高,外周血白细胞升高,免疫系统活性增强,促皮质素释放激素、ACTH等激素相应增多等。急性期反应是机体抗损伤反应的重要基础,反应适度可增强机体的防御抗损伤能力,反应过度则可造成机体的损伤。

> **链接**
>
> **高热惊厥的防治**
>
> 高热惊厥属于高热诱发惊厥的特殊综合征,6个月至5岁间发病,有显著遗传倾向,惊厥发作前后小儿情况良好,发作前均有发热,38.5~40℃或更高,多在发热初起温度上升时发作,发热均为一般病毒感染,颅内感染所致惊厥不能诊断高热惊厥。发作时应做到:
>
> 1. 要镇定,保持安静,禁止给孩子一切不必要的刺激。
>
> 2. 保持呼吸道通畅。将孩子放平,头偏向一侧,及时清理口腔内的分泌物、呕吐物,以免吸入气管,引起窒息或吸入性肺炎。
>
> 3. 惊厥严重发生发绀时,应立即吸氧,以减少缺氧性脑损伤。
>
> 4. 无抗惊厥药时可按压人中、合谷,注意不要太用力,避免损伤皮肤,给孩子带来不必要的痛苦。
>
> 5. 复杂型惊厥应送医院诊治。

第5节 发热的生物学意义

发热是一种旨在消除致热原而促使病体康复的防御反应。同时发热是疾病的一个重要信号,其热型及其演变对病因诊断、疗效评价和预后判断都有重要的参考意义。在有些急性传染病中,一定程度的发热常表示机体有良好的反应能力;对病情严重而发热不显著的患者,常表示机体缺乏反应能力。一般认为,一定程度的体温升高能增加吞噬细胞的吞噬功能,增强肝解毒能力,而且促进机体抗体的生成。不过体温过高或发热持续时间过长对机体是不利的,包括发生热惊厥甚至昏迷,心肌负荷加重,组织器官功能障碍,机体出现负营养平衡以及水、电解质和酸碱平衡紊乱等。

第6节 发热的治疗原则与护理

案例7-3

患者,男,15岁,学生。患者近2天自感全身发热,头痛,全身肌肉酸痛,食欲减退,来某医院急诊检查并以发热待诊收治入院。

体检:体温39.4℃,脉搏100次/分,呼吸22次/分,血压100/72mmHg,咽部充血,两肺呼吸音稍粗糙。心律齐,腹软,肝、脾未及。胸透未见异常。化验:WBC19.3×10⁹/L,中性粒细胞83%。

入院后给予抗生素及输液治疗,在输液过程中出现寒战、全身发抖,烦躁不安。体温达41.3℃,心率达120次/分,呼吸浅促。停止输液,肌内注射异丙嗪25mg,给予酒精擦浴,头部置冰袋。次日,体温渐降,出汗较多,精神软弱,继续输液及抗生素治疗,3天后体温退至37℃,住院6天后治愈出院。

问题:

1. 输液过程中出现寒战、浑身发抖、体温升高等,属何种反应?为什么?

2. 患者头痛、烦躁不安、食欲减退、出汗、呼吸、心率快,如何解释?

3. 为什么对患者采用酒精擦浴、头部置冰袋?

发热是许多疾病中的一个重要病理过程,也是疾病的信号,热型与体内病变总是密切相关的,体温的变化往往可以反映病情的变化,所以体温曲线对于判断病情,评价疗效和估计预后都有重要的参考价值。鉴于发热的生物学意义尚难以肯定,临床实践中对发热患者的处理原则主要是,及早找到病因,对高热或持久发热患者加强护理,包括采取适宜的解热措施。

(一)原因不明的发热不要急于退热

对热度不高且发热原因不明者,通常不主张急于退热,以免掩盖病情,降低机体抵抗力。应集中精力尽早找到病因。

(二)遇有下列情况可及时退热

体温过高,如达39℃以上,特别是小儿因为易发生热惊厥,可考虑退热。肿瘤性发热将加重患者体内物质的消耗,对原有心肌损伤的患者,发热会加重心肌负荷,诱发心力衰竭的发生,如遇到这些病例也可考虑及时退热。

(三)加强对高热或持久发热患者的护理

发热期间应进食易消化的清淡流质、半流质食物,要求低脂、高蛋白、高维生素,少量多餐;并增加水分摄入,每日2500~3000ml,预防脱水和虚脱的发生。注意纠正水、电解质和酸碱平衡的紊乱;对心肌梗死或有心肌损伤的发热患者,应进行心血管监护;对发热患者应密切观察体温变化并做好记录。

(四)选择适宜的退热措施

发热不是孤立的症状或病理过程,所以必须针对发热病因采取有效的措施。致热原性发热,应根据发热机制及解热剂药理特性,选用合适的解热措施。物理降温(如冷敷、冰袋和酒精擦拭等),主要用于散热障碍引起的过热或体温一时性过高(如40℃以上)时,因体温调定点升高引起的发热,通过物理降温热度虽被强行降下,但冷刺激导致的寒战和产热反应,又会使体温重新迅速上升。

链接

高热时物理降温的方法有哪些?

1. 冷湿敷法:用温水浸湿毛巾或纱布敷于患者前额、后颈部、双侧腹股沟、双侧腋下及膝关节后面,每3~5分钟换一次。注意对39℃以上高热的患者来说,水温不宜过凉,明显低于体温即可。

2. 酒精擦浴:用30%~50%酒精重点擦抹上述湿敷部位及四肢皮肤,但不擦胸腹部。

3. 冷盐水灌肠:婴幼儿用冷盐水150~300ml,儿童用300~500ml,冷盐水温度为20℃左右。

4. 温水浴:适用于四肢循环不好(面苍白、四肢凉)的患者。水温37~38℃,用大毛巾浸湿后,包裹或让患者置于温水中,为时15~20分钟,或根据体温情况延长时间,做完后擦干全身。

在做物理降温时应注意:每隔20~30分钟应量一次体温,同时注意呼吸、脉搏及皮肤颜色的变化。

小 结

　　发热是指机体在致热原作用下,体温调节中枢的调定点上移而引起的调节性体温升高,临床上把体温超过正常值0.5℃称为发热。过热是由于产热和散热的动态平衡被破坏,即产热大于散热,导致被动性体温升高。

　　发热是由发热激活物作用于机体,激活产内生致热原细胞产生和释放内生致热原(EP),再经一些后继环节引起体温升高。发热的病因很多,临床上归纳为感染性与非感染性发热两大类,但以前者为多见。

　　多数发热尤其是急性传染病和急性炎症的发热,其临床经过大致可分三个时期:①体温上升期,热代谢特点是产热增加,散热减少,产热大于散热。②高热持续期,热代谢特点是产热与散热在较高水平保持相对平衡。③体温下降期,热代谢特点是散热大于产热。

　　发热患者,特别是长时间发热,引起机体代谢及功能改变。代谢改变,主要表现在三大营养素的分解代谢增加,可引起患者水、电解质代谢紊乱和代谢性酸中毒;各系统功能大多数亢进(心血管、呼吸等),少数器官功能抑制(如消化系统等),并造成重要器官功能损伤,如心负荷加重、小儿高热易出现热惊厥等。

目标检测

一、名词解释
1. 发热　2. 过热　3. 致热原　4. 感染性发热

二、填空题
1. 体温升高可分为_____和_____体温升高。
2. 发热与过热的区别在于是否有_____的上移。
3. 各种病原微生物侵入机体后,在引起相应病变的同时而伴随的发热,称_____。
4. 发热的临床经过可分为_____、_____和_____三期。
5. 发热激活物包括_____和_____两大类。
6. 发热时,循环系统可导致心肌收缩性_____、心率_____。
7. 发热时,物质分解代谢_____,这是体温升高的物质基础。

三、选择题
1. 发热最常见的病因是(　　)
   A. 变态反应　　　　B. 病原微生物
   C. 恶性肿瘤　　　　D. 大手术后
   E. 类固醇代谢产物
2. 输液反应出现发热大多是由于什么原因造成的(　　)
   A. 变态反应　　　　B. 外毒素污染
   C. 内毒素污染　　　D. 真菌污染
   E. 药物的毒性作用
3. 发热机制的中心环节是(　　)
   A. 产热增加
   B. 散热降低

C. 细菌内毒素入血
D. 体温调节中枢的调定点上移
4. 体温上升期热代谢的特点是(　　)
   A. 产热大于散热　　B. 散热大于产热
   C. 产热障碍　　　　D. 散热障碍
   E. 产热、散热都增加
5. 幼儿高热时易出现惊厥,是由于(　　)
   A. 体弱　　　　　　B. 小儿对致热原较敏感
   C. 脱水热　　　　　D. 神经系统发育尚不成熟
   E. 肌肉收缩
6. 高热骤退导致虚脱的主要机制是(　　)
   A. 发热使心肌受损　B. 血压突然上升
   C. 中枢神经性风险降低　D. 有效循环血量不足
   E. 代谢性酸中毒
7. 高热时为什么要给予靠消化吸收的食物(　　)
   A. 脱水　　　　　　B. 营养大量消耗
   C. 便秘　　　　　　D. 口干
   E. 消化吸收机能减弱
8. 患者,女,25岁,发热、呼吸困难、咳嗽、咳铁锈色痰、胸痛3天。体检示体温39.8℃,呼吸28次/分,心率103次/分,右下肺叩诊呈实音,听诊呼吸音低,胸透示右肺下叶呈大片密度均匀致密的阴影。临床诊断为大叶性肺炎。患者的发热属于(　　)
   A. 低热　　　　　　B. 中热
   C. 高热　　　　　　D. 过高热
   E. 超高热
9. 该患者在发热初期不可能出现(　　)
   A. 寒战　　　　　　B. 皮肤苍白
   C. 大汗　　　　　　D. 鸡皮疙瘩
   E. 寒冷感
10. 对该患者处理的最佳措施是(　　)
    A. 抗感染　　　　　B. 注射退热药
    C. 用棉被捂出汗　　D. 酒精擦浴皮肤
    E. 吹风降温
11. 该患者出现什么症状表明进入退热期(　　)
    A. 寒战　　　　　　B. 出汗
    C. 烦躁不安　　　　D. 鸡皮疙瘩
    E. 皮肤发红
12. 根据发热时消化系统的变化,应给予该患者什么食物(　　)
    A. 大量蛋白和脂肪　B. 大量蛋白和维生素
    C. 较多的蛋白和水　D. 较多的糖、水、维生素
    E. 较多的蛋白、脂肪、糖、水、维生素

四、简答题
1. 什么是发热? 引起发热的主要原因是什么?
2. 发热的三个时相变化有何主要特征?
3. 发热过程中机体功能、代谢有何变化?
4. 对发热患者主要治疗原则是什么? 在护理高热病人过程中应注意哪些问题?

(张丽平)

第8章 休 克

休克(shock)是指各种强烈的致病因素作用机体,引起有效循环血量急剧减少,使组织微循环灌流严重不足,导致重要脏器功能障碍和细胞受损的全身性病理过程。主要临床表现有:面色苍白、四肢湿冷、脉搏细速、血压下降、神志淡漠。休克是临床常见的危重病症,若不及时抢救可危及患者生命。

> **链接**
>
> **休克的历史回顾**
>
> 休克是英语 shock 的音译,原意是打击、震荡。1737 年法国医师 Le Dran 首次将休克一词应用于医学,以描述患者因创伤引起的临床危重状态。1895 年 Warren 对休克患者的临床表现作了经典描述:面色苍白、四肢湿冷、脉搏细速、脉压缩小、尿量减少、神志淡漠。此后 Crile 又补充了:血压下降。20 世纪 60 年代 Lillehei 通过大量实验研究发现,休克的共同发病环节是有效循环血量减少,提出了微循环障碍学说。到 20 世纪 80 年代开始从细胞、亚细胞和分子水平研究休克,近年来多数学者认为,休克是多病因、多发病环节、有多种体液因子参与,导致循环系统,尤其是微循环功能紊乱,组织细胞灌流不足为主要特征的病理过程。

第1节 休克的原因与分类

休克的原因很多,分类方法不一,常用的方法有以下几种。

一、按休克的原因分类

(一) 失血、失液性休克

常见于各种原因的大出血,如外伤出血、食管静脉曲张破裂大出血、肝脾破裂、胃溃疡出血、产后大出血等。失血后是否发生休克取决失血量和失血速度,若短时间内失血超过总血量的 25%~30%,可引起失血性休克;失血超过总血量的 50% 可迅速导致死亡。此外,剧烈呕吐或腹泻、肠梗阻、大汗等导致大量体液丢失,也可因有效循环血量的锐减而发生休克。

(二) 烧伤性休克

大面积烧伤可伴有大量血浆渗出,导致体液丢失、有效循环血量减少,引起烧伤性休克。此种休克,早期主要与疼痛及低血容量有关,晚期因继发感染可发展为感染性休克。

(三) 创伤性休克

严重创伤可引起创伤性休克,如战伤、骨折、挤压伤、手术创伤等。这种休克的发生与失血和疼痛的刺激有关。

(四) 感染性休克

常见于细菌、病毒、真菌等严重感染,尤其是革兰阴性菌感染时容易发生。由于细菌内毒素起着重要作用,亦称内毒素性休克或中毒性休克。

(五) 心源性休克

大面积急性心肌梗死、急性心肌炎、急性心包填塞、严重心律失常等,因心输出量急剧减少,有效循环血量和组织灌流量显著下降,引起心源性休克。

(六) 过敏性休克

过敏体质的人注射某种药物(如青霉素)、血清制剂或疫苗后,可发生过敏性休克。这种休克属于 I 型变态反应。

(七) 神经源性休克

常见于剧烈疼痛、高位脊髓麻醉或脊髓损伤,均可影响交感缩血管功能,使外周阻力降低,血管床容量增大,回心血量减少,血压下降,而发生休克。

二、按休克发生的始动环节分类

休克的原因很多,但多数休克的共同基础是有效循环血量减少。正常有效循环血量的维持依赖三个因素:①足够的循环血量;②正常的血管舒缩功能;③正常心泵功能。各种原因均通过这三个环节来影响有效循环血量。因此,血容量减少、血管床容量增加、心排血量降低这三个环节,称为休克的始动环节。根据休克的始动环节,可将休克分为以下三类。

（一）低血容量性休克

低血容量性休克是由于血容量减少引起的休克。常见于失血、失液、烧伤等。因血容量减少，静脉回流不足，心排血量减少和血压下降，压力感受器的负反馈调节冲动减弱，引起交感神经兴奋，外周血管收缩，组织灌流进一步减少。临床表现为"三低一高"即中心静脉压低、心排血量低、动脉血压低，而外周阻力高。

（二）血管源性休克

由于外周血管扩张，血管床容量增加，大量血液淤滞在扩张的小血管内，使有效循环血量相对不足，导致组织灌流及回心血量减少而引起休克，又称低阻力性休克。多见于感染、过敏、神经源性休克时，患者血容量并不减少，但都有血管容量增大。

（三）心源性休克

由于心脏泵血功能障碍，心排血量急剧减少，有效循环血量、微循环灌流量均显著下降而引起的休克。如急性心肌梗死、严重心肌炎、严重心律失常以及急性心脏压塞、急性肺动脉栓塞等。这些因素最终导致心排血量下降，组织血液灌流减少。

休克的原因与始动环节相结合进行分类，有利于对休克的诊断和治疗，现将休克发生原因与始动环节的内在联系归纳如下（图8-1）。

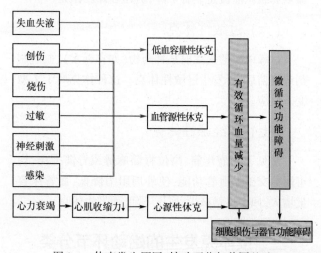

图8-1　休克发生原因、始动环节与共同基础

三、按休克时血流动力学的变化分类

（一）低排高阻型休克

血流动力学特点是心排出量低，总外周阻力高。由于皮肤血管收缩，血流量减少使皮肤温度降低，又称为"冷休克"。常见于低血容量性、心源性、创伤性和多数感染性休克。

（二）高排低阻型休克

血流动力学特点是总外周阻力降低，心排血量高。由于皮肤血管扩张，血流量增多，使皮肤温度升高，又称为"暖休克"。多见于感染性休克的早期。

考点提示：休克的原因与分类

链接

晕厥

在我们的生活中，有人献血、针灸、过度悲哀或跑步时突然头晕、眼花、恶心、面色苍白、四肢发软、甚至突然意识丧失，摔倒在地，持续数秒或数分钟后自然苏醒。这种情况不是休克，是晕厥。

晕厥亦称昏厥，是大脑一时性缺血缺氧引起的短暂的意识丧失。晕厥与休克的区别在于休克早期无意识障碍，周围循环衰竭征象明显而持久。晕厥发病原因有血管舒缩障碍、心源性晕厥、脑源性晕厥、血液成分异常等，其发生机制与休克有本质的区别。

案例8-1

患者，男，30岁，因车祸头部及肢体多处创伤，并伴有大量出血（约1200ml），当时表现面色苍白，脉搏细速，四肢冰凉、出汗，烦躁不安。经清创手术及输血（500ml）、输液（生理盐水1000ml）处理后血压一直不能恢复，处于半昏迷状态，采用人工呼吸、心电监护，同时用2mg去甲肾上腺素缓慢滴注，最高浓度达8mg。最终因抢救无效而死亡。

问题：

1. 按休克原因、始动发病学环节该患者分别发生何种类型休克？

2. 该患者清创手术前处于休克何期？此期微循环变化特点是什么？

3. 你认为该患者处理措施是否合理？为什么？

4. 请从病理生理学角度提出抢救患者的原则。

第2节　休克的发病机制

各种原因所致休克的始动环节不尽相同，但休克时血流动力学和微循环障碍呈规律性变化，生命重要器官因缺氧而发生功能和代谢障碍是休克的共同特征。以低血容量性休克为例，根据微循环变化的特点，休克的发展过程大致可分为以下三期。

一、休克早期（微循环缺血期、休克代偿期）

微循环的组成、功能与调节。微循环指微动脉与微静脉之间的血液循环，由微动脉、后微动脉、毛细血管前括约肌、真毛细血管、直捷通路、动-静脉吻合支和微静脉组成;功能是血液和组织、细胞之间的物质交换;微血管受神经-体液调节,当交感神经兴奋、儿茶酚胺增多时微血管收缩,而组胺、激肽、乳酸等增多时,微血管舒张(图8-2A)。

(一) 微循环变化的特点及机制

1. 微循环变化特点　主要是微动脉、后微动脉和毛细血管前括约肌(毛细血管前阻力血管)明显收缩,而微静脉和小静脉对儿茶酚胺敏感性较低,收缩不明显,使毛细血管前阻力增加,真毛细血管关闭,真毛细血管网血流减少,血液由直捷通路和动-静脉吻合支回流,使组织灌流减少。出现少灌少流,灌少于流的现象,造成组织缺血缺氧,又称微循环缺血缺氧期(图8-2B)。

2. 微循环变化机制　各种原因造成有效循环血量减少,引起交感-肾上腺髓质系统强烈兴奋,儿茶酚胺大量释放入血,使微血管收缩。同时体液因子,如血管紧张素Ⅱ、血栓素、内皮素等亦参与缩血管作用。

(二) 代偿意义

此期微循环变化有一定的代偿意义。主要表现为:

1. 血液重新分布　不同器官的血管对儿茶酚胺反应不同,皮肤、腹腔内脏和肾血管有丰富的交感缩血管纤维,而且 α 受体丰富,对儿茶酚胺敏感且收缩明显;脑血管交感缩血管纤维最少,α 受体密度低,血管收缩不明显。冠状动脉有 α 和 β 受体,但交感神经兴奋和儿茶酚胺增多使心脏活动增强,代谢产物中的腺苷和血管内皮细胞产生的前列腺素等增多,使冠状动脉扩张。这就使已减少的有效循环血量重新分布,起到"移缓救急"的作用,保证了心、脑重要生命器官的血液供应。

2. "自身输血"　由于血管收缩,尤其是容纳机体总血量70%的静脉收缩及肝脾储血库收缩,可迅速减少血管容量,增加回心血量,这种代偿起到了"自身输血"的作用。

3. "自身输液"　由于微动脉、后微动脉和毛细血管前括约肌比微静脉对儿茶酚胺更为敏感,导致毛细血管前阻力大于后阻力,使毛细血管中流体静压下降,促使组织液回流进入血管,起到"自身输液"的作用。

4. 稳压效应　交感-肾上腺髓质兴奋,儿茶酚胺增多,使心率增快,心肌收缩力增强,提高心排血量。同时,小、微动脉收缩,使外周阻力增加,此期动脉血压正常。

(三) 临床表现

休克早期患者临床主要表现为面色苍白、四肢湿冷、出冷汗、脉搏细速、脉压减小、尿量减少,烦躁不安

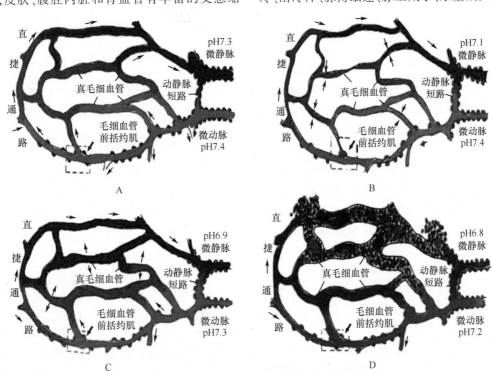

图8-2　正常微循环及各期微循环变化示意图

A. 正常微循环;B. 休克早期;C. 休克期;D. 休克晚期

等(其发生机制见图 8-3)。应该注意的是,微血管收缩虽然有减轻血压下降的代偿作用,但却引起某些内脏器官灌流不足,组织缺血缺氧。组织灌流不足发生在血压明显下降之前,所以脉压缩小比血压下降更有早期诊断意义。

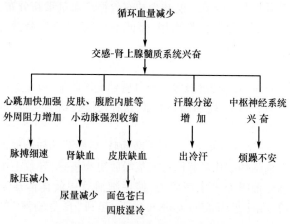

图 8-3 休克早期临床表现及机制

休克早期为休克的可逆期,应尽早消除休克原因,及时补充血容量,恢复有效循环血量,防止休克发展。如果休克的动因未能及时去除,且未能及时适当地救治,病情可继续发展到休克期。

二、休克期(微循环淤血期、休克失代偿期)

(一)微循环变化特点及机制

1. 微循环变化特点 微动脉、后微动脉和毛细血管前括约肌(毛细血管前阻力血管)舒张,血液通过舒张的毛细血管前括约肌大量进入真毛细血管网。毛细血管后阻力大于前阻力。此期微循环灌流特点是:多灌少流,灌多于流,组织淤血性缺氧(图 8-2C)。

2. 微循环变化机制 由于长时间微血管收缩,加重微循环缺血、缺氧,组织中乳酸生成增多,发生酸中毒以及局部代谢产物如组胺、腺苷、激肽类物质增多,使血管平滑肌对儿茶酚胺反应性降低,引起微血管舒张。由于微动脉、毛细血管前括约肌对酸性环境耐受差,对儿茶酚胺反应性低而舒张,微静脉、小静脉有耐受性对儿茶酚胺有反应,继续收缩。导致毛细血管后阻力大于前阻力。

(二)失代偿表现

1. 心、脑血液灌流减少 休克期毛细血管前阻力血管舒张,真毛细血管网大量开放,血液淤滞在肠、肝、肺等内脏器官,以及细胞嵌塞,静脉回流受阻,使回心血量急剧减少,动脉血压下降,冠状动脉和脑血

管灌流不足。

2. "自身输液"停止 由于毛细血管后阻力大于前阻力,内脏毛细血管血液淤滞,血管内流体静压升高,"自身输液"停止。

3. "自身输血"丧失 因酸中毒、组胺、激肽等作用,使毛细血管通透性增高,血浆外渗,血液浓缩,使回心血量进一步减少"自身输血"的效果丧失。

(三)临床表现

休克期患者血压进行性下降,心搏无力、心音低钝,神志淡漠甚至昏迷,少尿甚至无尿。皮肤发绀,可出现花斑。这些表现主要是全身组织器官严重淤血、缺氧所致(发生机制可归纳为图 8-4)。针对本期微循环变化的特点,应采取扩充血容量,选用血管活性药物,纠正酸中毒等措施,以解除微循环淤血,疏通微循环。如果引起休克的病因继续存在,微循环障碍未得到改善,休克将进一步恶化,转入休克晚期。

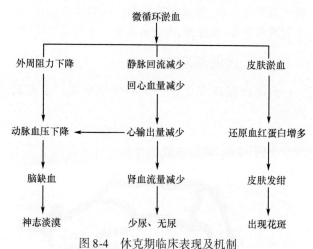

图 8-4 休克期临床表现及机制

三、休克晚期(微循环衰竭期、休克难治期)

(一)微循环变化特点及机制

1. 微循环变化特点 微循环严重淤滞,微血管平滑肌麻痹,对血管活性物质失去反应,微血管舒张,微循环血流停止,不灌不流,组织得不到足够的氧和营养物质。随着缺氧和酸中毒的加重,可诱发弥散性血管内凝血(disseminated intravascular coagulation, DIC)(图 8-2D)。

2. 微循环变化机制 休克晚期,尤其是感染性休克、创伤性休克、异型输血容易诱发 DIC,其原因是:严重缺氧、酸中毒或内毒素可损伤血管内皮细胞,胶原暴露,激活内源性凝血系统;严重创伤、烧伤、大量组织破坏,使组织因子入血,激活外源性凝血系统;

异型输血引起急性溶血,红细胞大量破坏释放 ADP 可触发血小板释放反应,使血小板第三因子大量入血促进凝血过程;微循环淤血加重,血流缓慢,血液浓缩,血浆黏度增加,使血小板、红细胞易于聚集,促进 DIC 发生。

(二) 微循环状态改变的后果

休克一旦发生 DIC,使病情进一步恶化,对微循环和各器官功能产生严重影响。①微血栓阻塞微循环通道,使回心血量锐减;②凝血物质消耗,继发纤溶引起出血,使循环血量进一步减少;③由于缺血、缺氧、酸中毒及各种生物活性物质(溶酶体酶、氧自由基等)损伤血管壁加重出血,使循环血量更为减少;④器官栓塞、梗死,加重器官功能障碍,给治疗造成极大困难。

(三) 临床表现

患者血压进行性下降,给升压药物难以恢复,脉搏细速,中心静脉压降低,静脉塌陷,出现循环衰竭;皮肤、黏膜出现淤斑;全身微循环灌流严重不足,细胞受损乃至死亡,心、脑、肺、肾、肠等脏器功能障碍甚至衰竭。

由于导致休克的原因和始动环节不同,不同类型休克的发展并不完全遵循这一规律。如严重过敏性休克,由于微血管大量开放和毛细血管通透性增高,可能一开始就出现休克期的变化;严重感染性休克可能很快进入休克晚期。

上述休克发展的三个时期,既有区别又有联系。现将休克各期的主要特点总结如下(表8-1)。

考点提示:休克时微循环变化的特点

表8-1　休克各期的主要特点

	休克早期	休克期	休克晚期
微循环变化	微循环缺血	微循环淤血	微循环衰竭
发病机制	交感-肾上腺髓质	酸中毒、局部代谢	微循环血流状态紊乱
	系统兴奋	产物堆积	凝血系统被激活
组织灌流	少灌少流,灌少于流	多灌少流,灌多于流	不灌不流,血流停止
血压	正常或稍下降	进行性下降	进一步下降或测不到
尿量	减少(<30ml/h)	减少(<20ml/h)	无尿
对机体影响	代偿阶段	失代偿阶段	难治阶段
	保证心、脑血供	心、脑功能障碍	各脏器功能衰竭

考点提示:休克时微循环灌流的特点

第3节　休克时细胞代谢变化和器官功能障碍

(一) 细胞代谢的变化

1. 能量代谢障碍　休克时,由于组织严重缺氧,细胞有氧氧化发生障碍,无氧酵解增强,使 ATP 生成减少。ATP 生成不足使细胞膜上的 Na^+-K^+-ATP 酶运转失灵,因此细胞内 Na^+增多,而细胞外 K^+增多,导致细胞水肿和高钾血症。

2. 代谢性酸中毒　是休克时常发生的酸碱平衡紊乱,其原因是:① 缺氧导致糖无氧酵解增强,乳酸生成增多;② 肝脏因缺血缺氧功能障碍,糖原异生能力降低,使体内乳酸堆积;③ 肾脏血流减少,肾功能障碍,使酸性代谢产物排出减少。酸中毒可造成机体多方面损害,成为促使休克发展恶化的重要因素。

(二) 器官功能障碍

休克时由于细胞直接损伤和(或)血液灌注减少,引起各器官的功能障碍甚至衰竭,其中主要是肾、肺、心、脑、肝和胃肠功能的变化。

1. 肾功能障碍　由于休克时血液重新分布的特点,故肾脏是最早受损害的器官之一。在休克早期,肾血液灌流严重不足、肾小球滤过减少,发生急性功能性肾衰竭。若及时恢复有效循环血量,肾血液灌流得以恢复,则肾功能可迅速恢复正常。如果休克持续时间较长,由于严重的肾缺血引起急性肾小管坏死,此时即使恢复了正常的肾血流量,肾功能也难以逆转,只有在肾小管上皮再生修复后肾功能才能恢复,称为器质性肾衰竭。

2. 肺功能障碍　休克早期由于缺氧等刺激呼吸中枢,呼吸加快,通气过度,可出现低碳酸血症甚至发生呼吸性碱中毒。休克进一步发展可出现急性呼吸窘迫综合征(acute respiratory distress syndrome, ARDS)。肺的病理变化是肺充血、水肿、出血、局部性肺不张,微血栓形成及肺泡内透明膜形成。曾称之为"休克肺"。ARDS 的病因各异,但发病的共同机制是肺泡-毛细血管的急性损伤。

临床表现急性进行性呼吸困难和低氧血症,最终导致急性呼吸衰竭而死亡。因此,应予以高度重视。

3. 心功能障碍　除心源性休克伴有原发性心功能障碍外,其他类型休克早期,由于机体的代偿,心功能一般不受到明显影响。但随着休克的发展,心功能明显障碍,甚至发生心力衰竭,主要机制有:①休克时血压下降以及心率加快所引起的心室舒张期缩短,使冠状动脉灌流减少和心肌供血不足;②交感-肾上腺系统兴奋引起心率加快、心肌收缩加强，使心肌耗氧量增加，加重了心肌缺氧；③酸中毒和高钾血症对心肌的损害作用；④心肌抑制因子等体液因子抑制心肌收缩力；⑤心肌内 DIC 形成使心肌变性、坏死。

（三）脑功能障碍

休克早期，由于血液重分布，保证了脑的血液供应，除因应激引起烦躁不安外，一般没有明显的脑功能障碍。休克晚期血压进行性下降，脑组织供血不足。若脑内 DIC 形成，则加重脑循环障碍，脑的耗氧量高，对缺血缺氧极为敏感，因缺氧加重故兴奋转为抑制，患者神志淡漠，甚至昏迷。同时缺血、缺氧使脑血管通透性增高，引起脑水肿、颅内压升高，严重者可形成脑疝，压迫延髓中枢，导致患者死亡。

（四）肝功能的变化

休克早期血流重分布，使肝脏血供不足。随着休克的发展，导致肝脏血流显著减少。肝内微循环障碍和 DIC 形成，更加重肝细胞缺血缺氧；肠道产生的毒性物质经门静脉进入肝，同时肝脏本身毒性代谢产物的蓄积，直接损伤肝细胞；肝功能障碍时肝细胞生物转化功能严重障碍，利用乳酸能力降低，使乳酸蓄积，引起酸中毒使休克进一步恶化。

（五）胃肠道功能变化

休克患者胃肠道的变化主要是应激性溃疡和出血。由于休克早期就有腹腔内脏血管收缩，胃肠道血流减少。胃肠道缺血、缺氧、淤血和 DIC 形成，导致胃肠黏膜变性、坏死，形成应激性溃疡；由于胃肠黏膜糜烂，如果损伤穿透到黏膜下层破坏血管，可发生胃肠道出血。

胃肠道出血，使血容量进一步减少；胃肠道缺血、缺氧，可刺激肥大细胞释放组胺等血管活性物质，使微循环障碍进一步加重；由于胃肠黏膜屏障功能减弱，肠道细菌繁殖、大量内毒素进入血液，促进休克进一步发展。

（六）多器官功能障碍综合征

多器官功能障碍综合征（multiple organ dysfunction syndrome，MODS）是指在严重创伤、感染和休克时，原无器官功能障碍的患者，在短时间内同时或相继出现两个以上器官系统的功能障碍，使机体内环境的稳定必须靠临床干预才能维持的综合征。

MODS 患者机体内环境严重紊乱，必须靠临床干预才能维持，若未能有效控制，则病情进一步加重可发展为多系统器官衰竭（multiple system organ failure，MSOF）。

第4节　休克防治护理的病理生理基础

一、病因学防治

休克发病急，进展快，医护人员务必紧急抢救。积极防治原发病，去除可能促进休克发生的各种因素，如止血、镇痛，控制感染等措施。

二、发病学治疗

（一）改善微循环

1. 补充血容量　各种休克都存在有效循环血量减少，导致组织灌流减少。除心源性休克外，补充血容量是提高心排血量、改善组织灌流的基本措施。补液原则是"需多少，补多少"。提倡早、快、足，补液量大于丢失量。在抢救时必须动态观察静脉充盈程度、尿量、血压、脉搏等，作为监护输液量多少的参考指标。有条件时应动态监测中心静脉压（central venous pressure，CVP）和肺动脉楔入压（pulmonary artery wedge pressure，PAWP）。CVP 和 PAWP 超过正常，说明补液过量，CVP 和 PAWP 低于正常，说明血容量不足，可以继续补液。CVP 反映进入右心的血量和功能，PAWP 反映进入左心的血量和功能，因此，PAWP 是更好的检测指标。

临床上在补充血容量的同时，要考虑输血和输液的比例以纠正血液浓缩、黏度增高等变化。可参考血细胞压积的变化,选择全血、胶体或晶体溶液,将血细胞压积控制在35%~40%的范围。

2. 纠正酸中毒　休克时缺血、缺氧,必然导致代谢性酸中毒。酸中毒又加重微循环障碍,促进DIC形成;酸中毒可导致高钾血症;酸中毒时 H^+ 和 Ca^{2+} 的竞争作用,直接影响血管活性药物的疗效,也影响心肌收缩力。临床上根据酸中毒的程度应及时补碱纠正酸中毒。

3. 合理应用血管活性药物　在补足血容量和纠正酸中毒的基础上,根据休克的不同类型和阶段,选用血管活性药物,以提高微循环血液灌流量。

(1) 扩血管药物:适用于低血容量性休克、创伤性休克、高阻力型感染性和心源性休克,以解除小血管和微血管的痉挛,改善微循环的灌流和增加回心血量。但是,扩血管药必须在血容量得到充分补充的基础上才能应用,否则,由于血管扩张会使血压进一步下降,而减少心、脑的血液供应。

(2) 缩血管药物:是过敏性休克和神经源性休克的首选药。因为在紧急情况下,患者血压过低而又不能立即补液时,应用缩血管药,提高动脉压以维持心、脑的血液供应。

4. 防治细胞损伤　保护细胞、改善细胞代谢是防治休克的重要措施。①使用能量合剂,以改善细胞代谢和提供必需的能源物质;②糖皮质激素、前列腺素等以稳定溶酶体膜防止细胞损伤;③SOD、谷胱甘肽过氧化物酶、维生素C等自由基清除剂避免细胞损伤。

考点提示:休克发病学治疗

5. 防治器官功能衰竭　应预防DIC及重要器官功能衰竭,一旦发生MODS,应针对不同器官功能障碍采取不同的治疗措施。如出现心力衰竭,除停止或减少补液外,应及时强心、利尿,并适当降低前、后负荷;若出现呼吸衰竭,则应及时给氧,改善呼吸功能;如发生肾功能衰竭,应采用利尿、透析等措施。

(二) 支持与保护疗法

一般患者应给予营养支持,确保热量平衡;对危重患者,应作代谢支持,确保正氮平衡。提高蛋白质和氨基酸摄入量,为保护肠黏膜的屏障功能,尽量缩短禁食时间;运用连续性血液净化疗法。临床上对MODS患者,采用连续性血液滤过、内毒素吸附柱血液灌注等技术,比传统的血液透析疗效好,而且安全。

案例分析8-1

①患者,男,30岁,因车祸头部及肢体多处创伤,并伴有大量出血(约1200ml),按原因患者属于创伤性休克。按始动发病学环节属于低血容量性休克。②清创手术前患者面色苍白,脉搏细速,四肢冰凉、出汗,烦躁不安,处于休克早期。此期微循环变化特点是:大量真毛细血管关闭;动-静脉吻合支开放;毛细血管前阻力增加;少灌少流,灌少于流。③患者处理措施不合理,因为不应该用去甲肾上腺素维持血压。④抢救原则是:止血、补充血容量(需多少、补多少)及时尽早(心、肺功能允许),纠正酸中毒,合理应用血管活性药,防治细胞损伤、防治器官衰竭以及营养支持等。

小　结

1. 休克的本质是微循环灌流障碍。按病因将休克分为失血失液性、烧伤性、创伤性、感染性、心源性、过敏性和神经源性休克;按始动环节分为低血容量性、血管源性和心源性休克。

2. 根据休克时微循环的变化,可将休克分为休克早期(缺血缺氧期)特点是毛细血管前阻力大于后阻力,微循环缺血;休克期(淤血缺氧期)特点是毛细血管后阻力大于前阻力,微循环淤血;休克晚期(休克难治期)特点是微循环血流状态紊乱,微循环凝血。

3. 休克时细胞能量代谢障碍和代谢性酸中毒;肾脏是最易受损的器官,休克早期可出现功能性肾衰,肾严重缺血则发生器质性肾衰;休克晚期常发生急性呼吸窘迫综合征,心、脑重要脏器因缺血、缺氧而功能障碍。

目标检测

一、名词解释

1. 休克　2. 自身输血　3. 自身输液　4. ARDS

二、填空题

1. 休克发生的原因有＿＿＿、＿＿＿、＿＿＿、＿＿＿、＿＿＿、＿＿＿、＿＿＿。

2. 休克发生的始动环节是＿＿＿、＿＿＿、＿＿＿。

3. 根据休克时微循环变化,可将休克分为＿＿＿、＿＿＿、＿＿＿。

4. 休克早期微循环变化,主要是＿＿＿明显收缩,造成＿＿＿关闭,使＿＿＿。

5. 休克期主要是＿＿＿舒张,使血液大量进入＿＿＿,造成毛细血管后阻力＿＿＿前阻力。

三、选择题

1. 休克发生发展的关键是(　　)

　A. 微循环障碍　　　　B. 血容量减少

　C. 血管容量增大　　　D. 血压降低

　E. 心脑血供不足

2. 休克时交感-肾上腺髓质系统处于(　　)

　A. 始终强烈兴奋　　　B. 强烈抑制

　C. 先抑制后兴奋　　　D. 先兴奋后抑制

E. 改变不明显

3. 在休克早期微循环灌流的特点是( )

 A. 少灌少流,灌少于流

 B. 多灌少流,灌多于流

 C. 少灌多流,灌少于流

 D. 少灌少流,灌多于流

 E. 不灌不流,灌少于流

4. 某孕妇产后大出血,体检:心率110 次/分,动脉血压110/70mmHg。面色苍白,出冷汗,手足湿冷,尿量减少。该患者处于休克的( )

 A. 休克期   B. 失代偿期

 C. 休克晚期   D. 休克早期

 E. 休克难治期

5. 低血容量性休克早期最易受损的器官是( )

 A. 心   B. 脑

 C. 肾   D. 肝

 E. 肺

6. 中毒性细菌性痢疾时休克最常见于( )

 A. 失血性休克   B. 过敏性休克

 C. 心源性休克   D. 神经源性休克

 E. 感染性休克

7. 休克时监测补液量的最佳指标是( )

 A. 血液   B. 脉搏

C. 肺动脉楔压   D. 中心静脉压

E. 尿量

8. 休克时最常出现的酸碱失衡类型是( )

 A. 呼吸性酸中毒   B. 代谢性酸中毒

 C. 呼吸性碱中毒   D. 代谢性碱中毒

 E. 呼吸性酸中毒合并代谢性碱中毒

9. 休克早期,下列哪一项表述是错误的( )

 A. 微动脉收缩   B. 后微动脉收缩

 C. 微静脉收缩   D. 动-静脉吻合支收缩

 E. 毛细血管前括约肌收缩

10. 患者,男,45 岁,因大出血导致休克。在抢救过程中,使用去甲肾上腺素加葡萄糖盐水滴注,6 小时后因患者一直无尿而进一步体检:心率105 次/分,动脉血压115/90mmHg,尿量6ml/h。请分析患者最可能发生( )

 A. 心力衰竭   B. MODS

 C. 功能性肾衰竭   D. 器质性肾衰竭

 E. 血压回升,休克好转

四、问答题

1. 休克早期微循环变化有何代偿意义?

2. 休克期微循环变化特点? 简述其机制?

3. 休克各期发病、微循环变化及临床表现的主要特点?

(南则仲)

第9章 心血管系统疾病

第1节 原发性高血压

案例 9-1

患者,女,61岁,农民,6年前出现头晕、烦躁、失眠等症状,血压150/95mmHg,服用降压药后,自觉上述症状缓解。一年前出现心悸、视力下降、记忆力减退,经治疗效果不明显,1天前在家宴请客人时突然昏倒,并伴左侧肢体偏瘫及感觉消失以及大小便失禁。血压160/100mmHg,心电图显示左心室肥厚,尿蛋白阳性。

问题:

1. 根据资料做出病理诊断并说明依据。
2. 判断病变部位。

高血压是以体循环动脉血压持续升高为主要特点的临床综合征。成年人高血压的标准为收缩压≥140mmHg,和(或)舒张压≥90mmHg。

高血压可分为原发性和继发性两大类。原发性高血压又称高血压病是一种原因不明的以体循环动脉血压升高为主要表现的独立性全身性疾病。本病约占全部高血压病例的90%~95%,多见于40岁以后的中、老年人,男女患病率无明显差异。多数病程漫长,晚期常引起心、脑、肾及眼底病变,严重者可导致死亡。继发性高血压是指患有某些疾病时出现的血压升高,如慢性肾小球肾炎、妊娠高血压综合征、肾上腺肿瘤等,又称症状性高血压,约占5%~10%。本节主要论述原发性高血压。

考点提示:高血压的诊断标准

一、病因及发病机制

(一) 发病因素

本病病因尚未阐明,可能与以下因素有关:

1. 遗传因素 原发性高血压患者常有明显的家族聚集性。约75%的患者具有遗传素质。目前认为原发性高血压是一种受多基因遗传影响,在多种后天因素作用下,使正常血压调节机制失调而致的疾病。

2. 精神神经因素 长期精神紧张、忧虑、压抑、恐惧等心理作用,均可能在原发性高血压的发生中起作用。

3. 饮食因素 长期高 Na^+ 饮食人群高血压的患病率明显升高,限制 Na^+ 摄入或用药物增加 Na^+ 的排泄可降低高血压的患病率。

4. 其他因素 肥胖、饮酒、吸烟、缺乏体力活动等也是本病的危险因素。

(二) 发病机制

原发性高血压的发病机制很复杂,至今仍未完全清楚。动脉血压取决于心排血量和外周阻力之积。因此,凡是能引起心排血量和外周阻力改变的因素,均可导致血压的升高。

1. 钠、水潴留 摄入钠盐过多且对钠盐敏感者,可致体内钠潴留使细胞外液增加,致心排血量增加,引起小动脉壁含水量增多,外周阻力增加,血压升高。

2. 功能性血管收缩 包括:①长期精神紧张、焦虑等,使大脑皮质的兴奋与抑制平衡失调,皮层下血管中枢收缩冲动占优势,通过交感神经节后纤维分泌多量的去甲肾上腺素,作用于细小动脉平滑肌,引起细小动脉收缩,导致血压升高;②交感神经兴奋导致肾缺血,肾球旁细胞分泌肾素增加,使肾素-血管紧张素系统兴奋性增强,引起细小动脉收缩,血压升高。

3. 结构性血管壁增厚 由于血管平滑肌的增生与肥大,胶原纤维和基质增多,细动脉玻璃样变,使血管壁增厚、管腔缩小,引起外周阻力增加,血压升高。

二、类型和病理变化

原发性高血压分为缓进型(良性)高血压和急进型(恶性)高血压两类。

(一) 缓进型高血压

缓进型高血压又称良性高血压,约占原发性高血压的95%,多见于中老年人。一般起病隐匿,病程长,进展缓慢,可达十余年以至数十年。按病变发展过程可分为三期。

1. 功能紊乱期 此期是高血压的早期阶段,其特点为全身细、小动脉间歇性痉挛,但血管无器质性病变。临床表现血压呈波动状态,时而升高时而正常,可伴有头昏、头痛,经适当的休息治疗后,血压可恢复正常。

2. 动脉病变期　此期的特点是全身的细、小动脉硬化,表现为细动脉玻璃样变和小动脉壁增厚变硬(表9-1)。临床表现为血压进一步升高,并持续在较高水平,失去波动性,常需降压药才能降低血压。

表9-1　动脉病变期细、小动脉病变及发生机制

病变部位	形态变化	发生机制
细动脉	血管内皮下间隙及管壁呈无结构、均质状伊红染色物质,管壁增厚变硬、管腔缩小	管壁平滑肌痉挛使管壁缺氧,内皮细胞间隙扩大,血浆蛋白渗入内皮下以至更深的中膜;内皮细胞及平滑肌细胞分泌细胞外基质增多,平滑肌细胞因缺氧而凋亡,使动脉管壁逐渐被血浆蛋白和细胞外基质所取代
小动脉	管壁增厚、管腔狭窄	小动脉内膜胶原纤维及弹力纤维增生,内弹力膜分裂,中膜平滑肌细胞不同程度的增生、肥大,并伴胶原纤维及弹力纤维增生

3. 内脏病变期　此期的病变特点是除全身细、小动脉硬化外,心、脑、肾等重要器官出现明显器质性病变,患者可出现重要器官功能障碍。

(1)心脏病变:主要表现为左心室肥大。由于血压持续升高,外周阻力增大,心肌负荷增加,引起左心室代偿性肥大。心脏重量增加可达400g(正常约为250g)以上,左心室壁增厚可达1.5~2.0cm(正常约为0.9cm),左心室乳头肌和肉柱增粗变圆,但心腔不扩张,称为向心性肥大(图9-1)。病变继续发展,左心室代偿失调,心肌收缩力降低,逐渐出现心腔扩张,称为离心性肥大,严重时可发生心力衰竭。这种由于高血压而引发的心脏病变称为高血压性心脏病。患者有心悸、头晕、眼花等症状,重者可出现心力衰竭的相应症状和体征。

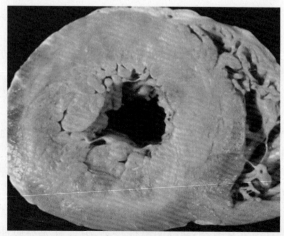

图9-1　原发性高血压左心室向心性肥大

(2)肾脏病变:表现为原发性颗粒性固缩肾。由于肾脏细、小动脉硬化管壁增厚、管腔狭窄,导致肾小球缺血,而引起的肾脏病变。肉眼观:双侧肾脏对称性缩小,质地变硬,肾表面呈均匀弥漫的细颗粒状(图9-2),切面肾皮质变薄,皮髓质分界不清。镜下观:病变严重区的肾小球因缺血发生萎缩、纤维化和玻璃样变,相应的肾小管因缺血而萎缩、消失,间质纤维组织增生及少量淋巴细胞浸润(该处肾实质萎缩和结缔组织收缩形成凹陷)。病变轻微区的肾单位代偿性肥大、扩张(该处向肾表面凸起),形成肉眼所见的细颗粒状。严重时可发生肾衰竭。

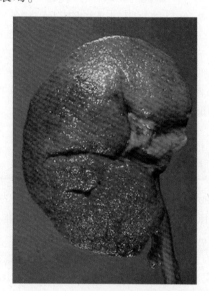

图9-2　原发性颗粒性固缩肾

(3)脑病变:原发性高血压时由于脑的细、小动脉痉挛和硬化,患者可出现一系列脑部病变。

1)脑水肿:由于脑内细、小动脉硬化和痉挛,局部缺血,毛细血管壁通透性增高,引起急性脑水肿和颅内高压。临床上可出现头痛、头晕、呕吐、视物模糊等症状,称为高血压脑病。如果血压急剧升高,上述症状加重,甚至出现意识障碍、抽搐等时,称为高血压危象。

2)脑软化:由于脑内细、小动脉硬化和痉挛,管腔狭窄,脑组织缺血、坏死,形成质地疏松的筛网状病灶,称脑软化。由于梗死灶较小,一般不引起严重后果,最终坏死组织可被吸收,由胶质细胞增生、修复,形成瘢痕。

3)脑出血:是原发性高血压常见而严重的并发症,多见于基底核、内囊,其次为大脑白质、脑桥和小脑(图9-3)脑出血的原因主要有脑的细小动脉硬化,使管壁变脆,当血压突然升高时血管破裂;细、小动脉硬化,管壁的弹性下降,当失去壁外组织支撑时,可形成微小动脉瘤,如遇血压突然升高,可致动脉瘤破裂;

表9-2 缓进型高血压主要脏器病变及后果

	动脉	心	肾	脑	眼
主要病变	细动脉玻璃样变,小动脉内膜增厚	左心室肥大	原发性颗粒性固缩肾	脑水肿、脑梗死灶、脑出血	视网膜中央动脉硬化
后果	导致各脏器病变的基础	左心衰竭、心绞痛、心肌梗死	肾衰竭、晚期尿毒症	脑出血、颅内高压、脑软化	视盘水肿、视网膜出血
检查	眼底检查	X线、心电图、超声心动图	肾功能测定	CT检查	眼底检查

豆纹动脉由大脑中动脉呈直角分出,而且较细,在大脑中动脉较高压力的血流冲击下,已有病变的血管容易发生破裂,所以脑出血最常发生在基底核区域。临床上患者可出现对侧肢体偏瘫及感觉消失(内囊出血)、失语(左侧脑出血)同侧面神经麻痹及对侧上下肢瘫痪(桥脑出血)等。

考点提示:原发性高血压脑出血最常见的部位

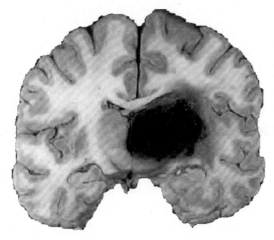

图9-3 原发性高血压脑出血

(4)视网膜病变:早期可见视网膜中央动脉痉挛;中期可见中央动脉变细,颜色苍白等硬化性改变,动静脉交叉处出现压迹;晚期可出现视网膜渗出、出血、及视神经盘水肿。所以眼底镜检查对判断原发性高血压的严重程度和预后具有一定意义。

缓进型高血压的主要脏器病变及其后果简要归纳为表9-2。

(二)急进型高血压

急进型高血压又称恶性高血压,多见于青壮年,约占高血压的1%~5%,多数为原发性,部分可继发于缓进型高血压。病变主要累及肾、脑、和视网膜,特征改变是增生性小动脉硬化(内膜增厚)和坏死性细动脉炎(管壁纤维素样坏死)。临床主要表现为血压显著升高,常超过230/130mmHg,可发生高血压脑病。患者多在一年内迅速发展为尿毒症而死亡,或因脑出血、心力衰竭致死。

依据2010年中国高血压防治指南

高血压的定义和分类水平见表9-3。

表9-3 血压的定义和分类

分类	收缩压(mmHg)	舒张压(mmHg)
理想	<120	<80
正常高值	120~139	80~89
高血压	≥140	≥90
I级高血压(轻度)	140~159	90~99
II级高血压(中度)	160~179	100~109
III级高血压(重度)	≥180	≥110
单纯收缩期高血压	≥140	<90

注:当收缩压和舒张压分属于不同级别时,以较高的分级为准

第2节 动脉粥样硬化及冠心病

动脉粥样硬化是严重危害人类健康的常见疾病,病变主要累及大、中动脉,病变特点是动脉内膜脂质沉积,内膜灶状纤维化,粥样斑块形成,使动脉管壁变硬、管腔狭窄。本病多见于中老年人,以40~50岁发展最快,近年来我国的发病率有明显上升趋势。

一、病因及发病机制

动脉粥样硬化的病因和发病机制尚未完全确定,一般认为与下列因素有关。

(一)高脂血症

高脂血症指血浆总胆固醇和三酰甘油异常增高。血浆中的脂质都是与蛋白质和磷脂结合,构成脂蛋白在血液中转运。流行病学调查证明,大多数动脉粥样硬化患者血中胆固醇水平比正常人高,而且病变的严重程度随血浆胆固醇水平的升高而加重;血浆低密度脂蛋白(LDL)、极低密度脂蛋白(VLDL)持续升高和高密度脂蛋白(HDL)降低是动脉粥样硬化发病的

危险因素。研究表明,LDL可损伤血管内皮,使血浆脂质渗入内膜增多,LDL进入内膜后被氧化,巨噬细胞将其吞噬后转变为泡沫细胞;HDL可竞争性抑制LDL与内皮细胞结合,并能将内膜中胆固醇转运至肝脏加以清除。

(二) 高血压

高血压患者动脉粥样硬化的患病率比正常血压者高4倍,且发病早、病变重。高血压时由于血流对血管壁的机械性压力和冲击作用较大,使动脉内膜损伤,脂质易于进入内膜,并促使血小板黏附,使LDL的运出受阻,滞留于内膜中,导致动脉粥样硬化。

(三) 吸烟

大量吸烟可使血液中的LDL易于氧化,并导致血液中一氧化碳浓度升高,引起血管内皮细胞的损伤和内膜胶原纤维增生,从而参与动脉粥样硬化的发生。

(四) 糖尿病及高胰岛素血症

糖尿病患者血中三酰甘油和VLDL水平显著升高,HDL水平降低,而且高血糖可导致LDL氧化,可促进动脉粥样硬化中泡沫细胞的产生,因此与动脉粥样硬化和冠心病的关系极为密切。血中胰岛素水平越高,HDL越低,有利于促使动脉壁平滑肌细胞增生,冠心病的发病率和死亡率越高。

(五) 遗传因素

调查表明,动脉粥样硬化的发病具有家族聚集倾向。家族性高胆固醇血症患者由于LDL受体基因突变以致其功能缺陷,导致血浆LDL水平明显升高。

(六) 其他因素

1. 年龄　据统计,动脉粥样硬化的发病率随年龄的增加而升高。

2. 性别　绝经前期,女性发病率显著低于同年龄组男性,其HDL水平高于男性,LDL水平低于男;绝经期后,两性间的这种差异消失。

链接

代谢综合征(MS)

代谢综合征(MS)是一组以肥胖、高血糖(糖尿病或糖调节受损)、血脂异常(高甘油三酯血症和(或)低高密度脂蛋白血症)以及高血压等多种因素在个体聚集为特征的一组临床综合征。MS使发生糖尿病和冠心病与其他心血管病的危险明显增加。其中的每一种成分都是心血管病的危险因素,它们的联合作用更强,所以有人将代谢综合征称为"死亡四重奏"(中心性肥胖、高血糖、高甘油三酯血症、高血压)。

3. 肥胖　肥胖者易发生高脂血症、高血压、糖尿病等,间接促进动脉粥样硬化的发生。

考点提示:动脉粥样硬化的主要原因

二、基本病理变化

(一) 基本病变

1. 脂斑脂纹期　是动脉粥样硬化肉眼可见的最早病变。肉眼观:点状或条纹状,黄色不隆起或微隆起于内膜的病灶(图9-4)。镜下观:病变处内膜中有大量泡沫细胞聚集。泡沫细胞是由来自血液中的单核细胞和中膜增生的平滑肌细胞移入并吞噬大量脂质而形成。细胞体积较大,圆形或椭圆形,胞质呈泡沫状。

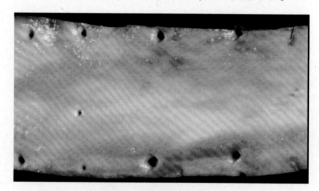

图9-4　主动脉粥样硬化

2. 纤维斑块期　由脂斑脂纹发展而来。肉眼观:内膜面散在不规则隆起的斑块,颜色初为淡黄或灰黄,逐渐变为瓷白色。镜下观:斑块表层为大量胶原纤维、平滑肌细胞和细胞外基质组成的纤维帽,其中胶原纤维可发生玻璃样变性。纤维帽下方可见数量不等的平滑肌细胞、泡沫细胞、细胞外基质和炎细胞。

3. 粥样斑块期　亦称粥瘤,是纤维斑块深层细胞坏死发展而来。肉眼观:内膜可见灰黄色斑块向表面隆起,切面,斑块表层的纤维帽为白色质硬组织,深部为黄色粥糜样物质(由脂质和坏死崩解物质混合而成)。镜下观:斑块表层为纤维帽,深部可见大量无定形坏死物质、胆固醇结晶(HE染色切片中为针状空隙)和钙盐沉积,底部和边缘可见增生的肉芽组织,少量淋巴细胞和泡沫细胞。中膜平滑肌细胞因斑块压迫呈不同程度萎缩,中膜变薄(图9-5)。

(二) 继发性病变

在纤维斑块和粥样斑块的基础上可继发以下病变:

1. 斑块破裂　斑块表面的纤维帽破裂,粥样物质进入血流可引起栓塞,破裂处遗留粥瘤性溃疡。

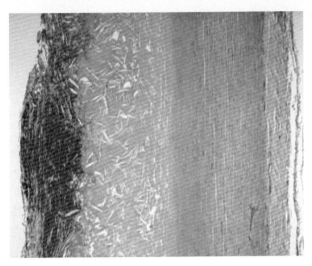

图9-5 动脉粥样硬化

2. 斑块内出血 斑块边缘或底部新生的血管破裂,血液流入斑块内,形成斑块内血肿,使斑块更加隆起,导致管腔狭窄或完全闭塞。

3. 血栓形成 病灶处内膜损伤或粥瘤性溃疡形成后,可促进血栓形成,加重血管狭窄甚至使其闭塞,若脱落则可致栓塞。

4. 钙化 钙盐沉积于坏死灶及纤维帽内,使动脉壁变硬、变脆。

5. 动脉瘤形成 病变严重时,病灶处中膜萎缩变薄,弹性下降,在血管内压力的作用下,动脉壁局限性向外扩张、膨出,形成动脉瘤,破裂可致大出血。

考点提示:继发性病变的形式

三、重要器官的病理变化及对机体的影响

（一）主动脉粥样硬化

动脉硬化时,主动脉最易受累,且比其他动脉的病变发生早而广泛。病变好发于主动脉后壁及其分支开口处,以腹主动脉病变最为严重。前述的各种动脉粥样硬化基本病变均可见。重度病变可引起中膜平滑肌萎缩,弹力膜断裂,形成动脉瘤。动脉瘤破裂引起致命性大出血。

（二）脑动脉粥样硬化

脑动脉粥样硬化主要发生在基底动脉、大脑中动脉和Willis环。可造成以下损害:

1. 脑萎缩 脑组织因长期供血不足而发生萎缩,临床表现为智力减退,甚至痴呆。

2. 脑软化 脑动脉粥样硬化伴血栓形成时,形成管腔阻塞,导致相应部位的脑梗死(脑软化)。严重

病例可出现失语、偏瘫、甚至昏迷、死亡。

3. 脑出血 脑动脉粥样硬化病变部位可形成小动脉瘤,当血压突然升高时可破裂引起脑出血。

（三）冠状动脉粥样硬化

冠状动脉粥样硬化是动脉硬化中对人类危害最严重的疾病,一般比主动脉粥样硬化晚发10年。冠状动脉粥样硬化最常发生在左冠状动脉前降支,其余依次为右主干、左主干或左旋支、后降支。切面可见斑块多呈新月形,使管腔呈偏心性狭窄。根据管腔的狭窄程度分四级:Ⅰ级≤25%;Ⅱ级26%～50%;Ⅲ级51%～75%;Ⅳ级≥76%（图9-6）。冠状动脉粥样硬化常伴发冠状动脉痉挛,使原有的管腔狭窄程度加重,甚至导致急性心肌供血中断,引起心肌缺血和相应的心脏病。

考点提示:冠状动脉粥样硬化最常发生的部位

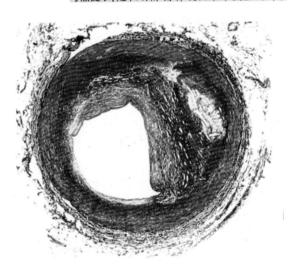

图9-6 冠状动脉粥样硬化

四、冠状动脉粥样硬化性心脏病

冠状动脉性心脏病,简称冠心病,是指因冠状动脉狭窄、供血不足而引起的心肌功能障碍和(或)器质性病变,又称缺血性心脏病。因其绝大多数是由冠状动脉粥样硬化所致,所以,习惯上把冠心病视为冠状动脉粥样硬化性心脏病的同义词。冠心病临床可表现为:

（一）心绞痛

心绞痛是冠状动脉供血不足和(或)心肌耗氧量骤增致使心肌急剧的、暂时性缺血缺氧所引起的临床综合征。表现为阵发性胸骨后的压榨性或紧缩性疼痛感,可放射至心前区或左上肢,持续数分钟,休息或服用硝酸酯制剂可缓解。其发生机制是由于心肌缺血、

缺氧,造成代谢产物堆积,刺激心脏局部的神经末梢,经1~5胸交感神经节和相应的脊髓段传入大脑而产生痛觉。因此,心绞痛是心肌缺血所引起的反射性症状。

(二) 心肌梗死

心肌梗死是指冠状动脉供血中断所引起的局部心肌坏死。表现为剧烈而持久的胸骨后疼痛,休息或服用硝酸酯制剂后症状不能完全缓解。可伴有脉搏快而弱、呼吸急促、大汗和发热等。

1. 部位和范围

(1) 部位:与阻塞的冠状动脉供血区域是一致的。由于左冠状动脉前降支病变最常见,所以心肌梗死多发生在左室前壁、心尖部及室间隔前2/3,约占全部心肌梗死的50%;其次为左心室后壁、室间隔后1/3及右心室壁大部;左室侧壁较少见。

考点提示:梗死好发部位

(2) 范围:按梗死所占心肌厚度不同,心肌梗死可分为三种:①浅层梗死(内膜下梗死):梗死仅累及心室壁内层1/3的心肌;②厚层梗死:梗死厚度达心室壁的2/3;③全层梗死(透壁梗死):为典型的心肌梗死,病灶较大,累及心室壁全层。

2. 病理变化 心肌梗死属贫血性梗死,一般于梗死6小时后才能辨认,梗死灶形态不规则,呈苍白色,8~9小时后呈土黄色。随后梗死灶周围出现充血出血带,边缘区出现肉芽组织,3周后肉芽组织开始机化,逐渐形成瘢痕组织。镜下观:心肌梗死为凝固性坏死。

3. 生化改变 心肌细胞受损后,肌红蛋白入血,在6~12小时内出现峰值。心肌细胞坏死后,血中谷氨酸-草酰乙酸转氨酶(SGOT)、谷氨酸-丙酮酸转氨酶(SGPT)、肌酸磷酸激酶(CPK)和乳酸脱氢酶(LDH)的浓度升高。尤其以CPK的同工酶CK-MB和LDH的同工酶LDH_1对心肌梗死的诊断特异性最高。

4. 并发症

(1) 心脏破裂:常发生在心肌梗死后的1~2周内,由于病灶内的中性粒细胞释放蛋白溶解酶,将坏死组织溶解所致。心壁破裂,血液进入心包腔造成急性心脏压塞而迅速死亡。

(2) 室壁瘤:由于梗死区坏死组织或瘢痕组织受室内压的作用,局部向外膨出而成。常发生在心肌梗死的愈合期,可继发附壁血栓、心力衰竭或室壁瘤破裂等。

(3) 附壁血栓形成:梗死区心内膜粗糙、室壁瘤形成处血液形成涡流等原因,为血栓形成提供了条件,血栓可脱落引起栓塞。

(4) 心力衰竭:梗死的心肌收缩力显著减弱以致

丧失,引起左心、右心或全心衰竭。

(5) 心源性休克:当心肌梗死面积达40%以上时,心肌收缩力明显减弱,心排血量显著减少,可引起心源性休克。

(6) 心律失常:为心脏传导系统受累所致。

(三) 心肌纤维化

心肌纤维化是由于中至重度的冠状动脉粥样硬化性狭窄引起的心肌持续性和(或)反复加重的缺血、缺氧所致。肉眼观:病变心脏体积增大,所有心腔扩张,心壁厚度可正常。镜下观:广泛多灶性心肌纤维化,邻近心肌纤维萎缩或肥大。临床表现为心律失常或心力衰竭。

(四) 冠状动脉性猝死

猝死是指自然发生的、出乎意料的突然死亡。冠状动脉性猝死多见于40~50岁患者,男性多于女性,多在某种诱因(如饮酒、劳累、吸烟和运动)后,突然昏倒、四肢抽搐、小便失禁,或突发呼吸困难、口吐白沫、迅速昏迷,可立即或在一至数小时死亡,有的则在夜间睡眠中死亡。其原因可能为冠状动脉粥样硬化基础上,继发血栓形成、斑块内出血或冠状动脉痉挛,引起心肌急性缺血所致。

案例 9-2

患者,男,61岁,近1年来间歇性心前区疼痛,并向左肩、左臂放射,经休息并服用硝酸甘油后症状缓解。以后,每当劳累后,上述症状时有发生并有加重。在医院体检时发现血总胆固醇、低密度脂蛋白明显高于正常值。今天上午劳动时,出现心前区持续性疼痛,口服硝酸甘油后不能缓解,疼痛持续4小时,且伴大汗、呼吸困难、咳粉红色泡沫痰,急诊入院,经抢救无效,于次日死亡。

尸检摘要:主动脉、左冠状动脉内膜面均可见散在的灰黄色或灰白色斑块隆起。左冠状动脉前降支管壁增厚,管腔Ⅲ~Ⅳ级狭窄。左室前壁、室间隔大部、心尖部心肌变软,失去光泽,镜下有不同程度的心肌坏死。双肺体积增大,颜色暗红,切面可挤出泡沫状液体。

问题:
1. 导致本病发生的可能原因有哪些?
2. 患者的死亡原因是什么?

第3节 风 湿 病

风湿病是一种与A组乙型溶血性链球菌感染有关的变态反应性炎症性疾病。病变主要累及全身的结缔组织,以形成风湿小体为其病理特征,常累及心脏、关节、皮肤、血管和脑等器官,其中以心脏病变最为严重。急性期除心脏和关节损害、环形红斑、皮下小结、舞蹈病等症状和体征外,常伴有血沉加快、抗链球菌溶血素 O 抗体滴度升高、白细胞增多和发热等表现,故又称之为风湿热。多次反复发作,常造成轻重不等的心瓣膜器质性损害,形成慢性心瓣膜病而带来严重后果。

风湿病多发生于 5 ~ 15 岁,以 6 ~ 9 岁为发病高峰。患病率男女无差异,但区域性较明显,国内四川最高,广东最低,长江以南高于以北,以秋冬春季为多见。

一、病因及发病机制

风湿病的发生认为与咽喉部 A 组乙型溶血性链球菌感染有关,但不是链球菌直接作用所致。主要依据是:①多数患者在发病前 2 ~ 3 周常有链球菌感染史(如扁桃体炎、咽峡炎等),95% 的患者血清抗链球菌抗体滴度升高;②用抗生素药物防治咽喉部链球菌感染,可明显减少风湿病的发生和复发;③本病多发生于寒冷潮湿地区,与链球菌感染的流行季节和地区一致;④病变性质为非化脓性改变,病灶及血液中未检出链球菌。

风湿病的发病机制尚未完全清楚,目前多数学者认为,链球菌细胞壁的 C 抗原(糖蛋白)和 M 抗原(蛋白)可能分别与结缔组织(如心脏瓣膜、关节等)的糖蛋白及心肌、血管平滑肌的某些成分有共同抗原性。因此,当机体感染链球菌时所产生的抗体,既能与链球菌起反应,又能与自身组织成分起反应,即交叉免疫反应,导致组织损伤。

二、基本病理变化

风湿病病变主要累及全身结缔组织,其发展过程可分为三期。

(一) 变质渗出期

变质渗出期是风湿病的早期,表现为病变部位的结缔组织基质发生黏液样变性和胶原纤维发生纤维素样坏死,同时伴有浆液、纤维素渗出及少量淋巴细胞、浆细胞、单核细胞浸润。此期约持续 1 个月。

(二) 增生期(肉芽肿期)

病变特点是形成具有诊断意义的风湿小体。风湿小体是一种肉芽肿性病变,多发生于心肌间质(小血管附近)、心内膜下及皮下结缔组织中,呈圆形或梭形,其中央为纤维素样坏死灶、周围可见较多的风湿细胞,外围有少量的淋巴细胞和浆细胞浸润(图9-7)。风湿细胞体积大,圆形或多边形;胞质丰富;核大,圆形或卵圆形,核膜清晰,染色质集中于中央,横切面似枭眼状,称枭眼细胞,纵切面呈毛虫样,称毛虫细胞,

此期约持续 2 ~ 3 个月。

考点提示:病变特征

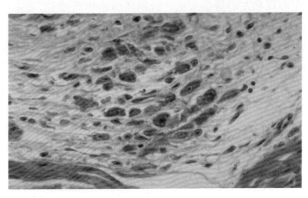

图9-7 风湿性心肌炎

(三) 纤维化期(愈合期)

风湿小体中的纤维素样坏死物被溶解吸收,风湿细胞逐渐转变为纤维细胞,细胞间出现胶原纤维,风湿小体逐渐纤维化,最终成为梭形小瘢痕。此期约持续 2 ~ 3 个月。

上述三期病变,全部过程为 4 ~ 6 个月,但常反复发作,病变器官或组织中新旧病灶共存,瘢痕灶日益增多,导致器官组织结构破坏和功能障碍。

三、心脏的病理变化

风湿病引起的心脏病变可表现为风湿性心内膜炎、风湿性心肌炎和风湿性心外膜炎,若病变累及心脏各层则称为风湿性全心炎。

(一) 风湿性心内膜炎

病变主要侵犯心瓣膜,以二尖瓣最多见,其次为二尖瓣和主动脉瓣同时受累,主动脉瓣、三尖瓣和肺动脉瓣极少受累。

早期瓣膜肿胀、增厚。瓣膜内出现黏液样变性和纤维素样坏死,有浆液渗出和炎细胞浸润,偶见风湿小体。病变的瓣膜在血流的不断冲击和瓣膜不停地关闭和开启的摩擦下,闭锁缘的内皮细胞损伤、脱落,内皮下胶原纤维暴露,血小板和纤维素在闭锁缘上形成串珠状单行排列、粟粒大小、灰白半透明的疣状赘生物(白色血栓)。赘生物与瓣膜连接紧密,不易脱落。病变后期,赘生物机化,瓣膜本身发生纤维化及瘢痕形成。由于风湿病的反复发作,导致瓣膜增厚、变硬、卷曲、缩短、瓣叶间相互粘连,最终形成瓣膜口狭窄和(或)关闭不全,造成慢性心瓣膜病。

(二) 风湿性心肌炎

病变主要侵犯心肌间的结缔组织,表现为心肌间

质小血管附近风湿小体形成,并可有间质水肿和淋巴细胞浸润。病变呈灶状分布,以左心室后壁、室间隔、左心耳和左心房最常见。后期风湿小体纤维化,在心肌间形成梭形小瘢痕。风湿性心肌炎可影响心肌收缩力,重者可导致心力衰竭。

(三) 风湿性心外膜炎

病变主要累及心包的脏层,呈浆液性或纤维素性炎症。当心包腔内有大量浆液渗出时,则形成心包积液,导致心界扩大,心音遥远。当有大量纤维素渗出时,心包的脏、壁两层间的纤维素因心脏搏动、牵拉而呈毛绒状,附着于心包脏层的表面及壁层的内表面,称"绒毛心",听诊可闻及心包摩擦音。渗出的大量纤维素如不能被溶解吸收,则发生机化,使心包脏层与壁层粘连,形成缩窄性心包炎,影响心脏的收缩和舒张功能。

四、其他组织器官的病理变化

风湿病除侵犯心脏外,还可累及关节、皮肤、血管和脑,其病变特点及临床表现归纳为表9-4。

表9-4　心脏外风湿病变的特点及临床表现

病变部位	病变特点	临床表现
皮肤环形红斑	多见于儿童躯干和四肢,为非特异性渗出性炎症	病变皮肤呈淡红色环状红晕,微隆起,中央皮肤色泽正常,常在1~2日内消退
皮下结节	多见于腕、肘、膝、踝等大关节的伸侧皮下,结节中央纤维素样坏死,周围绕以成纤维细胞、风湿细胞和淋巴细胞	病变处可触摸到单个或多个直径0.5~2cm、圆形或椭圆形、活动无痛的结节
风湿性关节炎	多见于成人,最常侵犯膝、肩、腕、肘、髋等大关节,局部充血肿胀、关节腔内浆液渗出。急性期后渗出物可完全吸收而不留痕迹。	关节局部红、肿、热、痛、活动受限,并呈游走特点
风湿性动脉炎	大小动脉均可受累,以小动脉受累较为常见。急性期为血管壁纤维素样坏死和淋巴细胞、单核细胞浸润,可有风湿小体形成;后期血管壁发生纤维化而增厚,使管腔变窄,甚至闭塞	依动脉狭窄或闭塞程度,出现相应部位的缺血症状
风湿性脑病	多为5~12岁女性儿童,出现神经细胞变性、胶质细胞增生,胶质结节形成	当病变累及基底核及尾状核等锥体外系时,出现面肌及肢体不自主运动,称为小舞蹈症

第4节　心瓣膜病

心瓣膜病是指心瓣膜因先天性发育异常或后天疾病造成的器质性病变,表现为瓣膜口狭窄和(或)关闭不全,是最常见的慢性心脏病之一。常见原因是风湿性心内膜炎和感染性心内膜炎。主要病变为瓣膜机化、纤维化、玻璃样变性及钙化,导致瓣膜增厚、变硬、卷曲、缩短和粘连,也可出现瓣膜破损、穿孔、腱索融合缩短等。

瓣膜口狭窄是指瓣膜开放时不能充分张开,瓣膜口缩小,使血流通过障碍。瓣膜关闭不全是指心瓣膜关闭时瓣膜口不能完全闭合,使一部分血液反流。瓣膜口狭窄和关闭不全可单独存在,也可并存。病变可发生在单个瓣膜也可两个以上瓣膜同时或先后受累。心瓣膜病可引起血流动力学改变,使心脏负荷加重,在代偿期无明显的血液循环障碍征象;当病变加重进入失代偿期时,则出现肺循环和(或)体循环障碍的症状和体征。

一、二尖瓣狭窄

正常成人二尖瓣口开放时,面积为$5cm^2$,可通过两个手指,狭窄时可缩小至$1~2cm^2$,严重时只能通过一根探针。

二尖瓣狭窄时,在心室舒张期,左心房血液流入左心室受阻,左心房血容量增多,压力升高,导致左心房代偿性扩张肥大。病变继续加重,左心房代偿失调,左心房血液不能充分排入左心室,左心房血液淤积,压力更加升高,导致肺静脉回流障碍,引起肺淤血、肺水肿和漏出性出血。当肺淤血引起肺静脉压增高超过一定限度时,将反射性引起肺小动脉痉挛,使肺动脉压升高。久而久之,肺小动脉发生硬化,肺动脉压进一步升高并持续存在。长期肺动脉高压,导致右心室代偿性肥大,继而失代偿,右心室扩张。右心室高度扩张时,三尖瓣相对关闭不全,在心室收缩期,右心室部分血液反流入右心房,加重了右心房负担,最终导致右心衰竭,引起体循环静脉淤血。整个病程中,左心室未受累。当狭窄严重时,左心室甚至轻度缩小,而其余心腔均增大,即所谓"三大一小"现象。

二尖瓣狭窄时,患者心尖部可闻及舒张期隆隆样杂音;由于肺淤血、水肿,可出现呼吸困难、发绀、咳嗽和咳出带血的泡沫状痰等左心衰竭的表现;右心衰竭时,引起体循环淤血,出现下肢水肿、浆膜腔积液、肝淤血肿大、颈静脉怒张等表现;X线检查呈"梨形心"。

二、二尖瓣关闭不全

二尖瓣关闭不全时,在心室收缩期,左心室部分血液通过关闭不全的瓣膜口反流入左心房,此时左心房不但要接受来自肺静脉的血液,而且要接受左心室反流的血液,导致左心房内血容量增多,压力升高,左心房因而代偿性扩张肥大。在心室舒张期,左心房将多余正常的血液排入左心室,使左心室因容量增加,内压升高而代偿性扩张肥大。久而久之,左心房、左心室均发生代偿失调(左心衰竭),从而依次发生肺淤血、肺动脉高压、右心负荷加重,最终导致右心衰竭和体循环淤血。全心衰竭发生后,心脏四腔均扩张肥大。临床表现为听诊心尖部可闻及收缩期吹风样杂音;X 线检查呈"球形心";后期可因左心和右心功能均衰竭而出现肺循环淤血和体循环淤血的症状和体征。

三、主动脉瓣狭窄

主动脉瓣狭窄时,在心室收缩期,左心室血液排出受阻,左心室因压力负荷升高而发生代偿性肥大。久而久之,左心室代偿失调,继而波及左心房,依次发生左心衰竭、肺淤血、肺动脉高压及右心衰竭。临床表现为听诊主动脉瓣区可闻及粗糙、喷射性收缩期杂音;X 线检查,由于左心室明显扩张肥大,心脏向左下扩大呈"靴形心"。

四、主动脉瓣关闭不全

主动脉瓣关闭不全时,在心室舒张期,主动脉内的血液经未闭合的瓣膜口反流入左心室,使左心室血量增多,内压升高而发生代偿性扩张肥大。久而久之,代偿失调依次发生左心衰竭、肺淤血、肺动脉高压和右心衰竭。临床表现为听诊主动脉瓣区可闻及舒张期杂音;由于舒张期主动脉血液部分反流,使舒张压下降,脉压增大,并出现周围血管征,如水冲脉、股动脉枪击音、颈动脉搏动等。

考点提示: 不同类型心瓣膜时的心脏外形变化及心音变化特点

第5节　心　肌　炎

心肌炎是指各种原因引起的心肌局限性或弥漫性炎症。各种病毒、细菌、寄生虫、真菌、免疫反应以及理化因素等均可引起心肌炎。根据病因分为病毒性心肌炎、细菌性心肌炎、寄生虫性心肌炎、孤立性心肌炎和免疫反应性心肌炎五类,其中以病毒性心肌炎最为常见。

病毒性心肌炎是由亲心肌病毒引起的原发性心肌炎症。常见病毒有柯萨奇 B 组病毒、埃可病毒、流行性感冒病毒和风疹病毒等。病毒可直接损伤心肌细胞,也可通过 T 细胞介导的免疫反应,在攻击杀伤病毒的同时造成心肌坏死,引起心肌炎症。

病毒性心肌炎初期可见心肌细胞变性、坏死,中性粒细胞浸润。其后代之以淋巴细胞、巨噬细胞、浆细胞浸润及肉芽组织形成。晚期有明显的间质纤维化,伴代偿性心肌肥大和心腔扩张。成人病变多累及心房后壁、室间隔及心尖区,有时可波及传导系统。临床表现轻重不一,常出现不同程度的心律失常,一般预后较好。病变严重者、婴幼儿患者可出现心力衰竭等并发症。

第6节　心　力　衰　竭

心力衰竭是指在各种致病因素的作用下,心脏的收缩和(或)舒张功能发生障碍,是心排血量绝对或相对下降,以至不能满足机体代谢需要的病理过程。

心力衰竭与心功能不全没有本质的区别,只是程度上有所不同。心功能不全包括代偿阶段和失代偿阶段,而心力衰竭是指心功能不全的失代偿阶段,患者出现了明显的临床症状和体征。

一、心力衰竭的病因、诱因与分类

(一) 病因

原发性心肌舒缩功能障碍和心脏负荷过重是心力衰竭的基本病因。

1. 原发性心肌舒缩功能障碍　包括原发性心肌病变和心肌代谢障碍。

2. 心脏负荷过重

(1) 容量负荷(前负荷)过重:是指心室舒张末期容量过度增加。

(2) 压力负荷(后负荷)过重:是指心室收缩时所承受的阻抗负荷增加。

心力衰竭的常见病因归纳为表9-5。

表9-5　心力衰竭的常见病因

心肌舒缩功能障碍		心脏负荷过重	
心肌病变	心肌代谢障碍	容量负荷过重	压力负荷过重
心肌炎	维生素 B₁ 缺乏	动脉瓣膜关闭不全	高血压
心肌病		动-静脉瘘	动脉瓣膜狭窄
心肌中毒	心肌缺血缺氧	室间隔缺损	肺动脉高压
心肌梗死		甲状腺功能亢进	肺栓塞
心肌纤维化		慢性贫血	肺源性心脏病

表9-6　心力衰竭的分类及特点

分类方法	类型	特点	原因
按速度分	急性心力衰竭	起病急、发展快,心排血量在短时间内急剧下降,机体常来不及代偿	急性心肌梗死、严重心肌炎
	慢性心力衰竭	起病缓慢、病程长,有代偿过程。晚期出现静脉淤血,水肿等表现	心瓣膜病、原发性高血压、肺动脉高压等
按部位分	左心衰竭	左室泵血功能下降,可出现肺循环淤血、水肿	冠心病、原发性高血压、二尖瓣关闭不全等
	右心衰竭	右心室泵血功能下降,可出现体循环淤血、水肿	肺动脉高压、肺心病、肺动脉瓣狭窄等
	全心衰竭	左右心同时受累,也可由一侧波及另一侧	心肌炎、严重贫血、心瓣膜病
按心排血量分	低排血量性	心排血量低于正常水平	冠心病、原发性高血压、心肌炎
	高排血量性	心排血量较发病前有所下降,但仍属正常或高于正常水平	甲亢、贫血、动-静脉瘘等

（二）诱因

在心力衰竭的发生中,约90%的患者可找到明显的诱因。凡是能增加心脏负担,使心肌耗氧增加或供氧减少的因素都有可能诱发心力衰竭。常见的诱因有感染、心律失常、水电解质及酸碱平衡紊乱、妊娠和分娩、过度劳累、情绪激动、过多过快的输血输液、洋地黄中毒等。

（三）分类

常用的分类方法、类型及临床特点归纳于表9-6。

除上述分类外,根据心肌舒缩功能障碍,分为收缩功能不全性和舒张功能不全性心力衰竭;根据病情严重程度分为轻、中和重度心力衰竭。

二、心力衰竭发生过程中机体的代偿反应

当心肌受损或心脏负荷过重时,机体通过各种代偿活动,可使心脏功能在一定的时间内维持在相对正常的水平,暂时不出现心力衰竭的临床表现,即代偿阶段。只有当病情恶化,通过代偿不能使心排血量满足机体代谢需要,心力衰竭才可发生,即失代偿阶段。机体的代偿活动包括心脏自身的代偿和心脏以外的代偿。

（一）心脏的代偿反应

1. 心率加快　是心脏快速而有效的代偿方式。当心排血量减少引起动脉血压降低或(和)心室舒张末期容积增大引起心房淤血压力升高时,通过压力及容量感受器,反射性地通过交感神经兴奋使心率加快。在一定范围内,心率加快可提高心排血量,维持动脉血压,有利于脑动脉和冠状动脉的血液灌流。但心率过快(成人>180次/分),由于心脏舒张期缩短,心室充盈不足,并增加心肌耗氧量,使心排血量明显

减少而失去代偿意义。

2. 心脏紧张源性扩张　伴有心肌收缩力增强的心腔扩张称为心脏紧张源性扩张。根据 Frank-Starling 定律,在一定范围内(肌节长度为 1.7～2.1μm)心肌收缩力与心肌纤维初长度成正比。当肌节长度达到 2.2μm,产生的收缩力最大(肌节长度在 2.2μm 时,粗、细肌丝处于最佳重叠状态,有效横桥的数目最多,故产生的收缩力最大)。但当心腔过度扩张,肌节长度超过 2.2μm 时,心肌收缩力反而下降,心排血量减少,而失去代偿意义。这种心肌拉长不伴有收缩力增强的心腔扩张称为肌源性扩张。

3. 心肌肥大　是指心肌细胞体积增大,心脏重量增加,是心脏对长期负荷过重而形成的一种慢性代偿方式。形态上有两种表现:①向心性肥大:由于长期压力负荷增加所致,心肌纤维呈并列性增生,使心肌纤维增粗、心壁增厚,心腔无明显扩大;②离心性肥大:由于长期容量负荷增加所致,心肌纤维呈串联性增生,使心肌纤维长度增加,心腔明显扩大。心肌肥大在一定范围内,可增加心肌收缩力,是一种持久而有效的代偿方式。但当心肌过度肥大时,由于微血管的数目不能随之相应成比例地增加,心肌血液供应相对不足,心肌代谢障碍等因素,使心肌收缩力减弱,丧失代偿意义。

考点提示:向心性肥大与离心性肥大的原因及特点

（二）心脏以外的代偿反应

心力衰竭时,机体通过不同途径引起血容量增加、血液重新分布、红细胞增多和组织利用氧的能力增强等,可增加心室充盈、提高心排血量和维持动脉血压,保证重要脏器的血液供应,改善组织缺氧等。

三、心力衰竭的发生机制

心力衰竭发生的基本机制是心肌的舒缩功能

障碍。

（一）心肌收缩性减弱

1. 心肌结构破坏　正常的心肌结构是实现心肌舒缩功能的物质基础,当严重的心肌缺血、缺氧、感染、中毒等造成大量心肌细胞变性、坏死及凋亡时,与心肌收缩有关的蛋白(收缩蛋白、调节蛋白)被破坏,使心肌的收缩性减弱而导致心力衰竭。

2. 心肌能量代谢障碍　心肌收缩是一个主动耗能过程,Ca^{2+}的转运和肌丝的滑动都需要ATP。心肌的能量代谢过程包括能量生成、储存和利用三个阶段,最易发生障碍的是能量生成和能量利用阶段。

（1）心肌能量生成障碍:心脏活动所需的能量几乎全部来自有氧氧化。当心肌供氧不足,有氧代谢障碍时,导致能量生成不足,使心肌收缩性减弱。常见的原因是缺血性心脏病、严重贫血、心肌过度肥大及休克等。此外,维生素B_1缺乏影响三羧酸循环,也可使ATP生成减少。

（2）心肌能量利用障碍:心肌对能量的利用就是在心肌收缩过程中,肌球蛋白头部ATP酶水解ATP,将ATP的化学能转变为心肌收缩的机械能。当心肌过度肥大时,其ATP酶活性降低,ATP水解减少,使ATP的化学能转变为心肌收缩的机械能过程受阻,导致心肌收缩力降低。

3. 心肌兴奋-收缩耦联障碍　心肌兴奋-收缩耦联是指从心肌兴奋时膜电位的变化到引起心肌收缩的全过程,Ca^{2+}在其中发挥了重要的中介作用。在正常情况下,心肌复极化时,心肌细胞内肌质网的ATP酶(钙泵)被激活,细胞质内Ca^{2+}逆浓度差被摄取到肌质网中储存,同时另一部分Ca^{2+}则从细胞内被转运到细胞外,此时心肌细胞中的Ca^{2+}浓度降低,故称心肌舒张。心肌除极化时,肌质网向细胞质中释放Ca^{2+},同时细胞外的Ca^{2+}进入细胞内,细胞内Ca^{2+}浓度升高,肌钙蛋白与Ca^{2+}结合,肌动蛋白活性作用点暴露,则肌球蛋白与肌动蛋白结合,而引起心肌收缩。

因此,任何影响心肌细胞Ca^{2+}转运、分布的因素都会影响心肌的兴奋-收缩耦联,如肌质网摄取、储存和释放Ca^{2+}障碍;细胞外Ca^{2+}内流障碍;肌钙蛋白与Ca^{2+}结合障碍。以上均可导致心肌兴奋的点活动转化为心肌收缩的机械活动障碍,使心肌的收缩性减弱,常见于心肌过度肥大、心肌缺氧或酸中毒等。

（二）心室舒张功能障碍

舒张功能障碍时,心室的扩张充盈不足,心输出量必然减少。主要原因有:

1. 心肌舒张能力下降　在ATP供应不足的情况下,舒张时心肌细胞胞质中的Ca^{2+}不能逆浓度差移至细胞外或被重新摄入肌质网,使胞质内Ca^{2+}浓度下降延迟,Ca^{2+}与肌钙蛋白解离也延缓;肌球-肌动蛋白复合体解离(是主动耗能过程)障碍。因此,任何原因造成的心肌能量不足,都可以导致心肌舒张能力下降,引发心力衰竭,例如心肌缺血、严重贫血等。

2. 心室顺应性降低　心室顺应性是指心室在单位压力变化下所引起的容积改变,即心室的可扩张性,是保证血液流入心室的基本因素。当心肌肥大引起室壁增厚、心肌炎症、水肿、间质增生及心肌纤维化时,可引起心室顺应性降低,使心室扩张充盈受限,导致心排血量减少。

（三）心脏各部舒缩活动不协调

心脏各部舒缩活动高度协调一致,是保证心功能稳定的重要因素。破坏心脏舒缩活动协调性最常见的原因是各种类型的心律失常。心律失常可使心脏各部的舒缩活动在时间上和空间上产生不协调,心室收缩不协调,减少心室的射血量;心室舒张不协调,影响心室的扩张充盈。两者都可使心排血量减少。必须强调指出,临床上心力衰竭的发生、发展,往往是多种机制共同作用的结果。

四、心力衰竭时机体的功能代谢变化

心力衰竭时,由于心脏的舒缩功能下降,使心排血量不足,肺循环、体循环淤血,从而引起器官功能障碍和代谢异常。

（一）心排血量不足

心力衰竭最具特征性的血流动力学变化是心排血量绝对或相对减少,并由此出现一系列由于外周循环灌注不足引起的症状和体征。

1. 皮肤苍白或发绀　由于心排血量不足,加上交感神经兴奋,皮肤血管收缩,从而使皮肤的血液灌流减少。患者可出现皮肤苍白、皮温降低、出冷汗等,严重时肢端皮肤呈现片状或网状青紫。主要是由于血流速度下降,循环时间延长,组织摄氧过多,血中还原血红蛋白浓度超过$50g/L$所致。

2. 疲乏无力、失眠、嗜睡　心力衰竭时身体各部肌肉供血不足,能量代谢降低,肌肉活动时因缺乏能量供给而感疲乏无力。当脑血流量下降供氧不足时,脑细胞能量代谢障碍,导致中枢神经系统功能紊乱。患者可出现头痛、眩晕、失眠、烦躁不安等症状,严重时发生嗜睡,甚至昏迷。

3. 尿量减少　心力衰竭时由于心排血量下降,肾血流量减少,使肾小球滤过率降低及肾小管重吸收功能增强,导致尿量减少。

4. 心源性休克　在急性、严重心力衰竭(如急性心肌梗死)时,由于心排血量急剧减少,如果机体来不及代偿,可出现动脉血压明显下降,甚至发生心源性休克。若为慢性心力衰竭,机体可通过心率加快、外周小血管收缩和血容量增多等代偿活动,一般可使动脉血压基本维持正常。

(二) 肺循环淤血

当左心衰竭时,因左心室舒张末期压力升高,静脉回流障碍,而引起不同程度的肺淤血,主要表现为各种形式的呼吸困难和肺水肿。

1. 呼吸困难　包括:①劳力性呼吸困难:指伴随着体力活动而出现的呼吸困难,休息后可减轻或消失,是左心衰竭的早期表现。②端坐呼吸:左心衰竭时,患者平卧可加重呼吸困难而被迫采取端坐或半卧位以减轻呼吸困难的状态,称为端坐呼吸。这是由于端坐时因重力作用,下半身血液回流减少,可减轻肺淤血;端坐时膈肌位置相对下移,胸廓容积增大,肺活量增加,可改善通气,减轻缺氧。③夜间阵发性呼吸困难:是指患者夜间入睡后因突感气闷被惊醒,在端坐咳嗽后缓解,称为夜间阵发性呼吸困难。这是左心衰竭的典型表现。这是由于患者平卧时膈肌上移,胸腔容积减少,肺活量降低,不利于通气,同时静脉回心血量增多,加重肺淤血;入睡后迷走神经兴奋性升高,使支气管收缩,气道阻力增大,加重缺氧;入睡后神经反射的敏感性降低,只有当肺淤血较严重,动脉血氧分压下降到一定程度时,才能刺激呼吸中枢兴奋,引起患者突感呼吸困难而被惊醒。若发作时伴有哮鸣音,则称为心性哮喘。

考点提示:呼吸困难的三种表现形式

2. 肺水肿　是急性左心衰竭最严重的表现。患者可有发绀、呼吸困难、咳嗽、咳粉红色泡沫痰等症状和体征,需及时抢救。其发生是由于肺循环淤血,使肺毛细血管静压急剧上升及毛细血管通透性明显加大所致。此外,左心衰竭时,若输液不当导致肺血容量急剧增加也可加速肺水肿的发生。

(三) 体循环淤血

在右心衰竭或全心衰竭时,体循环静脉回流障碍,使体循环静脉系统有大量血液淤积,压力升高,临床主要表现有:

1. 颈静脉怒张　由于体循环静脉压升高,使颈静脉极度扩张,并常有搏动。当压迫肝脏和上腹部时,由于静脉回流增加,可见颈静脉怒张更加显著,称为肝颈静脉返流征阳性。

2. 肝肿大和肝功能障碍　由于体循环静脉淤血,肝静脉回流受阻,导致肝淤血性肿大、压痛。肝细胞可由于淤血、缺氧发生变性、坏死,导致肝功能障碍。长期慢性肝淤血可造成心源性肝硬化。

3. 心性水肿　一般是指右心衰竭或全心衰竭引起的全身性水肿。主要原因是钠、水潴留和毛细血管内压升高。水肿首先出现于低垂部位,严重时波及全身,甚至出现胸水、腹水等。

4. 胃肠道功能障碍　因胃肠道淤血,导致消化吸收障碍,表现为食欲不振、恶心、呕吐和腹胀等。

心力衰竭时临床表现大致归纳如图9-8。

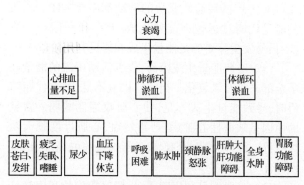

图9-8　心力衰竭的临床表现

五、心力衰竭的防治原则

1. 防治基本病因、消除诱因　应采取积极措施防治心力衰竭的病因,尽量避免和消除各种诱因,这是防治各型心力衰竭的基本措施。

2. 改善心脏舒缩功能　根据不同情况可采用各类强心药物,提高心肌的收缩性;或采用钙拮抗剂阻止 Ca^{2+} 内流,改善心肌的舒张性。

3. 减轻心脏负荷　包括:①降低心脏后负荷:合理使用血管扩张剂,降低外周阻力,减轻心脏后负荷;②调整心脏前负荷:心力衰竭时前负荷可出现过高或过低的情况,前负荷过高可使用静脉血管扩张剂,减轻心脏前负荷。前负荷过低时,应适当补充血容量,以增加心排血量。

4. 控制水肿　对于慢性心力衰竭或有明显水肿的患者,应选用适当的利尿剂和限制钠盐摄入。

案例 9-3

患者,女,56岁,12岁时反复多次咽痛后出现发热、疲乏及膝、踝、肩、肘等大关节游走性疼痛。此后,上述病情又反复发作多次;32岁体检时,在其心尖区闻及收缩期和舒张期杂音,近几年病情加重,活动后有明显疲乏、心悸、呼吸困难,严重时有下肢水肿、咳粉红色泡沫痰等表现。

问题:
1. 根据上述临床资料,做出病理诊断并说明依据。
2. 哪些症状和体征与心功能障碍有关?

小　结

原发性高血压是一种原因未明、以体循环动脉血压升高为主要表现的独立性全身性疾病,可分为缓进型和急进型两类。缓进型高血压根据病变发展过程分为功能紊乱期、动脉病变期、内脏病变期。晚期可引起左心室肥大、左心衰竭、原发性颗粒性固缩肾、肾衰竭、脑水肿、脑软化和脑出血等病变。其中脑出血是本病常见而严重的并发症。

动脉粥样硬化是以大、中动脉内膜脂质沉积,内膜灶状纤维化,粥样斑块形成病变特征,基本病变分为脂斑脂纹期、纤维斑块期、粥样斑块期,可继发斑块内出血、斑块破裂、血栓形成、钙化及动脉瘤形成。冠状动脉粥样硬化好发于左冠状动脉前降支。冠心病的临床类型有心绞痛、心肌梗死、心肌纤维化和冠状动脉性猝死。心肌梗死常引起心脏破裂、室壁瘤、附壁血栓形成、心力衰竭、心源性休克、心律失常等并发症。

风湿病是一种与A组乙型溶血性链球菌感染有关的变态反应性炎症性疾病,其特征性病变是风湿小体形成。病变主要侵犯全身结缔组织,尤以心脏病变为重,可形成风湿性心内膜炎、风湿性心肌炎和风湿性心外膜炎。风湿性心内膜炎最终可造成心瓣膜病。

心瓣膜病是各种原因引起的以心脏瓣膜损害为主的疾病,表现为瓣膜口狭窄和(或)关闭不全,最终可导致心力衰竭。

心力衰竭是指在各种致病因素的作用下,心脏的收缩和(或)舒张功能发生障碍,使心排血量绝对或相对下降,以致不能满足机体代谢需要的病理过程。其病因是原发性心肌舒缩功能障碍和心脏负荷过重。本病发生机制是心肌的舒缩功能障碍。临床可出现一系列心排血量不足、肺循环淤血和体循环淤血的症状和体征。

目标检测

一、名词解释

1. 原发性高血压　2. 心绞痛　3. 心肌梗死　4. 风湿小体
5. 心力衰竭

二、填空题

1. 缓进型高血压根据病变发展过程可分为_____、_____、_____三期。
2. 动脉粥样硬化的基本病变,按病变进展可分为_____、_____和_____三期。
3. 动脉粥样硬化的继发性病变有_____、_____、_____、_____和_____。
4. 心肌梗死的并发症有_____、_____、_____、_____、_____等。
5. 风湿病的病变可分为_____、_____和_____三期,其_____期的特点是形成具有诊断意义的_____。

三、选择题

1. 缓进型高血压最常侵犯的血管是(　　)
   A. 全身细、小动脉　　　　B. 全身大、中动脉
   C. 全身细、小静脉　　　　D. 全身大、中静脉
   E. 主动脉

2. 高血压性心脏病代偿期的主要特点是(　　)
   A. 左心室扩张　　　　　　B. 右心室肥大
   C. 左心房扩张　　　　　　D. 左心室向心性肥大
   E. 左心衰竭

3. 原发性高血压脑出血最常见的部位是(　　)
   A. 大脑　　　　　　　　　B. 小脑
   C. 脑桥　　　　　　　　　D. 基底核、内囊
   E. 丘脑

4. 动脉粥样硬化病变主要发生于(　　)
   A. 大、中动脉　　　　　　B. 细、小动脉
   C. 微动脉　　　　　　　　D. 后微动脉
   E. 毛细血管

5. 冠状动脉粥样硬化最常受累的冠状血管是(　　)
   A. 左主干　　　　　　　　B. 右主干
   C. 左旋支　　　　　　　　D. 后降支
   E. 左前降支

6. 心肌梗死的好发部位多见于(　　)
   A. 左心室前壁
   B. 左心室后壁
   C. 左心室前壁、心尖部及室间隔前2/3
   D. 室间隔后1/3及右心室壁大部
   E. 右心室前壁

7. 风湿病可累及全身结缔组织,病变最为严重的部位是(　　)
   A. 心脏　　　　　　　　　B. 关节
   C. 血管　　　　　　　　　D. 皮肤
   E. 脑

8. 风湿性心内膜炎最常累及的瓣膜是(　　)
   A. 二尖瓣　　　　　　　　B. 三尖瓣
   C. 肺动脉瓣　　　　　　　D. 主动脉瓣
   E. 二尖瓣与主动脉瓣同时受累

9. 二尖瓣狭窄时,由于血流动力学的变化,首先引起(　　)
   A. 左心房扩张　　　　　　B. 左心室扩张
   C. 右心房扩张　　　　　　D. 左心室萎缩
   E. 右心室扩张

10. 二尖瓣关闭不全时,下述哪一项是错误的(　　)
    A. 左心房血量增多　　　　B. 左心室缩小
    C. 右室肥大　　　　　　　D. 肺淤血
    E. 左心衰竭

11. 左心衰竭时最常见的临床表现是(　　)
    A. 呼吸困难　　　　　　　B. 颈静脉怒张
    C. 胃肠道淤血　　　　　　D. 肝大
    E. 下肢水肿

12. 患者,女,61岁,突发持续性胸骨后疼痛6小时,伴恶心、呕吐及出冷汗,休息及含服硝酸甘油不能缓解,最

可能是(　　)

 A. 急性胆囊炎　　　 B. 急性胃炎

 C. 急性心肌梗死　　 D. 心肌炎

 E. 肋间神经炎

13. 患者,男,65岁,高血压病史20年,不规则服药,近年来常有心悸、胸闷、头晕等表现,今晨起床后感头痛、头晕加重,上午在与邻居争吵时,突然跌倒、昏迷,左侧肢体不能活动。查体:血压170/110mmHg,左侧肢体中枢性瘫痪,脑脊液压力增高,呈血性,经抢救无效死亡。根据临床资料,该患者死于(　　)

 A. 心肌梗死　　　　 B. 脑血栓形成

 C. 脑出血　　　　　 D. 心功能衰竭

 E. 脑软化

14. 患者,女,58岁。既往高血压病史15年,3个月前出现疲乏症状,近日出现劳力性呼吸困难,经休息后缓解,

患者最可能出现(　　)

 A. 急性肺水肿　　　 B. 高血压危象

 C. 慢性左心衰竭　　 D. 慢性右心衰竭

 E. 全心衰竭

15. 患者,女,60岁,风湿性心脏瓣膜病、二尖瓣狭窄,与此病发病密切相关的细菌是(　　)

 A. 金黄色葡萄球菌　 B. 肺炎球菌

 C. A组乙型溶血性链球菌　D. 大肠杆菌

 E. 革兰阴性杆菌

四、简答题

1. 简述原发性高血压、动脉粥样硬化和风湿病的基本病理变化。

2. 简述心力衰竭的病因及诱因。

(庞海红)

第10章 呼吸系统疾病

呼吸系统与外界直接相通,外界环境中有害物质,如病原微生物、烟雾、粉尘和有害气体等均可随空气进入呼吸系统,正常情况下机体可通过呼吸系统局部防御功能将各种有害物质清除,使进入的空气得以净化(自净),以维持呼吸系统健全功能。如果外界的有害物质侵入过多、毒力过强或者呼吸系统防御功能减弱,则可造成呼吸道损伤引起各种疾病的发生。本章重点介绍慢性支气管炎、慢性阻塞性肺气肿、慢性肺源性心脏病、肺炎及呼吸衰竭。

> **链接**
>
> **呼吸系统的防御功能**
>
> 呼吸系统的防御功能包括:①上呼吸道的空气调节和过滤作用:上呼吸道黏膜血管对吸入的空气具有温暖作用,黏膜分泌的液体对吸入的空气具有湿润作用,鼻毛的阻挡和分泌物的黏着、冲刷对吸入的空气具有过滤作用;②呼吸道纤毛黏液系统的清除异物功能:呼吸道从鼻腔到气管、支气管的黏膜都被覆着纤毛柱状上皮细胞,其间有杯状细胞,其下有黏液腺。杯状细胞、黏液腺分泌的黏液覆盖于纤毛上形成黏液膜,黏附进入的异物,通过纤毛有节律的自下而上的摆动及咳嗽反射将异物排出体外;③呼吸道巨噬细胞和淋巴组织的吞噬异物作用;④呼吸道局部抗体的特异性免疫功能:呼吸道黏膜分泌的 IgA 具有抗菌和抗病毒的作用。

第1节 慢性支气管炎

> **案例 10-1**
>
> 患者,男,55 岁,农民,因心悸、气短、双下肢水肿加重 5 天来院就诊。患者 12 年前出现咳嗽、咳痰(痰为白色黏液泡沫状)、气喘,尤以冬春季节为甚。近几年发作频繁,两年前出现心悸、气短,时而双下肢浮肿,休息后缓解。5 天前因受凉感冒病情加重,不能平卧。患者有吸烟史 38 年。体格检查:神志清晰,口唇发绀,颈静脉怒张,体温 37.8℃,心率 130 次/分,桶状胸,叩呈过清音,两肺布满干、湿啰音,肝肋下 3cm,质软,轻压痛,双下肢凹陷性水肿,胸片示双肺透亮度增加,心脏体积增大,肺动脉段突出、增粗。

> **问题:**
>
> 1. 根据病史和检查结果,做出病理诊断和诊断依据。
> 2. 分析疾病的演变过程,并解释其临床表现。

慢性支气管炎是发生在气管、支气管黏膜及其周围组织的慢性非特异性炎症,为慢性阻塞性肺疾病的一种。临床上以反复发作的咳嗽、咳痰、喘息为特征,每年持续 3 个月,连续 2 年以上发生,即可诊断为慢性支气管炎。此病多发生于中老年人,农村和北方寒冷地区较为多见,病程可长达数年至数十年。病情进一步发展,常出现慢性阻塞性肺气肿、慢性肺源性心脏病等并发症。

考点提示:慢性支气管炎的定义及临床诊断标准

> **链接**
>
> **慢性阻塞性肺疾病**
>
> 慢性阻塞性肺疾病(chronic obstructive pulmonary disease,COPD)是一组由肺实质和肺内小气道受损所致,以慢性气道阻塞、呼吸困难为特征的肺疾病的统称。其主要包括慢性支气管炎、慢性阻塞性肺气肿、支气管哮喘和支气管扩张症等。
>
> 我国流行病学调查表明,COPD 在 40 岁以上人群中患病率为 8.2%,且全球死亡原因中居第四位,说明 COPD 患者数多,死亡率高,严重影响了人类健康和生存质量,已成为重要的公共卫生问题。
>
> 吸烟是 COPD 发生的主要原因,吸烟者发病率比不吸烟者高 10 倍以上,戒烟后受损的支气管黏膜可以不同程度地恢复。因此,戒烟是预防 COPD 的有效措施。

一、病因和发病机制

慢性支气管炎的病因极为复杂,迄今尚有许多因素不甚明了。目前认为,与下列因素有关。

(一)外在因素

1. 理化因素 吸烟、空气污染与寒冷气候是引发慢性支气管炎的常见因素,特别是吸烟,现今公认为慢性支气管炎最主要的发病因素,吸烟者比不吸烟者患病率高2~8倍,患病率与吸烟时间长短、日吸烟量呈正相关。香烟中的焦油和尼古丁等有害物质不仅能损伤支气管黏膜上皮细胞,使纤毛运动受限,而且能促进杯状细胞增生,腺体分泌增加,黏液排出障碍,同时能削弱肺泡巨噬细胞的吞噬能力,又能引起支气管痉挛,增加气道阻力,降低局部抵抗力。空气中的有害气体可以直接损伤支气管黏膜,而寒冷空气能促进黏液分泌,并引起支气管平滑肌痉挛,使黏液排出困难,容易继发感染,诱发或加重病情。

2. 感染因素　反复病毒、细菌感染是慢性支气管炎发病和加剧的另一个重要因素。鼻病毒、乙型流感病毒、副流感病毒、黏液病毒、腺病毒、呼吸道合胞病毒等的反复感染,可造成呼吸道上皮损伤,局部防御功能下降,呼吸道寄居细菌继发感染。常见的细菌有流感嗜血杆菌、肺炎杆菌、肺炎链球菌、奈瑟球菌等。目前国内外研究认为,卡他莫拉菌可能为本病急性发作的最主要病原菌。

链接

卡他莫拉菌

卡他莫拉菌(moraxella catarrhalis,MC)首次发现于1896年,当时称之为卡他微球菌,尔后又称为卡他奈瑟菌和卡他布兰汉菌。革兰染色显示为阴性,故为革兰阴性菌。过去一直认为卡他莫拉菌对人体无致病性的上呼吸道正常寄居菌。但是,近20多年的研究发现,该菌不仅可以引起儿童和老年人的上呼吸道感染,而且还是引起成人下呼吸道感染的重要病原菌,是儿童上颌窦炎、中耳炎、肺炎以及成人慢性下呼吸道感染的第三位最常见致病菌,仅次于流感嗜血杆菌和肺炎链球菌,而且其发病率逐年增加,尤其多见于慢性阻塞性肺疾病患者。

3. 过敏因素　目前研究表明,慢性支气管炎的发生与细菌致敏的速发型和迟发型变态反应有关,尤其是喘息型慢性支气管炎患者,有过敏史者较多。变态反应使支气管收缩或痉挛、组织损伤和炎症反应,继而发生慢性支气管炎。

(二)内在因素

1. 神经因素　副交感神经功能亢进,气道敏感性增高,是喘息型慢性支气管炎发病的重要因素。

2. 营养因素　营养不良可引起机体抵抗力下降,同等条件下,易患疾病。

3. 年龄因素　随着年龄的增长,呼吸道生理功能逐渐退化,局部防御功能减弱,受到外界刺激时容易引起病变。

4. 遗传因素　遗传因素可能在慢性支气管炎发病中起一定的作用,如遗传性IgA分泌不足,呼吸道抗病毒、抗细菌功能减弱,易发慢性支气管炎。

内因、外因共同作用,促进慢性支气管炎的发生、发展,并导致并发症的发生。

考点提示:慢性支气管炎的主要病因

二、病理变化

慢性支气管炎病变主要累及支气管,由较大支气管,逐渐向细小支气管蔓延,各级支气管均可受累。受累的细支气管越多,病变越重,后果越严重。主要病变表现为慢性非特异性炎症。

1. 黏膜病变　支气管黏膜上皮细胞纤毛粘连、倒伏、脱落,甚至消失;黏膜上皮细胞变性、坏死、脱落,再生的上皮细胞中杯状细胞数目增多,可伴有鳞状上皮化生。

2. 腺体变化　支气管黏膜上皮细胞中杯状细胞数目增多,黏膜下黏液腺肥大、增生,部分浆液腺黏液化生,使黏液分泌亢进。由于长期腺体分泌亢进,导致后期腺体萎缩,甚至消失(图10-1)。

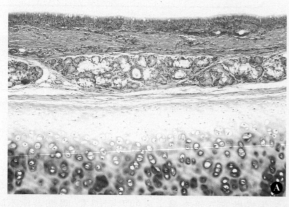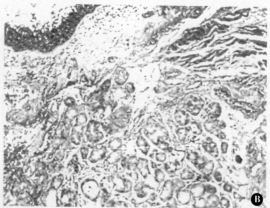

图10-1　腺体变化对比
A. 正常气管镜下10×10倍;B. 慢支腺体增生肥大镜下10×10倍

3. 管壁病变 早期支气管壁充血、水肿，巨噬细胞、淋巴细胞等慢性炎细胞浸润。后期支气管壁平滑肌束断裂、萎缩（喘息型慢性支气管炎患者支气管壁平滑肌束增生、肥大）；支气管壁环状软骨萎缩、变性、钙化、骨化；管壁纤维结缔组织增生，导致管壁塌陷、变硬、管腔狭窄、变形。

考点提示：慢性支气管炎患者咳嗽、咳痰的病理基础

三、病理临床联系

慢性支气管炎的主要临床表现为咳嗽、咳痰、喘息，每年持续3个月以上，冬春季节加重。由于慢性炎症刺激，腺体分泌增加，导致患者出现咳嗽、咳痰，痰液一般为白色黏液泡沫状，急性发作伴有感染时，痰为黄色脓性，且咳嗽加重，痰量增加，并有发热。由于支气管痉挛或支气管狭窄及黏液阻塞而引起喘息，患者表现为呼气困难，肺部听诊可闻及两肺干、湿性啰音；有喘息发作时，双肺布满哮鸣音，患者呼吸急促，不能平卧。

四、结局与并发症

慢性支气管炎如能去除病因，积极预防感冒，及时控制感染，加强锻炼，增强体质，避免反复发作，可使病变组织逐渐恢复和痊愈，否则可出现下列并发症：

1. 慢性阻塞性肺气肿 为慢性支气管炎最常见的并发症。炎症反复发作使支气管壁受损，黏液滞留或黏液栓形成，支气管腔不完全阻塞，吸入的气体不易呼出，使末梢肺组织过度充气形成肺气肿。

2. 慢性肺源性心脏病 慢性支气管炎合并慢性阻塞性肺气肿时，导致肺动脉压力升高，右心肥大，肺源性心脏病发生。

3. 支气管扩张症 长期反复发作的炎症，使支气管壁受损，管壁平滑肌、弹性纤维及软骨减少或消失，纤维结缔组织增生，支气管壁回缩力减弱，同时周围组织对支气管壁牵拉，咳嗽时支气管腔内压力升高，促使支气管持久性扩张。病变可局限于一侧肺叶或肺段，也可累及两肺，一般下叶多于上叶，左肺多于右肺，下叶背部更为多见。临床上以长期咳嗽、大量脓痰、反复咯血为主要特征，属于一种慢性化脓性疾病（图10-2）。

4. 支气管肺炎 老年人由于机体抵抗力低下，慢性支气管炎容易蔓延至支气管周围肺组织中，引起支气管肺炎。患者有寒战、发热，咳嗽加剧，痰量增加且呈脓性，白细胞计数及中性粒细胞增多，X线显示

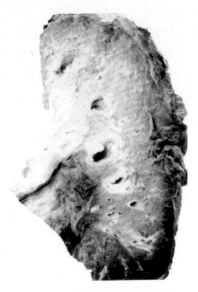

图10-2 支气管扩张症肉眼观

两下肺野有小斑点状或小片阴影。

5. 肺癌 少数慢性支气管炎患者可在鳞状上皮化生的基础上发生肺癌。

考点提示：慢性支气管炎最常见的并发症

第2节 慢性阻塞性肺气肿

肺气肿是指呼吸性细支气管、肺泡管、肺泡囊和肺泡过度充气呈持久性扩张，并伴有肺组织弹性减弱，肺泡间隔破坏，容积增大的病理状态。临床上有急性和慢性两种类型，但以慢性阻塞性肺气肿多见。

考点提示：肺气肿定义

一、病因和发病机制

慢性阻塞性肺气肿常为支气管和肺疾病的并发症，其中以慢性支气管炎最为多见。引起慢性支气管炎的因素均能引起慢性阻塞性肺气肿。

（一）细支气管不完全阻塞

慢性支气管炎使细、小支气管壁增厚，管腔狭窄，同时分泌物增多、滞留或黏液栓形成，导致呼吸道不完全阻塞，被动呼气过程受阻，主动吸气过程相对通畅，气体滞留于末梢肺组织中，肺含气量增多，肺泡扩张，间隔变薄、断裂，相邻肺泡互相融合形成肺气肿。

（二）细支气管壁弹性降低

慢性支气管炎造成细支气管、肺泡壁损伤，对细支气管的支撑作用减弱，回缩力降低，呼气时支气管壁塌陷，呼气发生困难，导致末梢肺组织过度充气，逐

渐形成肺气肿。

此外,遗传性的 α₁-抗胰蛋白酶缺乏,中性粒细胞和单核细胞释放的弹性蛋白酶增多、活性增强,组织代谢大量氧自由基的产生,均与肺气肿的发生有关。

链接

α₁-抗胰蛋白酶与肺气肿的关系

　　α₁-抗胰蛋白酶是弹性蛋白酶的抑制物,正常人血清中的效价可随炎症加剧而相应增加,以保护肺组织不致受过多的蛋白分解酶破坏。当遗传性 α₁-抗胰蛋白酶缺乏,肺部有炎症时,中性粒细胞和巨噬细胞释放的弹性蛋白分解酶数量增加、活性增强,能过多地降解肺组织中的弹性蛋白、胶原基质中的Ⅳ型胶原和蛋白多糖,破坏肺组织结构,引起肺气肿。

　　α₁-抗胰蛋白酶缺乏的家族,肺气肿的发病率比一般家族高 15 倍,且常无慢性支气管炎病史,大多在 40 岁以前发病,多见于欧洲白种人群,在我国少见。

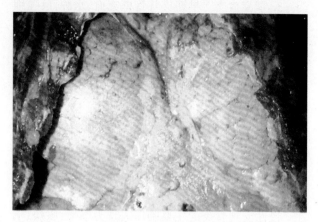

图 10-3　肺气肿肉眼观

二、病理变化

　　肉眼观察:病变肺脏的体积增大,边缘钝圆,灰白色或苍白色,质地柔软,弹性降低,表面可见肋骨压痕,有时表面可见大小不等的含气囊泡。切面肺组织呈蜂窝状,可见扩大的肺泡囊腔,大者超过 1mm,触之有捻发音(图 10-3)。

　　镜下观察:肺泡扩张,间隔变窄,肺泡孔扩大,部分肺泡间隔断裂,扩张的肺泡融合成较大的囊腔。细小支气管有慢性炎症改变,肺泡壁毛细血管受压、数目减少,肺小动脉内膜纤维性增厚(图 10-4)。

考点提示:肺气肿的病变特点

三、病理临床联系

　　早期,患者多无明显表现,仅在劳动、登高时出现气急。随着病变发展,因呼吸面积、肺泡壁毛细血管逐渐减少,平地活动甚至在静息时也感觉气急,如并发感染,病变加重,可出现缺氧及酸中毒等。由于长期进行性呼气性呼吸困难,肺残气量增加,患者胸廓前后径加大,呈桶状胸,叩诊呈过清音,X 线检查肺野透亮度增加,膈肌下移。

考点提示:肺气肿的临床特点

四、结局与并发症

　　本病如能去除病因,积极治疗,有效预防感染,合理膳食,增强抵抗力,病变可以控制,症状可以缓解,否则出现下列并发症。

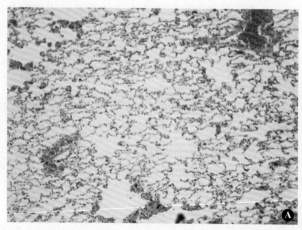
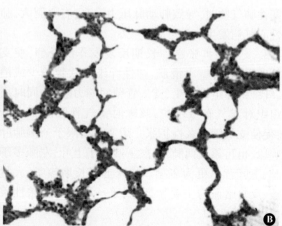

图 10-4　肺泡变化对比
A. 正常肺泡镜下 10×10 倍;B. 肺气肿镜下 10×10 倍

1. 慢性肺源性心脏病及右心功能衰竭　肺气肿时肺泡间隔变窄、断裂、肺泡融合、肺泡壁毛细血管减少，肺循环阻力加大，肺动脉压升高，右心阻力负荷加重，逐渐发展为慢性肺源性心脏病及右心功能衰竭。

2. 自发性气胸和皮下气肿　肺气肿时出现的肺大泡破裂可导致自发性气胸，若位于肺门区可致纵隔气肿，气体上升至肩部、颈部皮下形成皮下气肿。

3. 呼吸衰竭和肺性脑病（详见本章第5节）

第3节　慢性肺源性心脏病

慢性肺源性心脏病简称肺心病，是由慢性肺疾病、肺血管疾病及胸廓运动障碍性疾病引起的以肺动脉高压，右心室肥大、扩张为特征的心脏病。在我国发病率较高，尤其是农村，一般40岁以上发病，其发病率随年龄增长而升高。

考点提示：肺心病定义

一、病因和发病机制

肺心病发生的关键环节是肺动脉压增高，右心阻力负荷加重，导致右心室肥厚、扩张。引起肺动脉高压的原因有：

1. 肺疾病　引起肺心病的肺疾病中，以慢性支气管炎并发慢性阻塞性肺气肿最常见，约占80%～90%；其次为支气管哮喘、支气管扩张症、肺结核病和肺尘埃沉着病等。这些疾病既可造成肺的通气和换气障碍，引起机体缺氧，使肺小动脉痉挛，又可引起肺小动脉中膜肥厚，压力升高，还可使肺毛细血管减少，肺循环阻力增加，肺动脉压增高，导致右心室肥大、扩张。

2. 胸廓疾病　如胸廓畸形、脊柱侧弯等，既可引起限制性通气障碍，又可压迫肺血管，导致肺动脉高压。

3. 肺血管疾病　较少见，如原发性肺动脉高压、结节性多动脉炎等可直接引起肺动脉压力升高。

考点提示：肺心病发生的关键环节

二、病理变化

1. 肺部病变　肺心病除肺原发病变外，主要是肺小动脉的变化。肌型肺小动脉中膜平滑肌细胞增生、细胞外基质增多，内皮细胞增生、肥大，内膜下出现纵行肌束，使血管壁增厚，管腔狭窄。无肌细动脉出现中膜肌层和内外弹力层，即发生无肌细动脉肌化。还可发生肺小动脉炎、肺小动脉血栓形成与机化

及肺泡壁毛细血管显著减少（图10-5）。

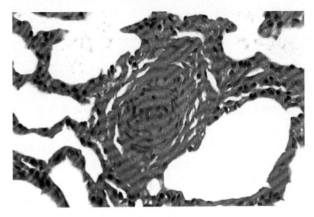

图10-5　肺心病肺小动脉变化镜下 10×40 倍

2. 心脏病变　肉眼观察：心脏体积增大，重量增加，可达850g，心尖钝圆，肺动脉圆锥显著膨隆，通常以肺动脉瓣下2cm处右心室肌壁厚度超过5mm（正常为3～4mm）作为诊断肺心病的形态标准。镜下观察：心肌细胞肥大、增宽，细胞核增大、着色加深。

考点提示：诊断肺心病的形态标准

三、病理临床联系

临床上肺心病首先有原发疾病的表现，如由慢性支气管炎演变而来的，患者有咳嗽、咳痰、喘息等表现；有呼吸功能障碍的，表现出呼吸困难、发绀等。还逐渐出现右心衰竭的症状和体征，如心悸、肝脾肿大、下肢水肿等，严重时发生肺性脑病。

> **链接**
>
> **慢性支气管炎的危险与预防**
>
> 　　慢性支气管炎初期症状较轻，常不引起重视，等到病变持续进展并发慢性阻塞性肺气肿、慢性肺源性心脏病时，就会引起心肺功能障碍，严重影响健康，降低生活质量，甚至导致死亡。因此，做好预防保健工作十分重要。努力戒烟，改善环境，减少有害物质对呼吸道的刺激；加强锻炼，增强营养，保持健康心态，提高机体抵抗力和对损伤的修复能力；积极治疗上呼吸道感染，防止反复损伤、病情加重。这样能有效控制本病的发生、发展，提高治愈率，降低死亡率。

第4节　肺　炎

肺炎是肺组织炎症的总称，是呼吸系统的常见病、多发病，病变多为急性渗出性炎症。按其病因将肺炎分为细菌性肺炎、病毒性肺炎、支原体性肺炎、真菌性肺炎和寄生虫性肺炎等；根据病变部位、范围分为大叶性肺炎、小叶性肺炎和间质性肺炎；按病变性

质可分为浆液性肺炎、纤维素性肺炎、化脓性肺炎和出血性肺炎等。

链接

肺大叶与肺小叶

人有左右两肺,每侧肺都有深入肺内的裂隙,肺借此分成肺叶(肺大叶)。左肺由斜裂分为上、下两叶,右肺由斜裂、水平裂分为上、中、下三叶,因此肺共有五个大叶,即左二右三。

肺是以支气管反复分支形成的支气管树为基础构成的,肺叶支气管入肺后分为肺段支气管,肺段支气管又逐渐分支,管径越来越细,管径小于1mm者称为细支气管,细支气管继续分支,管径小于0.5mm者称为终末细支气管,继续不断分支,直至肺泡。每条细支气管连同其各级分支结构和所属的肺泡共同构成一个肺小叶。

一、大叶性肺炎

案例 10-2

患者,男,20岁,酗酒后遭雨淋,当天晚上突然起病,寒战、高热、呼吸困难、胸痛,继而咳嗽、咳铁锈色痰,其家属急送当地医院就诊。听诊左肺下叶闻及大量湿性啰音,触诊语颤增强,化验 WBC 17.0×10⁹/L,X线示左肺下叶有大片致密阴影。入院经抗生素治疗,病情好转,各种症状逐渐消失,住院七天出院。征兵体检时 X 线示左肺下叶有约 3cm×2cm 大小不规则阴影,边界不清,疑为"支气管肺癌",在当地医院即行左肺下叶切除术,病理检查示病变为肉芽组织。

问题:

1. 根据发病经过及检查结果,给出病理诊断。

2. 用病理学知识解释患者出现寒战、高热、白细胞计数增加、咳铁锈色痰的原因。

3. 肺部为什么会出现肉芽组织?

大叶性肺炎主要是由肺炎链球菌引起,病变累及肺大叶的急性纤维素性渗出性炎症。病变从肺泡开始,迅速蔓延到肺段乃至整个大叶或几个大叶。临床表现为骤然起病、寒战、高热、胸痛、咳嗽、咳铁锈色痰、呼吸困难,并有肺实变体征及外周血白细胞计数增加等。此病多见于青壮年,好发于冬春季。

考点提示:大叶性肺炎定义

(一)病因和发病机制

大叶性肺炎95%以上是由致病力强的肺炎链球菌引起,少数可由金黄色葡萄球菌、溶血性链球菌、流感嗜血杆菌等引起。肺炎链球菌存在于正常人的鼻咽部,受冷、疲劳、醉酒、感冒、麻醉等使呼吸道防御功能减弱时,尤其是呼吸道黏液增多时,细菌可被黏液

包裹保护,进入肺泡内生长、繁殖,引起过敏反应,使肺泡壁毛细血管扩张,通透性增高,浆液、红细胞、白细胞和大量纤维蛋白渗出,并通过肺泡间孔或呼吸性细支气管迅速向邻近肺组织蔓延,从而波及整个大叶。在大叶间的蔓延则被认为是带菌渗出液经叶支气管播散所致。

(二)病理变化及病理临床联系

病变一般发生在单侧肺脏,多见于左肺下叶,累及一个肺叶或先后发生于两个以上肺叶。病变特征是肺泡腔中大量纤维素渗出,肺泡壁结构未被破坏。病变发展过程可分为四期。

1. **充血水肿期** 发病后第1~2天的变化。肉眼观察:病变肺叶肿大,重量增加,暗红色,切面可挤出血性泡沫状液体。镜下观察:肺泡壁毛细血管扩张充血,肺泡腔内有较多的浆液渗出,并有少量红细胞和中性粒细胞、单核细胞,渗出液可检出肺炎链球菌。临床出现寒战、高热、周围血白细胞计数增加等毒血症表现,X线检查见片状模糊阴影(图10-6)。

2. **红色肝样变期** 发病第2~4天的变化。肉眼观察:病变肺叶肿大,重量增加,暗红色,质实如肝,故称红色肝样变期。切面粗糙颗粒状,相应的胸膜面上可有纤维素性渗出物覆盖。镜下观察:肺泡壁毛细血管进一步扩张、充血,肺泡腔内有大量的红细胞、纤维素、少量中性粒细胞和巨噬细胞,其中纤维素连接成网,并穿过肺泡间孔与相邻肺泡中的纤维素网相连,渗出物中仍可检出细菌。临床上由于肺泡腔中渗出的红细胞被巨噬细胞吞噬,崩解转化形成含铁血黄素混入痰中,导致患者出现咳嗽、咳铁锈色痰。由于病变范围广泛,病变肺泡因大量渗出而通气功能障碍,但肺泡壁毛细血管扩张,血流可正常或增多,从而使通气血流比例降低,大量静脉血未能氧合便流入左心,导致动脉血氧降低,患者出现呼吸困难、发绀症状,并表现出肺实变体征,叩诊呈浊音、触诊语颤增强,X线检查病变肺部呈大片均匀致密阴影。病变如波及胸膜,可出现胸痛(图10-7)。

3. **灰色肝样变期** 发病后第5~6天的变化。肉眼观察:病变肺叶仍肿大,重量增加,由于充血消退而呈灰白色,质实如肝,故称灰色肝样变期。镜下观察:肺泡壁毛细血管受压闭塞,肺泡腔内充满致密纤维素网,网眼中有大量中性粒细胞,红细胞消失,相邻肺泡中纤维素经肺泡间孔相互连接更为显著,渗出物中肺炎链球菌大多被消灭,不易检出。临床表现基本同红色肝样变期,但因实变区血流大为减少,未经氧合的静脉血流入左心也随之减少,故缺氧状况有所改善。因肺泡腔中渗出的红细胞消失,咳出的痰由铁锈色痰逐渐变为黏液脓性痰(图10-8)。

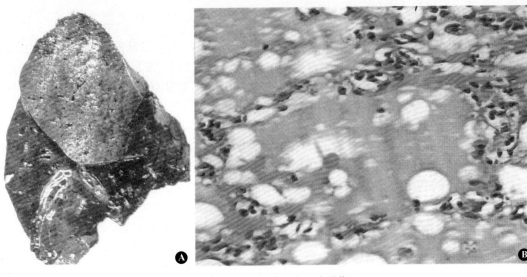

图 10-6　大叶性肺炎充血水肿期

A. 肉眼观；B. 镜下 10×40 倍

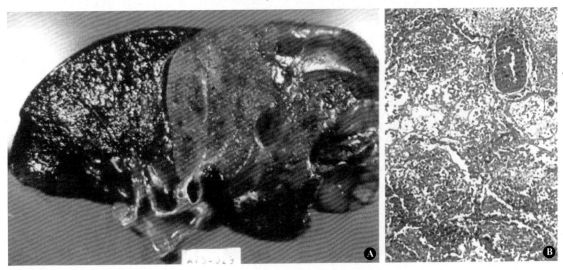

图 10-7　大叶性肺炎红色肝样变期

A. 肉眼观；B. 镜下 10×10 倍

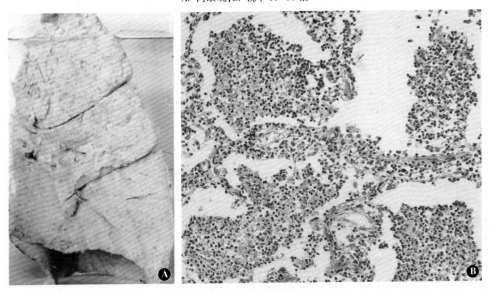

图 10-8　大叶性肺炎灰色肝样变期

A. 肉眼观；B. 镜下 10×20 倍

4. 溶解消散期　发病后 7 天左右进入此期。随着机体抵抗力增强,肺泡腔内巨噬细胞增多,病原菌被消灭,坏死的中性粒细胞释放蛋白溶解酶,溶解渗出的纤维素,溶解物部分经气道咳出,部分经淋巴管吸收或被巨噬细胞吞噬清除。肉眼见实变的肺组织质地变软,病灶消失,渐近黄色,挤压切面可见少量脓样混浊液体溢出。由于肺泡壁结构未被破坏,最终肺组织逐渐恢复正常结构和功能,患者体温逐渐降至正常,痰稀薄,痰量由多变少,各种症状和肺实变体征逐渐消失,X 线检查阴影密度逐渐降低。此期约需 1~3 周时间(图 10-9)。

上述四期经过是一个连续的过程,无绝对界限,同一病变肺叶的不同部位也可呈现不同阶段的病变。自早期抗生素使用以后,典型的四期病程已很少见到,常表现为节段性肺炎,病程明显缩短(表 10-1)。

考点提示:大叶性肺炎的病变性质、病变分期

(三)结局与并发症

由于病变局限于肺泡内,肺泡壁结构未被破坏,绝大多数患者经过积极治疗均可痊愈,少数患者由于治疗不及时、机体抵抗力低或病情严重可出现下列并发症:

1. 感染性休克　多见于严重病例,是大叶性肺炎严重的并发症。严重感染引起毒血症时可发生休克,称休克型或中毒性肺炎,如未及时抢救,病死率较高。

2. 败血症或脓毒败血症　严重感染时,细菌侵入血流并生长繁殖,可引起全身中毒症状及化脓性脑膜炎、心内膜炎、关节炎等。

3. 肺脓肿及脓胸或脓气胸　多见于由金黄色葡萄球菌引起的肺炎。肺组织坏死化脓形成脓肿,脓肿累及胸膜或破入胸腔引起脓胸或脓气胸(图 10-10)。

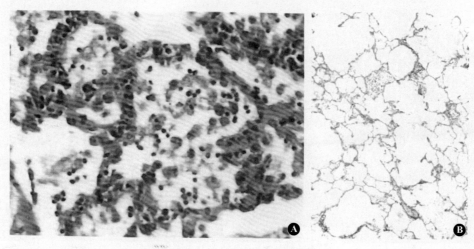

图 10-9　大叶性肺炎溶解消散期
A. 镜下 10×40 倍;B. 镜下 10×10 倍

表 10-1　大叶性肺炎各期病变及临床表现比较表

分期	充血水肿期	红色肝样变期	灰色肝样变期	溶解消散期
发生时间	发病后 1~2 天	发病后 2~4 天	发病后 5~6 天	发病后 7 天左右
大体特点	病变肺叶肿大、暗红色,切面可挤出血性泡沫液体	病变肺叶肿大,暗红色,质实如肝,切面颗粒状	同红色肝样变期,但色泽由暗红色变为灰白色	病变肺叶质地变软,渐近灰黄色
镜下特点	肺泡壁充血、水肿,肺泡腔大量浆液渗出	肺泡壁充血,肺泡腔有大量红细胞和纤维素	肺泡壁毛细血管受压,肺泡腔充满纤维素及中性粒细胞	肺泡腔中巨噬细胞增多,中性粒细胞变性坏死,纤维素溶解吸收
主要症状	寒战、高热,白细胞计数增加	稽留热,咳铁锈色痰,发绀	同红色肝样变期,但发绀减轻	体温渐至正常,症状逐渐消退
主要体征	呼吸音减弱,可闻及湿啰音	肺实变体征,可闻及支气管呼吸音或胸膜摩擦音	同红色肝样变期	肺实变体征逐渐消失,可闻及湿啰音
X 线检查	淡薄均匀阴影	大片致密阴影	同红色肝样变期	阴影密度降低

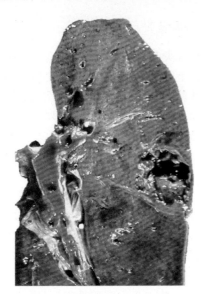

图10-10 大叶性肺炎合并肺脓肿并形成空洞肉眼观

4. 肺肉质变 在灰色肝样变期,因肺泡腔中中性粒细胞渗出过少,渗出的纤维素不能完全被溶解吸收,则由肉芽组织取代,病变部位肺组织变成褐色肉样纤维组织,称肺肉质变,也称机化性肺炎(图10-11)。

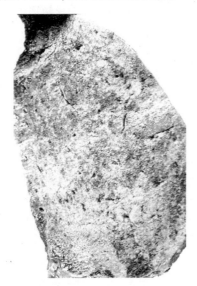

图10-11 大叶性肺炎肺肉质变肉眼观

5. 胸膜粘连 病变肺叶对应胸膜渗出的纤维素不能完全溶解吸收,由肉芽组织取代,使胸膜增厚、粘连。

考点提示:大叶性肺炎的并发症及肺肉质变定义

二、小叶性肺炎

小叶性肺炎是以细支气管为中心,肺小叶为单位,呈灶状散在分布的肺组织的急性化脓性炎症,也称支气管肺炎。主要临床表现有发热、咳嗽、咳痰等,听诊两肺湿啰音。多见于小儿、老年人、体弱者,冬春季节气候骤变时多发,常为其他疾病的并发症。

案例10-3

患儿,男,4岁,因咳嗽、咳痰、气喘一周,加重2天入院。体格检查:患儿精神萎靡,呼吸急促,鼻翼扇动,口周发绀,体温39.5℃,呼吸32次/分,心率166次/分,心音钝,两肺下部背侧可闻及湿啰音,化验WBC 23.0×10^9/L,中性粒细胞分类84%,X线示双肺下叶灶状阴影。临床诊断:小叶性肺炎,心力衰竭。治疗无效死亡。

尸检摘要:病变切面见粟粒大小散在灰黄色病灶,有处病灶融合成蚕豆大小。镜下见病灶中央细支气管壁充血、中性粒细胞浸润,管腔中充满大量中性粒细胞和脱落的上皮细胞,病灶周围肺泡中可见浆液和炎细胞。

问题:

1. 你是否同意临床诊断?根据是什么?死因是什么?

2. 根据病理变化解释临床表现。

考点提示:小叶性肺炎定义

(一) 病因和发病机制

小叶性肺炎常为多种细菌混合感染所致,致病菌通常为口腔及上呼吸道内致病力较弱的常驻寄生菌,如肺炎链球菌、葡萄球菌、绿脓杆菌、大肠杆菌、流感嗜血杆菌等。某些诱因如患呼吸道急性传染病、醉酒、全身麻醉等使机体抵抗力下降,呼吸道防御机能受损,黏液分泌增多,这些细菌即可入侵细支气管及末梢肺组织并繁殖,引起小叶性肺炎。因此,小叶性肺炎常为某些疾病的并发症,如麻疹后肺炎、坠积性肺炎、吸入性肺炎、手术后肺炎等。

(二) 病理变化

小叶性肺炎的病变特征是肺组织内散在一些以细支气管为中心的化脓性炎症病灶。肉眼观察:两肺各叶均可见散在的病灶,但以下叶背侧为重。切面病灶大小不等,形状不规则,直径多在1cm左右,质地较实,暗红色或灰黄色,略显隆起,中央可见受损的细支气管,挤压时有脓性渗出物溢出。严重者,病灶相互融合或累及全叶,称融合性小叶性肺炎,很少累及胸膜。病灶附近肺组织呈代偿性肺气肿。镜下观察:病变呈多灶性,病变表现和严重程度不一,初为浆液性炎症,逐渐发展为化脓性炎症。受累的细支气管壁充血、水肿,中性粒细胞浸润,管腔内充满大量的中性粒细胞、浆液、脓细胞、脱落的黏膜上皮细胞。细支气管周围受累的肺泡壁毛细血管扩张充血,肺泡腔内初期含有浆液渗出物,随即出现中性粒细胞、脱落的肺泡上皮细胞,尚可见少量红细胞和纤维素。病灶周围肺组织呈不同程度肺气肿和肺不张(图 10-12、图 10-13)。

考点提示:小叶性肺炎的病变性质、好发部位

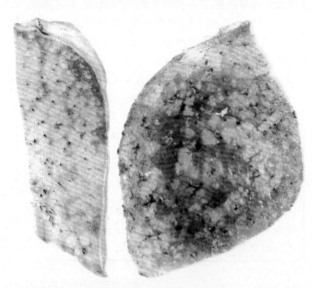

图 10-12　小叶性肺炎肉眼观

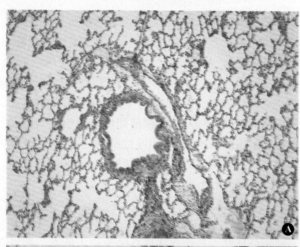

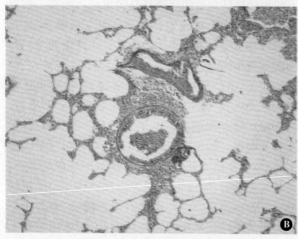

图 10-13　细支气管变化对比
A. 正常细支气管镜下 10×10 倍;B. 小叶性肺炎镜下 10×10 倍

(三) 病理临床联系

小叶性肺炎起病隐匿,临床症状容易被原发病所掩盖。临床上因化脓性炎症而出现发热、咳嗽和咳黏液脓性痰或脓痰等症状。病变细支气管和肺泡腔中含有渗出物,听诊可闻及两肺散在湿啰音。病灶小而且分散,除融合性小叶性肺炎外,肺实变体征不明显,X 线检查可见散在不规则小片状或斑点状模糊阴影。

(四) 结局和并发症

小叶性肺炎如发现及时、治疗恰当,多数患者预后良好,肺内渗出物可完全吸收而痊愈。但对幼儿、老年人、体弱者,特别是并发其他严重疾病时,预后较差。常见的并发症有:

1. 呼吸衰竭　若病变范围广泛,影响肺泡通气和换气功能,则引起呼吸衰竭。

2. 心力衰竭　由于缺氧,肺小动脉痉挛,肺循环阻力增加,加之毒血症,心肌细胞变性,可导致心力衰竭发生。

3. 肺脓肿及脓胸或脓气胸　多见于由金黄色葡萄球菌引起的肺炎。肺组织坏死化脓形成脓肿,脓肿累及胸膜或破入胸腔引起脓胸或脓气胸。

4. 支气管扩张症　支气管破坏严重且病程长者,可导致支气管扩张症。

考点提示:小叶性肺炎的并发症

三、间质性肺炎

间质性肺炎是指发生在肺间质的炎症,以淋巴细胞、单核细胞浸润为特征。由于病理变化和临床症状与大叶性肺炎、小叶性肺炎均不同,故临床上称之为原发性非典型性肺炎。主要由病毒和肺炎支原体引起。

考点提示:间质性肺炎定义

(一) 病毒性肺炎

病毒性肺炎多见于儿童,症状轻重不等,但婴幼儿和老年患者病情较重。本病主要通过呼吸道飞沫传播,一般为散发,偶可引起流行。

1. 病因与发病机制　病毒性肺炎是由流感病毒、呼吸道合胞病毒、副流感病毒、麻疹病毒、腺病毒、巨细胞病毒和冠状病毒等引起的间质性肺炎。上呼吸道病毒感染从支气管、细支气管开始,沿肺间质向下蔓延而引起肺炎。

2. 病理变化　肉眼观察:病变可不明显,肺组织因充血、水肿而轻度肿大。镜下观察:肺间质充血、水

肿,淋巴细胞和单核细胞浸润,肺泡间隔明显增宽。肺泡腔内一般无渗出物或仅有少量浆液,病变严重时肺泡腔内可出现由浆液、少量纤维蛋白、红细胞及巨噬细胞组成的炎性渗出物,甚至可发生肺组织坏死。由流感病毒、麻疹病毒、腺病毒引起的病毒性肺炎,肺泡腔中的渗出物常浓缩成红染的膜状物,贴附于肺泡内表面,即透明膜形成。有些病毒性肺炎,增生的细支气管上皮、肺泡上皮、巨噬细胞及形成的多核巨细胞内,可见圆形、椭圆形、红细胞大小、红染、周围有一清晰透明晕的病毒包涵体,为诊断病毒性肺炎的重要组织学依据(图10-14)。

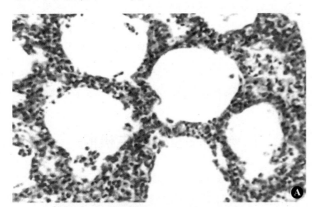

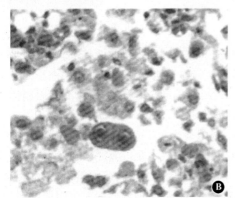

图10-14 病毒性肺炎(A)及其病毒包涵体(B)
A. 镜下10×20倍;B. 镜下10×40倍

考点提示:诊断病毒性肺炎的重要组织学依据

3. 病理临床联系 病毒性肺炎临床表现为病毒血症和呼吸道症状。由于病毒血症患者出现发热、头疼、全身酸痛、倦怠等症状。由于炎症刺激支气管壁可引起剧烈咳嗽,但痰量不多。由于渗出性改变,血气交换障碍,患者明显缺氧,呼吸困难、发绀。由于病毒感染,周围血白细胞计数正常、稍高或偏低。早期肺部无实变体征和啰音,X线见肺部斑点状、片状或均匀阴影。严重病例或合并细菌感染时,可造成心力衰竭、呼吸衰竭等严重后果。

(二) 支原体肺炎

支原体肺炎多见于儿童和青少年,通过呼吸道飞沫传播,秋冬季节发病较多,通常为散发,偶尔引起流行。

1. 病因与发病机制 支原体肺炎是由肺炎支原体引起的一种间质性肺炎。经飞沫传播的肺炎支原体侵入呼吸道后,在支气管黏膜繁殖,当局部免疫力下降时,向四周扩散引起炎症。

2. 病理变化 肉眼观察:病变常仅累及一个肺叶,以下叶多见,病灶呈节段性分布,暗红色,无明显实变,切面可有少量红色泡沫状液体溢出。镜下观察:病变区域肺泡间隔明显增宽,有大量淋巴细胞、浆细胞和单核细胞浸润,肺泡腔内无渗出物或仅有少量混有单核细胞的浆液性渗出物。

3. 病理临床联系 一般起病较急,为急性炎症,预后良好。多有发热、头痛、咽痛及剧烈咳嗽,常为干性呛咳。X线检查显示肺纹理增重及网织状阴影。痰、鼻分泌物及咽喉拭子能培养出肺炎支原体。

链接

肺炎的危害及预防

据世界卫生组织(WHO)统计,肺炎是世界范围内多发而严重的感染性疾病,在全球发生和造成死亡的疾病中,肺炎被列为第三位高危害疾病。特别是对小儿的危害越来越大,每年全球大约有100万5岁以下儿童死于肺炎,在我国已成为5岁以下儿童死亡的首位原因,占全部死亡原因的19%。肺炎链球菌感染是引起肺炎的重要原因,而肺炎链球菌对抗生素耐药性的增强,加大了肺炎的治疗难度。目前增强体质、提高自身免疫力是预防肺炎损害的有效途径,其中肺炎疫苗的应用,可预防90%以上肺炎链球菌菌型的危害,降低肺炎的发生率,提高人群健康指数(表10-2)。

表10-2 大叶性肺炎、小叶性肺炎、间质性肺炎的区别

比较内容	大叶性肺炎	小叶性肺炎	间质性肺炎
病因	95%为肺炎链球菌感染	肺炎链球菌、葡萄球菌等混合感染多见	病毒或肺炎支原体感染多见
发病情况	青壮年多见,原发病	小儿、老人和久病体弱者多见,继发病	儿童、青少年多见,散发,偶尔流行
病变部位	肺实质	肺实质	肺间质

续表

比较内容	大叶性肺炎	小叶性肺炎	间质性肺炎
病变性质	纤维素性渗出性炎症	化脓性炎症	非特异性渗出性炎症
大体特点	以大叶为范围的肺实变,暗红色或灰白色	病灶以小叶为单位,散布两肺,下叶多见,约1cm大小,可融合、灰黄色	病变常位于一侧肺,下叶多见,斑片状
镜下特点	肺泡腔内大量纤维素渗出	病灶中细支气管及周围肺泡化脓性病变	肺间质充血,水肿,淋巴细胞、单核细胞浸润
临床特点	寒战、高热,咳嗽,咳铁锈色痰,呼吸困难等,可闻及支气管呼吸音或胸膜摩擦音	发热,咳嗽,咳黏液脓性痰,双肺散在湿啰音	发热,乏力,刺激性咳嗽,痰少或无,外周血单核细胞、淋巴细胞分类增加

第5节 呼吸衰竭

案例10-4

特发性肺间质纤维化患者,男,33岁,因气短入院。体格检查:患者呼吸急促,发绀,体温36.5℃,心率104次/分,呼吸60次/分,肺活量1000ml,两肺底闻及湿性啰音,PaO_2 6kPa,$PaCO_2$ 7kPa。

问题:

1. 该患者发生了哪型呼吸衰竭?机制如何?
2. 患者为何发生呼吸困难?

机体与外界环境之间的气体交换过程,称为呼吸。呼吸过程由三个相互衔接并同时进行的环节来完成(图10-15)。

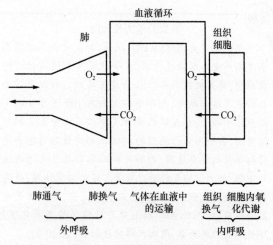

图10-15 呼吸过程示意图

呼吸衰竭是指由于外呼吸功能障碍,导致动脉血氧分压(PaO_2)低于8kPa,伴有或不伴有二氧化碳分压($PaCO_2$)高于6.67kPa的病理过程。呼吸衰竭的分类方法很多,根据不同分出的类型也不一样,但其共同特点是血氧分压降低,伴有或不伴有二氧化碳分压增高。根据血气变化特点,分为低氧血症型(即Ⅰ型)呼吸衰竭和低氧血症伴高碳酸血症型(即Ⅱ型)

呼吸衰竭;根据发病机制不同,分为通气性呼吸衰竭和换气性呼吸衰竭;根据原发病变部位不同,分为中枢性呼吸衰竭和外周性呼吸衰竭;根据病程,分为急性呼吸衰竭和慢性呼吸衰竭。

考点提示:呼吸衰竭定义及根据血气变化特点的分类

一、原因和发生机制

临床上呼吸衰竭的原因很多,但都不外乎使肺通气和(或)换气过程发生障碍,从而导致呼吸衰竭。

(一)肺通气功能障碍

肺通气是在呼吸中枢的调控下,通过呼吸肌的收缩与舒张,胸廓和肺有节律的扩张和缩小来完成。根据损伤的机制不同,肺通气障碍可分为限制性通气不足和阻塞性通气不足。

1. 限制性通气不足 是指吸气时肺泡扩张受限所引起的肺泡通气不足。其原因和发生机制包括:

(1)呼吸肌活动障碍:脑血管意外、脑肿瘤、周围神经炎等中枢和周围神经病变对呼吸肌的调控障碍,镇静药、安眠药、麻醉药等过量使用对呼吸中枢的抑制作用,长期呼吸困难造成的呼吸肌疲劳,缺氧、低血钾等引起的呼吸肌无力,均可造成呼吸动力减弱,导致肺通气不足。

(2)胸廓顺应性降低:严重的胸廓畸形、气胸及胸膜纤维化等可使胸廓顺应性降低,弹性阻力加大,限制胸廓的扩张,导致肺通气不足。

(3)肺顺应性降低:肺结核、矽肺等导致的肺纤维化,Ⅱ型肺泡上皮细胞发育不全(新生儿呼吸窘迫综合征)、急性损伤(成人呼吸窘迫综合征)导致的肺泡表面活性物质合成与分泌减少,肺过度通气、肺水肿等导致的肺泡表面活性物质消耗、稀释、破坏增加,均可引起肺泡扩张的弹性阻力加大,造成限制性通气不足。

(4)胸腔积液和气胸:胸腔大量积液和张力性气

胸可压迫肺,使肺扩张受限。

呼吸窘迫综合征

新生儿呼吸窘迫综合征(NRDS)指新生儿出生后已有了短暂(数分钟至数小时)的自然呼吸,继而发生进行性呼吸困难、发绀、呻吟等急性呼吸窘迫症状和呼吸衰竭。多见于早产儿、过低体重儿或过期产儿。患儿肺内形成透明膜为其主要病变,故又称新生儿肺透明膜病。

急性呼吸窘迫综合征(ARDS)是由急性肺损伤引起的呼吸衰竭。即在某些致病因子作用下,如创伤、烧伤、感染等,特别是在休克初期复苏后,突然出现以进行性缺氧和呼吸困难为特征的急性呼吸窘迫症状,临床过程与NRDS类似。其病变特点为肺水肿、肺不张、支气管痉挛、肺血管收缩及DIC。通常表现为Ⅰ型呼吸衰竭,极端严重者,可发生Ⅱ型呼吸衰竭。

2. 阻塞性通气不足　由于气道狭窄或阻塞引起的肺泡通气障碍称为阻塞性通气不足。气道阻塞可分为中央性与外周性两种。

(1)中央性气道阻塞:指气管分叉处以上的气道阻塞。阻塞若位于中央性气道的胸外部分(如声带麻痹、炎症、水肿等),吸气时气道内压明显低于大气压,气道狭窄加重,通气阻力增加,肺泡通气障碍,出现吸气性呼吸困难,呼气基本不受影响。阻塞若位于中央性气道的胸内部分,呼气时胸膜腔内压增高而压迫气道,使气道狭窄加重,出现呼气性呼吸困难,吸气基本不受影响。

(2)外周性气道阻塞:主要见于内径小于2mm的小支气管阻塞。如慢性阻塞性肺疾病,不仅使小支气管壁增厚、痉挛和顺应性降低,而且分泌物增多、黏液栓形成,同时肺泡壁损伤对细支气管的支撑作用减弱,这些均可导致小气道完全或不完全阻塞,通气阻力增加,肺泡通气障碍,主要表现为呼气性呼吸困难。

肺通气不足时,既影响氧的吸入又减少二氧化碳的排出,导致PaO_2降低、$PaCO_2$升高,发生Ⅱ型呼吸衰竭。

(二)肺换气功能障碍

引起肺换气功能障碍的主要机制是弥散障碍、肺泡通气与血流比例失调以及解剖分流增加。

1. 弥散障碍　因肺泡膜面积减少、肺泡膜增厚及弥散时间缩短所引起的气体交换障碍。

(1)肺泡膜面积减少:正常成人肺泡总面积约为$80m^2$,静息时参与换气的肺泡表面积约为$35\sim40m^2$,运动时增加。由于储备量大,只有当肺泡膜面积减少一半以上时,才会引起换气功能障碍。肺泡膜面积减少见于肺实变、肺不张、肺气肿、肺叶切除等。

(2)肺泡膜增厚:肺泡膜是由肺泡上皮、毛细血管内皮及两者共有的基底膜所构成,其厚度小于$1\mu m$,再加上气体交换要经过的肺泡表面液体层、血浆和红细胞膜,总厚度不到$5\mu m$,故气体交换很快。当肺水肿、间质性肺炎、肺泡透明膜形成、肺纤维化等病理情况下,水肿液、炎性渗出物及增生的纤维组织使肺泡膜增厚,弥散距离加大,弥散速度减慢。但一般静息时气体交换仍可在正常的接触时间(0.75s)内达到血气与肺泡气的平衡,只有在体力负荷加重等情况下,由于心输出量增加和肺血流加快,导致血液和肺泡接触时间过于缩短,气体交换不充分而发生低氧血症。

由于CO_2弥散能力比O_2大20倍,所以单纯的弥散障碍引起的呼吸衰竭是Ⅰ型呼吸衰竭,有时还可因PaO_2降低引起代偿性通气增强,导致二氧化碳排出过多使$PaCO_2$降低。但单纯的弥散障碍极少发生,往往伴有通气与血流比例失调。

肺泡表面活性物质

肺泡表面活性物质是复杂的脂蛋白混合物,主要成分是二软脂酰卵磷脂(DPPC或DPL)和肺泡表面活性物质结合蛋白(SP),由Ⅱ型肺泡上皮细胞合成并释放,垂直排列于肺泡液-气界面,降低肺泡液-气界面的表面张力而使肺泡回缩力减小。其生理意义在于维持肺泡的稳定性,减少肺间质和肺泡内的组织液生成,防止肺水肿的发生,降低吸气阻力,减少吸气做功。

2. 肺泡通气与血流比例失调　有效的换气不仅取决于肺泡膜面积与厚度、肺泡总通气量与血流量,还要求肺泡的通气与血流比例协调。正常人在静息状态下,肺泡每分通气量(V_A)约4L,肺每分血流量(Q)约5L,两者的比率(V_A/Q)0.8左右,此时血气交换效率最高。这项比值的升高与降低均会使气体交换减少。引起肺泡通气血流比例失调的原因有两个方面:

(1)部分肺泡通气不足:见于慢性支气管炎、慢性阻塞性肺气肿、支气管哮喘等引起的气道阻塞,以及肺水肿、肺部炎症、肺纤维化等引起的限制性通气障碍。因病变V_A明显减少,而Q不变,甚至增多(大叶性肺炎早期),V_A/Q显著降低,流经这部分肺泡的静脉血未经充分氧合便流入肺静脉,与来自肺其他部分充分氧合的动脉血混合,功能性分流(静脉血掺杂)量增加,严重影响肺换气功能。

(2)部分肺泡血流不足:肺动脉栓塞、弥漫性血管内凝血、肺血管痉挛等,可造成Q减少,而V_A无明显变化,V_A/Q显著增大,肺泡通气不能充分利用,出现无效腔样通气,功能性无效腔显著增加,从而引起呼吸衰竭。

（3）解剖分流增加：生理情况下，可有一部分静脉血经支气管静脉和极少的肺内动-静脉交通支直接流入肺静脉，称为解剖分流（也称真性分流），正常约占心输出量的 2%～3%。而支气管扩张等情况下的肺内动-静脉短路开放，肺实变、肺不张等情况下的血气不能交换，均可导致解剖分流增加，静脉血掺杂增多，从而引起呼吸衰竭（图 10-16）。

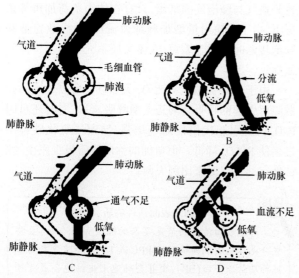

图 10-16　肺泡通气与血流比例失调模式图
A. 正常；B. 解剖分流；C. 功能性分流；D. 无效腔样通气

肺泡通气和血流比例失调引起的呼吸衰竭通常是 I 型呼吸衰竭，严重时也可为 II 型呼吸衰竭。

在呼吸衰竭的发生机制中，单一因素导致的呼吸衰竭并不多见，往往是几个因素同时存在或相继发挥作用。

考点提示：I、II 型呼吸衰竭引起的原因

二、机体功能、代谢变化

呼吸衰竭时全身各系统均可发生功能和代谢的变化，当 PaO_2 低于 8kPa、$PaCO_2$ 高于 6.67kPa 时，首先发生一系列代偿适应性反应，以适应新的内环境。当 PaO_2 低于 4kPa、$PaCO_2$ 高于 10.7kPa 时，代谢、功能严重紊乱。

（一）酸碱平衡及电解质紊乱

呼吸衰竭时可引起呼吸性酸中毒、代谢性酸中毒、呼吸性碱中毒，也可合并代谢性碱中毒，常见的多为混合性酸碱平衡紊乱，同时伴有电解质改变。

1. 呼吸性酸中毒　II 型呼吸衰竭时，大量 CO_2 潴留，碳酸浓度原发性增高，引起呼吸性酸中毒。此时细胞内 K^+ 外移及肾小管排 K^+ 减少，导致血清 K^+ 增高；红细胞中 HCO_3^- 生成增多，与细胞外 Cl^- 交换以及肾小管上皮细胞产生 NH_3 增多，尿中 NH_4Cl 和 $NaCl$ 的排出增加，使血清 Cl^- 降低。

2. 代谢性酸中毒　呼吸衰竭时，严重缺氧导致的无氧代谢增强、肾小管排酸保碱功能降低，以及引起呼吸衰竭的原发病或病理过程，如感染、休克等均可导致代谢性酸中毒。此时 HCO_3^- 降低、肾排 Cl^- 减少，故当呼吸性酸中毒合并代谢性酸中毒时，血 Cl^- 可正常。

3. 呼吸性碱中毒　I 型呼吸衰竭时，因缺氧肺过度通气，大量 CO_2 排出，可发生呼吸性碱中毒。此时血 K^+ 浓度降低，血 Cl^- 浓度升高。

考点提示：呼吸衰竭酸碱平衡失调的原因

> **链接**
>
> **人体酸碱论**
>
> 人体酸碱论是目前有关人体健康的新型理论。这一理论认为，人类的大部分疾病都源于"酸性体质"，这些疾病涵盖了当前几乎所有的常见病，如高血压、糖尿病、肿瘤等，并且说大部分癌症患者的体质都是酸性的，因此该理论提倡人们食用"碱性食物"。

（二）呼吸系统变化

1. 代偿适应反应　当呼吸衰竭 PaO_2 在 4～8kPa，$PaCO_2$ 在 6.67～10.7kPa 时，刺激颈动脉体和主动脉体化学感受器引起呼吸中枢兴奋，使呼吸加深加快。

2. 失代偿时表现　当呼吸衰竭 PaO_2 低于 4kPa，$PaCO_2$ 高于 10.7kPa 时，呼吸中枢抑制，呼吸幅度、频率和节律发生变化，且与原发病有密切关系。中枢性呼吸衰竭时呼吸浅而慢，可出现潮式呼吸、间歇呼吸、抽泣样呼吸、叹气样呼吸等呼吸节律紊乱，其中最常见的是潮式呼吸。限制性通气障碍时，呼吸运动浅而快。阻塞性通气障碍时，表现出吸气性或呼气性呼吸困难。特别需要强调的是：严重的 II 型呼吸衰竭，当 $PaCO_2$ 大于 10.7kPa 时，呼吸中枢兴奋主要靠缺氧对外周化学感受器的刺激来维持，对这类患者不能采用高浓度氧疗，否则会加剧呼吸中枢的抑制，使病情恶化。

考点提示：潮式呼吸见于哪种类型的呼吸衰竭

（三）循环系统变化

1. 代偿适应反应　一定程度的 PaO_2 降低和 $PaCO_2$ 升高可反射性兴奋心血管运动中枢，从而使心率加快，心肌收缩力增强，心输出量增加，皮肤及腹腔内脏血管收缩、脑血管扩张，血液重新分布和血压轻度升高，在急性呼吸衰竭时具有代偿意义。

2. 失代偿时表现 严重的缺氧和二氧化碳潴留可直接抑制心血管运动中枢,导致血管扩张、心率变慢、心肌收缩力减弱、心输出量减少、血压下降等严重后果。

(四) 中枢神经系统变化

中枢神经系统对缺氧最敏感,当 PaO_2 降至 8kPa 时,可出现智力和视力的轻度减退;当 PaO_2 迅速降至 5.33~6.67kPa 时,就会引起一系列神经精神症状,如头痛、不安、定向与记忆障碍、精神错乱、嗜睡,以致惊厥和昏迷;当 PaO_2 低于 2.67kPa 时,几分钟就可造成细胞的不可逆性损害。但慢性呼吸衰竭患者 PaO_2 低达 2.67kPa 时,神智仍可清醒,而急性呼吸衰竭患者 PaO_2 达 3.53kPa 即可昏迷。

二氧化碳潴留使 $PaCO_2$ 超过 10.7kPa 时,可引起头痛、头晕、烦躁不安、语言不清、扑翼样震颤、精神错乱、嗜睡、抽搐、呼吸抑制等,即二氧化碳麻醉。

由呼吸衰竭引起的脑功能障碍称为肺性脑病。

考点提示:CO_2 麻醉、肺性脑病定义

(五) 肾功能的变化

呼吸衰竭时,低氧血症和高碳酸血症引起肾动脉持续性痉挛,肾血流减少,肾小球滤过率下降,轻者尿中出现蛋白、红细胞及管型,重者可发生急性肾衰竭,出现少尿、氮质血症及代谢性酸中毒等。此时肾结构往往并无明显改变,为功能性肾衰竭,只要外呼吸功能好转,肾功能就可以较快地恢复正常。

(六) 胃肠变化

呼吸衰竭时,严重缺氧可使胃壁血管收缩,胃黏膜屏障作用减弱,二氧化碳潴留可增强胃壁细胞碳酸酐酶活性,胃酸分泌增加,有的患者还可合并弥散性血管内凝血、休克等,故可出现胃肠道黏膜糜烂、坏死、出血及溃疡形成等,以致胃肠功能障碍。

三、防治原则

(一) 消除病因,防止呼吸衰竭发生

1. 监测心肺功能储备 注意患者心、肺功能储备监测,避免对功能储备不足患者冒行不适宜的临床处置,诱发心、肺功能衰竭。如心、肺功能储备不足时行肺叶切除术,容易诱发呼吸衰竭、肺心病和右心衰竭。

2. 消除病情加重因素 积极防治,消除使病情加重的因素,防止诱发呼吸衰竭。如慢性阻塞性肺疾病患者上呼吸道感染的防治。

(二) 采取措施,治疗呼吸衰竭

1. 提高 PaO_2 呼吸衰竭导致低张性缺氧,应尽快提高 PaO_2 至 8kPa 以上。Ⅰ型呼吸衰竭吸入高浓度氧(≤50%),Ⅱ型呼吸衰竭吸入低浓度氧(30%左右),使 PaO_2 升高到 8kPa 即可。

2. 降低 $PaCO_2$ $PaCO_2$ 增高是由肺总通气量减少所致,应通过增加肺泡通气量以降低 $PaCO_2$。如减除呼吸道阻塞、增强呼吸动力、人工辅助通气、补充营养等,可使气道阻塞减轻、呼吸动力增强、肺泡通气量增加,$PaCO_2$ 降低。

(三) 对症治疗,改善重要器官功能

如纠正酸碱平衡及电解质紊乱,预防、治疗肺性脑病等。

小 结

慢性支气管炎是发生在气管、支气管黏膜及其周围组织的慢性非特异性炎症。主要病变有呼吸道黏膜损伤、腺体增生肥大与化生、管壁炎性损害。临床诊断标准是反复咳嗽、咳痰、喘息,每年持续 3 个月,连续 2 年以上发生。主要并发症有慢性阻塞性肺气肿、肺心病、支气管扩张症、支气管肺炎等。

肺气肿是指呼吸性细支气管、肺泡管、肺泡囊和肺泡过度充气呈持久性扩张,并伴有肺组织弹性减弱,肺泡间隔破坏,容积增大的病理状态。以慢性阻塞性肺气肿最为常见,最常见的原因为慢性支气管炎。其发病机制为细支气管不完全阻塞、细支气管壁弹性降低。病变表现为双肺体积增大,呈灰白或苍白色,质地柔软,切面呈蜂窝状;肺泡扩张,间隔变窄,甚至断裂,可形成较大的囊腔。其主要临床表现是呼气性呼吸困难,桶状胸。晚期可并发肺源性心脏病及右心衰竭、呼吸衰竭和肺性脑病等。

慢性肺源性心脏病是由慢性肺疾病、肺血管疾病及胸廓运动障碍性疾病引起的以肺动脉高压,右心室肥大、扩张为特征的心脏病。发病的关键环节是肺动脉高压。主要病理变化为右心室体积增大、重量增加,肌壁肥厚,肺动脉圆锥显著膨隆,通常以肺动脉瓣下 2cm 处右心室肌壁厚超过 5mm 作为诊断肺心病的形态标准。患者除原有肺、胸廓疾病的症状和体征外,逐渐出现气促、呼吸困难、发绀等呼吸衰竭和全身淤血、肝脾肿大、下肢水肿等右心衰竭的临床表现,重者出现肺性脑病。

大叶性肺炎主要是由肺炎链球菌引起,病变累及肺大叶的急性纤维素性渗出性炎症。典型病变表现为充血水肿期、红色肝样变期、灰色肝样变期和溶解消散期,特征性的临床表现是咳铁锈色痰,主要的并发症有肺肉质变、肺脓肿及脓胸或脓气胸、败血症和脓毒败血症、感染性休克等。肺泡内渗出的纤维素不能溶解吸收

时,则由肉芽组织取代发生机化,呈褐色肉样外观,称之为肺肉质变。

小叶性肺炎是以细支气管为中心,肺小叶为单位,呈灶状散在分布的肺组织的急性化脓性炎症,也称支气管肺炎。患者以老年人和小儿多见,常为其他疾病的合并症。病变多数累及两肺下叶的背侧,主要临床表现有发热、咳嗽、咳痰等,常见并发症有呼吸衰竭、心力衰竭、肺水肿及脓胸或脓气胸、支气管扩张症等。

间质性肺炎是指发生在肺间质的炎症,以淋巴细胞、单核细胞浸润为特征。由于病理变化和临床症状与大叶性肺炎、小叶性肺炎均不同,故临床上称之为原发性非典型性肺炎。主要由病毒和肺炎支原体引起,临床可出现刺激性干咳、发热等。病毒包涵体为诊断病毒性肺炎的重要组织学依据。

呼吸衰竭是指由于外呼吸功能障碍,导致 PaO_2 低于8kPa,伴有或不伴有 $PaCO_2$ 高于6.67kPa的病理过程。发生机制是通气功能和换气功能障碍。呼吸衰竭时机体发生代谢和功能的变化,当 PaO_2 低于8kPa、$PaCO_2$ 高于6.67kPa时,首先发生一系列代偿适应性变化,当 PaO_2 低于4kPa、$PaCO_2$ 高于10.7kPa时,机体出现失代偿表现,酸碱平衡及电解质紊乱,重要器官功能障碍。

目标检测

一、名词解释

1. 大叶性肺炎　2. 肺肉质变　3. 小叶性肺炎　4. 支气管扩张症　5. 肺气肿　6. 呼吸衰竭　7. 肺源性心脏病

二、填空题

1. 慢性支气管炎的并发症有_____、_____、_____等。
2. 慢性阻塞性肺气肿的发病机制是_____和_____;慢性肺源性心脏病发病的关键环节是_____。
3. 大叶性肺炎的病变性质是_____,典型病变发展过程可分_____、_____、_____和_____期,并发症有_____、_____、_____等。
4. 小叶性肺炎的病变性质是_____。
5. 根据血气变化特点呼吸衰竭分为_____、_____。由肺通气功能障碍引起的呼吸衰竭为_____型呼吸衰竭,由单纯弥散障碍引起的呼吸衰竭为_____型呼吸衰竭。

三、选择题

A_1 型题

1. 慢性支气管炎患者咳痰的主要病变基础是(　　)
   - A. 支气管黏膜上皮细胞变性、坏死脱落
   - B. 黏液腺增生、肥大,黏膜上皮内杯状细胞增多
   - C. 黏膜及黏膜下层充血、水肿、炎细胞浸润
   - D. 黏膜上皮发生鳞状上皮化生
   - E. 软骨萎缩、纤维化、钙化和骨化

2. 慢性阻塞性肺气肿最常见的并发症是(　　)
   - A. 支气管扩张症　　　　　B. 肺脓肿
   - C. 支气管肺炎　　　　　　D. 代偿性肺气肿
   - E. 慢性肺源性心脏病

3. 诊断肺心病最重要的病理学依据是(　　)
   - A. 右心室肥大
   - B. 右心室扩张
   - C. 心肌细胞肥大
   - D. 肺动脉瓣下2cm处右心室壁厚超过5mm
   - E. 肺动脉圆锥膨隆

4. 大叶性肺炎红色肝样变期肺泡腔内充满(　　)
   - A. 大量巨噬细胞　　　　B. 大量中性粒细胞
   - C. 大量纤维蛋白和红细胞　D. 大量纤维蛋白和白细胞
   - E. 以上都不对

5. 有关小叶性肺炎的叙述,下列哪项是错误的(　　)
   - A. 是化脓性炎　　　　　B. 常是其他疾病的合并症
   - C. 两肺各叶出现散在病灶　D. 可合并麻疹、百日咳
   - E. 肺泡腔内大量纤维蛋白渗出

6. 有关病毒性肺炎,下列叙述正确的是(　　)
   - A. 多见于青壮年
   - B. 主要是流感病毒感染
   - C. 肺泡腔内有大量纤维蛋白和中性粒细胞渗出
   - D. 可见病毒包涵体
   - E. 严重病例可见支气管化脓性炎症变化

7. 呼吸衰竭通常指(　　)
   - A. 肺的通气功能障碍
   - B. 各种原因引起的低氧血症
   - C. 内呼吸功能障碍
   - D. 外呼吸功能障碍
   - E. 呼吸系统疾病造成的缺氧

8. 呼吸衰竭最常见的原因是(　　)
   - A. 上呼吸道急性感染　　B. 炎症使中央气道阻塞
   - C. 过量麻醉药应用　　　D. 肺栓塞
   - E. 慢性阻塞性肺疾患

9. 下列哪种疾病引起的呼吸衰竭只出现低氧血症(　　)
   - A. 慢性支气管炎合并感染　B. 慢性阻塞性肺气肿
   - C. 间质性肺水肿　　　　　D. 上呼吸道阻塞
   - E. 胸腔积液

10. 大叶性肺炎灰色肝样变期缺氧减轻的原因是(　　)
    - A. 肺泡腔中渗出物减少
    - B. 肺泡壁毛细血管扩张、充血
    - C. 肺泡腔中渗出物增多
    - D. 肺泡壁毛细血管血流加快
    - E. 以上都不是

A_2 型题

11. 某患者长年咳嗽、痰多,冬季加重。该患者可能患有(　　)
    - A. 慢性支气管炎　　　　B. 肺癌
    - C. 肺结核　　　　　　　D. 间质性肺炎
    - E. 肺脓肿、脓胸

12. 某尸检发现,其肺体积增大,边缘钝圆,色灰白,质软而缺乏弹性,表面见肋骨压痕。此人的死因可能是(　　)

A. 肺癌　　　　　　　　　B. 肺结核

C. 矽肺　　　　　　　　　D. 肺气肿

E. 肺炎

13. 某男 30 岁,酗酒后突然起病,寒战,体温 39℃,两天后感到胸痛、咳嗽、咳铁锈色痰、X 线示左肺下叶有大片密实阴影。其可能患有(　　)

A. 急性支气管炎　　　　　B. 小叶性肺炎

C. 病毒性肺炎　　　　　　D. 间质性肺炎

E. 大叶性肺炎

14. 某 3 岁男孩,发热、咳嗽一周,近两天因气急、发绀入院。化验白细胞 18.6×10⁹/L,中性粒细胞 84%,X 线示两肺下叶散在灶状阴影,左下叶有片状浓淡不匀阴影。该患儿可能患有(　　)

A. 小叶性肺炎　　　　　　B. 病毒性肺炎

C. 支原体肺炎　　　　　　D. 大叶性肺炎

E. 支气管扩张症

15. 女,35 岁,咳嗽、咳痰 10 年,间歇咯血。体检左下肺背部闻及湿啰音,杵状指(+)。诊断应首先考虑(　　)

A. 肺结核　　　　　　　　B. 支气管扩张症

C. 慢性支气管炎　　　　　D. 慢性肺脓肿

E. 先天性肺囊肿

A₄ 型题

(16~20 题共用题干)

患者,男,58 岁,清洁工,间断咳嗽、咳痰、气喘近 4 年,加重一周。4 年前患者受凉后出现咳嗽、咳痰伴喘息,痰黏稠,量中等,随后每年冬春季节间断发作 3~4 个月。一周前患者因感冒,上述症状加重,痰多不易咳出,夜间明显,影响睡眠。患者吸烟史 40 年。体格检查:体温 37.8℃,心率 66 次/分,律齐,呼吸 18 次/分,双肺呼吸音粗,可闻及散在的细小湿啰音和哮鸣音,WBC12.0×10⁹/L,中性粒细胞分类 78%。

16. 根据病史,患者所患疾病可能是(　　)

A. 小叶性肺炎

B. 慢性支气管炎并发肺气肿

C. 肺结核

D. 喘息型慢性支气管炎急性发作

E. 支气管扩张症

17. 如要明确患者有无肺气肿,需进一步进行的最有效、最简便的检查是(　　)

A. 血气化验　　　　　　　B. 胸部 X 线片

C. 肺活量检查　　　　　　D. 痰细菌培养

E. IgA 测定

18. 如果患者没有得到很好的治疗,病变继续发展,最容易出现(　　)

A. 支气管扩张症　　　　　B. 慢性阻塞性肺气肿

C. 支气管肺炎　　　　　　D. 肺癌

E. 呼吸衰竭

19. 患者夜间出现症状加重的原因是(　　)

A. 夜间吐痰次数减少

B. 夜间病变加重

C. 夜间迷走神经兴奋性增高

D. 夜间交感神经兴奋性增高

E. 睡眠姿势不对

20. 如果患者出现肝、脾肿大,下肢水肿,首先考虑(　　)

A. 支气管扩张症　　　　　B. 肝硬化

C. 肾炎　　　　　　　　　D. 肺源性心脏病

E. 心力衰竭

(21~23 题共用题干)

患者,男,40 岁,一周前开始发热,咳嗽,胸痛,全身不适,体温 40℃,治疗无效死亡。

尸检见:左侧胸腔有 100ml 左右的脓性积液,右侧中下叶肺实变,灰白色,表面粗糙并有脓性渗出物黏附。镜下见病变肺泡腔中充满纤维素和中性粒细胞,并可见相邻肺泡中纤维素通过肺泡间孔相互连接,肺泡壁呈缺血状态,病变肺膜表面有大量纤维素和中性粒细胞渗出。

21. 根据病史和尸检结果,病理诊断是(　　)

A. 慢性支气管炎急性发作

B. 大叶性肺炎灰色肝样变期

C. 肺脓肿

D. 小叶性肺炎

E. 大叶性肺炎并发脓毒败血症

22. 如果治疗及时,用药得当,患者仍然存活,病变发展最可能表现为(　　)

A. 溶解消散　　　　　　　B. 肺脓肿、脓胸

C. 肺肉质变　　　　　　　D. 胸膜粘连

E. 败血症或脓毒败血症

23. 患者死亡原因是(　　)

A. 中毒性休克　　　　　　B. 脓毒败血症

C. 呼吸衰竭　　　　　　　D. 心力衰竭

E. 脓气胸

(24、25 题共用题干)

患者,男,65 岁,慢性咳嗽、咳痰 20 余年。近 6 年活动后出现气急,休息后缓解。10 天前因感冒痰多,气急加剧,近两天嗜睡。化验检查:WBC 18.6×10⁹/L,中性粒细胞分类 90%,pH 7.29,PaO₂ 48mmHg,PaCO₂ 80mmHg。

24. 该患者最可能的诊断是(　　)

A. Ⅰ型呼吸衰竭　　　　　B. Ⅱ型呼吸衰竭

C. 支气管哮喘急性发　　　D. 呼吸窘迫综合征

E. 脑血管意外

25. 患者嗜睡的原因是(　　)

A. 感染中毒　　　　　　　B. PaCO₂ 增高

C. PaO₂ 降低　　　　　　 D. 缺氧和二氧化碳潴留

E. 以上都不是

(杨清叶)

第11章 消化系统疾病

消化系统由消化管和消化腺两部分组成,其主要功能是消化、吸收、排泄、解毒和内分泌。消化系统功能受神经、内分泌系统的调节,与全身各器官系统相互联系、相互影响。消化系统的防御代偿能力强大,但也是体内易于发生疾病的部位,各系统疾病中以胃肠道疾病最常见。本章主要介绍慢性胃炎、溃疡病、病毒性肝炎、肝硬化、肝性脑病。

第1节 慢性胃炎

慢性胃炎是胃黏膜的慢性非特异性炎症,是一种常见病、多发病。

案例11-1

患者,男,49岁,今年4月份因腹部灼烧、不适,总有饥饿感来院检查半年以来食欲下降,伴餐后腹胀,有时一天要大便2~3次,便溏。吃较油腻食物如:鸡汤、骨头汤后,便会引起腹泻,通常要持续4~5天,但大小便等常规临床检验正常。胃镜检查:肉眼所见胃窦黏膜光滑,轻度红白相间。

问题:

1. 该病例临床诊断是什么?

2. 为何出现溏便样腹泻?

一、病因及发病机制

目前尚未完全明了,多与下列因素有关:①幽门螺杆菌感染;②不良的饮食习惯和药物,如饮酒、吸烟、滥用水杨酸类药物、辛辣食物刺激等,一般慢性胃炎的发病是多种因素作用的结果;③十二指肠液反流;④自身免疫损伤等。

二、类型及病理变化

根据病理变化的不同,分为浅表性、萎缩性、肥厚性和疣状胃炎四类。本节主要介绍以下两种。

1. **慢性浅表性胃炎** 又称慢性单纯性胃炎,是胃黏膜最常见的病变之一,国内胃镜检出率可高达20%~40%,以胃窦部多见。胃镜检查:胃黏膜充血、水肿,表面有渗出物和分泌物,有时可见点状出血或

糜烂。镜下:病变胃黏膜充血水肿或点状出血,固有层主要为淋巴细胞和浆细胞浸润,少量嗜酸粒细胞和中性粒细胞。

2. **慢性萎缩性胃炎** 本型胃炎病因较复杂。分A、B两型。A型属于自身免疫性疾病,伴有恶性贫血,病变主要在胃体和胃底部。B型病变多见于胃窦部,无恶性贫血。我国患者多属于B型,两型胃黏膜病变基本相同。胃镜所见:胃黏膜层变薄,皱襞变浅,甚至消失,表面呈细颗粒状,胃黏膜由正常的橘红色变为灰白色,黏膜下血管分支清晰可见。镜下观:病变区胃黏膜变薄,腺体萎缩变小、数量减少,固有层内多量淋巴细胞、浆细胞浸润,病程长者可形成淋巴滤泡常伴有肠上皮化生和假幽门腺化生(图11-1、图11-2)。

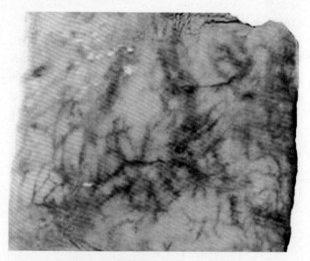

图11-1 慢性萎缩性胃炎(肉眼观)

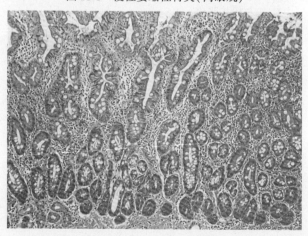

图11-2 慢性萎缩性胃炎肠上皮化生(镜下观)

假幽门腺化生与肠上皮化生

　　假幽门腺化生是指胃体和胃底部腺体壁细胞和主细胞消失,被类似幽门腺体的黏液分泌细胞取代。肠上皮化生是指幽门窦病变区的胃黏膜表层上皮细胞被类似小肠型或者大肠型黏液上皮细胞取代,包括分泌酸性黏液的杯状细胞、有纹状缘的吸收上皮细胞、帕内特细胞、各种内分泌细胞和纤毛细胞。在肠上皮化生中,可出现细胞异型性增生。肠上皮化生可分为完全型化生(有杯状细胞和吸收上皮细胞)和不完全型化生(只有杯状细胞)两型。目前认为不完全型肠上皮化生与肠型胃癌的发生关系较为密切。

三、病理临床联系

　　慢性浅表性胃炎患者症状不明显。慢性萎缩性胃炎由于胃腺萎缩,胃液分泌减少,患者出现消化不良、食欲不佳、上腹部不适等症状。A 型患者由于内因子缺乏,维生素 B_{12} 吸收障碍,易出现恶性贫血。

幽门螺杆菌与慢性胃炎

　　50 年前,从胃黏膜中发现的革兰氏阴性弯曲杆菌,并没有引起人们的注意。1983 年,Warren 和 Marshall 从人胃黏膜培养分离出幽门螺杆菌(Hp)后,通过大量的临床研究和动物实验,发现 Hp 在我国感染率极高,与慢性胃炎,特别是慢性胃窦炎关系密切。其结果证实:①慢性胃炎患者 Hp 阳性率达 80% ~ 95% ;②在胃黏膜炎细胞浸润处存在此菌,且细菌的密度与炎细胞浸润程度成正比;③直接抗 Hp 治疗使临床症状和病理改变好转;④健康人服用 Hp 后可获得实验性慢性胃炎。

　　由于溃疡病几乎都伴有慢性胃炎,所以 Hp 也是溃疡病的重要因素之一。

第2节　溃　疡　病

　　溃疡病是以胃或十二指肠黏膜形成慢性溃疡为特征的一种常见病。其发生与胃液的自我消化作用有关,又称消化性溃疡。十二指肠球部溃疡较胃溃疡多见,前者约占 70% ,后者占 25% ,两者并存的复合性溃疡只占 5% 。

案例11-2

　　患者,男,37 岁,因上腹部烧灼样疼痛 2 月,加重伴反酸嗳气 4 小时入院。自述上腹部疼痛多在餐后发生。入院查体:P110 次/分,BP135/90mmHg,急性痛苦病容,面色苍白,板状腹,压痛、反跳痛(+),移动性浊音(±),肠鸣音消失。X 线示膈下游离气体可疑。急性剖腹探查术,术中发现胃小弯幽门前壁穿孔,腹腔内见胃内容物,行胃大部切除术。病检切除的大部胃,在胃小弯幽门处黏膜见有一圆形缺损,直径 1.7cm,边缘整齐,无增厚,溃疡穿透胃壁全层。镜检:溃疡底部由表及深依次为炎性渗出物、坏死物、肉芽组织和瘢痕组织。

　　问题:

　　1. 请对本病例做出诊断,诊断依据是什么?

　　2. 该病基本病理变化及可能的并发症有哪些?

一、病因及发病机制

　　病因及发病机制目前尚未完全清楚,与下列因素有关。

　　1. 胃液消化作用　多年研究已证实胃壁或十二指肠壁溃疡的形成是局部组织被胃酸和胃蛋白酶消化的结果。十二指肠溃疡时可见分泌胃酸的壁细胞总数明显增多,造成胃酸分泌增加。这种自我消化过程极少见于胃酸缺乏的患者及碱性环境的空肠或回肠。这均说明胃液对胃壁或十二指肠壁组织的自我消化过程是溃疡形成的原因。

　　2. 黏膜抗消化能力降低　正常的胃和十二指肠黏膜不被胃液消化,是因为黏膜具有很强的抗消化能力,主要包括胃的黏膜屏障、黏液屏障和碳酸氢盐屏障。此外,正常的黏膜血流和细胞更新也是保持黏膜完整性的重要因素。在某些因素作用下,如长期的精神紧张、高钙血症、肾上腺皮质激素增多、水杨酸类药物、饮酒、过度吸烟、胆汁反流、慢性胃炎等均可损伤黏膜防御屏障,有利于胃液的消化作用。

胃黏膜的屏障功能

　　胃黏膜的屏障功能包括黏膜屏障、黏液屏障和碳酸氢盐屏障。①黏膜屏障是黏膜上皮细胞的紧密连接及其细胞膜上的脂蛋白层,可阻止离子物质透过(H^+ 由胃腔逆弥散至黏膜和 Na^+ 由黏膜向胃腔弥散)。②黏液屏障是黏膜上皮和腺体分泌的一种以糖蛋白为主的碱性黏液,覆盖于黏膜表面,形成稠度较大的黏液膜,保护黏膜不受消化过程中的机械损伤;避免黏膜与胃酸的直接接触;中和胃酸;从而保护黏膜不受胃酸和胃蛋白酶的消化。③碳酸氢盐屏障是存在于黏液与上皮细胞之间的缓冲层,它能使弥散入黏液层内的氢离子产生 CO_2 和 H_2O,从而有效地保持胃腔与黏膜上皮细胞间一定的 pH 梯度。

　　3. 幽门螺杆菌感染　近年来大量的研究和临床实践证实幽门螺杆菌感染与溃疡病的发生密切相关。在胃镜检查中,慢性胃炎、胃溃疡、十二指肠溃疡中幽门螺杆菌的检出率均较高。幽门螺杆菌可产生黏附素、细胞毒素和内毒素、尿素酶等,引起局部组织损伤。

幽门螺旋杆菌与溃疡病

　　幽门螺旋杆菌感染定植于胃黏膜(特别是胃窦部和贲门)上皮表面和黏液底层,部分进入上皮细胞胞质内,通过以下机制引起黏膜防御屏障功能破坏:①分泌催化游离氨生成的原素酶、裂解胃黏膜糖蛋白的蛋白酶、破坏黏膜表面上皮细胞脂质膜的磷酸酯酶等,使胃黏膜局部微环境发生改变,有利于胃酸直接接触黏膜上皮并进入黏膜内;②趋化和激活中性粒细胞,使其产生多种细胞因子和有毒的次氯酸、氯化铵等;③释放菌性血小板激活因子,可以促进表面毛细血管血栓形成而导致血管阻塞,黏膜缺血;④促进胃黏膜 G 细胞增生和促胃液素分泌,使胃酸分泌增加;⑤抗原模拟使机体产生的抗体与宿主黏膜细胞成分发生交叉反应。

　　4. 其他因素　溃疡病有家族多发趋势,迷走神经功能紊乱及 O 型血的人发病率较高。

二、病 理 变 化

　　肉眼观:胃溃疡多位于胃小弯侧近幽门处,以胃窦部多见。溃疡常为一个,圆形或椭圆形,直径多在 2cm 以内。溃疡边缘整齐,底部平坦,溃疡常可穿透黏膜下层,深达肌层甚至浆膜层,溃疡周围黏膜皱襞呈放射状(图 11-3)。切面呈斜漏斗状,溃疡的贲门侧较深呈潜掘状,幽门侧较浅呈阶梯状,这种特殊的形状与胃蠕动方向有关。

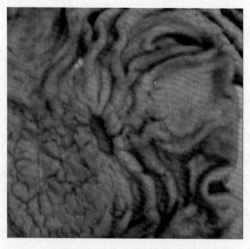

图 11-3　溃疡病(肉眼观)

　　十二指肠溃疡常见于球部的前、后壁,其形态特点与胃溃疡相似,只是直径较小,一般为 0.5~1cm 左右,溃疡较浅且易愈合。胃溃疡和十二指肠溃疡区别见表 11-1。

表 11-1　胃溃疡和十二指肠溃疡的区别

	胃溃疡	十二指肠溃疡
好发部位	胃小弯近幽门处	十二指肠球部
溃疡大小	直径多在 2cm 以内	直径多在 1cm 以内
深度	较深	较浅
疼痛部位	剑突正中偏左	剑突正中偏右
疼痛规律	进食→疼痛,空腹→缓解	空腹→疼痛,进食→缓解
并发症	出血、穿孔、幽门梗阻、癌变	出血、穿孔、癌变罕见

　　镜下观:溃疡底部从表层到深层分为四层:渗出层(白细胞、纤维素等);坏死组织层;肉芽组织层和瘢痕层(图 11-4)。瘢痕层内可见增生性小动脉内膜炎使血管壁增厚、管腔狭窄,引起局部供血不足,使溃疡长期不易愈合。可见神经节细胞变性和神经纤维小球状增生,是引起疼痛的原因之一。

考点提示:溃疡病的病理变化

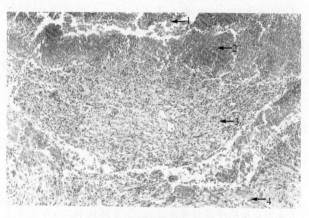

图 11-4　溃疡病(镜下观)
1. 渗出层;2. 坏死层;3. 肉芽组织层;4. 瘢痕层

三、结局及并发症

　　1. 愈合　病因消除,积极治疗,多数情况溃疡由肉芽组织增生形成瘢痕填充,表面黏膜上皮再生覆盖创面而愈合。少数因反复发作,病变不断加重出现合并症。

　　2. 出血(约占患者 10%~35%)　因溃疡底部血管受侵蚀破裂引起出血。少量出血粪潜血试验阳性,大出血者可出现呕血及柏油样粪便,严重者发生失血性休克。

　　3. 穿孔(约占患者 5%)　十二指肠溃疡因肠壁较薄更易发生穿孔。溃疡病变进展穿透浆膜层时,胃肠内容物漏入腹腔引起急性腹膜炎,患者出现剧烈腹痛,腹肌紧张呈板状,甚至休克等。

　　4. 幽门梗阻(约占患者 3%)　经久的溃疡易形成大量瘢痕,由于瘢痕收缩可引起幽门管狭窄,使胃内容物通过困难,继发胃扩张,患者出现反复呕吐,严重者致碱中毒。

5. 癌变(一般小于1%) 十二指肠溃疡几乎不发生癌变。癌变来自溃疡边缘黏膜上皮或腺体,因不断受到破坏及反复再生细胞发生癌变。良性溃疡与恶性溃疡的大体形态鉴别见表11-2。

考点提示：溃疡病的并发症

表11-2　良性溃疡与恶性溃疡的大体形态鉴别

	良性溃疡(溃疡病)	恶性溃疡(溃疡型胃癌)
外形	圆形或椭圆形	不规则形,皿状或火山口状
大小	直径一般<2cm	直径一般>2cm
边缘	整齐,不隆起	不整齐,隆起
底部	较平坦、清洁	凹凸不平、有出血、坏死
周围黏膜	皱襞向溃疡集中	皱襞消失、结节状增厚

四、病理临床联系

1. 周期性上腹部疼痛 由于溃疡病胃液中的胃酸刺激溃疡局部的神经末梢所致;另一方面与胃壁平滑肌痉挛有关。十二指肠溃疡常出现半夜疼痛,与迷走神经兴奋性增高、刺激胃酸分泌增多有关。

2. 反酸、呕吐 由于胃酸刺激引起幽门括约肌痉挛、幽门梗阻及胃逆蠕动,酸性胃内容物反流所致。

3. 嗳气 由于胃幽门括约肌痉挛,胃内容物排空受阻而滞留发酵以及消化不良所致。

链接

慢性胃炎与溃疡病的护理原则

①对患者进行有关慢性胃炎与溃疡病知识的宣教,了解其病因、诱因及可能出现的症状;②安慰陪护患者,使其精神放松,消除紧张恐惧心理,保持情绪稳定;③指导患者规律生活,充足休息,避免过度劳累;④养成良好的饮食卫生习惯,定时进食,少量多餐,避免刺激性食物(辛辣、生冷物等),戒烟,少酒,忌浓茶;⑤指导患者做有关检查,如血常规、胃液分析、粪潜血、胃镜活检等,及时正确服药;⑥注意患者的信息反馈,如腹痛的程度、范围、节律,呕吐物成分等,并采取相应的措施;⑦嘱患者定期复查,以防止癌变。

第3节　病毒性肝炎

病毒性肝炎是由一组肝炎病毒引起以肝细胞变性、坏死为主要病变的传染病,简称肝炎。近年来发病率较高且有不断升高趋势,各种年龄及不同性别均可发生。临床主要表现为食欲减退、厌油腻、乏力、黄疸、肝大、肝区疼痛和肝功能异常等。

一、病因及发病机制

目前已知肝炎病毒有六型,即甲型(HAV)、乙型(HBV)、丙型(HCV)、丁型(HDV)、戊型(HEV)及庚型(HGV)。除HBV为DNA病毒外,其他均为RNA病毒,HDV为有缺陷的RNA病毒,必须与HBV同时感染才能致病。肝炎的传染源为患者或病毒携带者。传染途径:HAV和HEV主要经消化道传染(食物或饮水的污染),易引起暴发流行。其他四种主要经血型传染(输血、注射)或母婴垂直传染,HBV还可经体液传染(性传播、唾液传播等)。肝炎病毒在体内可潜伏数周或数年。有时呈隐性感染,既无症状的病毒携带者。各型病毒之间不产生交叉免疫。

肝炎的发生机制还不十分清楚,一般认为甲型肝炎病毒可直接损害肝细胞。乙型肝炎病毒在肝细胞内复制后释放入血,其中部分HBV抗原与肝细胞膜结合,使肝细胞表面具有抗原性。进入血液的HBV可刺激免疫系统产生致敏T淋巴细胞和特异性抗体,与血液中病毒反应,同时识别、结合、攻击附有病毒抗原的肝细胞。由于免疫杀伤作用以及HBV复制中干扰肝细胞正常代谢,引起肝细胞损伤。

肝细胞的损害程度与免疫反应的程度及病毒量有关。病毒量较少,免疫反应正常者发生急性肝炎;免疫反应低下者则为慢性肝炎;病毒量多,免疫反应强者发生重型肝炎。

链接

乙型肝炎病毒感染及预防

HBV感染呈全球性。高危人群主要是输血者、接受血制品的治疗者、静脉药瘾者、密切接触者以及母婴垂直传播者。HBV感染后可发生急性肝炎、慢性肝炎、重型肝炎、肝硬化及肝癌,也可呈慢性无症状携带状态。HBV携带者终身具有传染性。据估计,我国HBV携带者约1.2亿,患者中约有3000万人逐渐发展成慢性乙型肝炎、自身免疫病、肝硬化及肝癌,每年医疗费用资约300亿~500亿元。

细胞毒T淋巴细胞是清除病毒感染、治愈疾病的关键因素,而抗HBsAg的抗体是抵抗HBV感染的有效因素。抗HBsAg的抗体的被动免疫或用灭活、重组HBsAg免疫接种都能赋予机体抗感染能力。所以在感染之前或已感染时应用含高滴度抗HBsAg抗体的人免疫血清球蛋白(HBIG)可有效防止疾病的发生,前者称为暴露前预防,后者称为暴露后预防。乙肝疫苗含有肝细胞表面抗原,是从慢性携带者血浆中提纯或用DNA技术重组制得,都安全可靠,95%以上的免疫个体可诱发出保护性抗体,产生长期的免疫保护作用。

二、基本病理变化

各型肝炎病理变化基本相同,都是以肝细胞的变性、坏死为主,同时伴有不同程度的炎细胞浸润、肝细胞再生和纤维组织增生。

(一) 肝细胞变性、坏死

1. 胞浆疏松化和气球样变　为常见的变性病变,由于肝细胞膜损伤,胞浆内水分增多,细胞体积增大,胞浆疏松呈网状、半透明,称为胞浆疏松化。病变进一步发展,肝细胞体积更大,变为圆形,胞浆透明,称为气球样变。

2. 嗜酸性变和嗜酸小体　多为单个细胞病变。肝细胞因水分脱失浓缩而体积缩小,胞浆嗜酸性增强,称为嗜酸性变。进一步发展,胞浆浓缩,胞核消失,呈深红色圆形小体,称为嗜酸小体,又称嗜酸性坏死,为细胞凋亡的一种形态表现。

3. 溶解坏死　肝细胞在气球样变的基础上出现核浓缩、核溶解或消失,最后细胞解体,称为溶解坏死。

根据坏死范围及分布特点,溶解坏死可分为:①点状坏死:为单个或数个肝细胞坏死,散在肝小叶内,常见于急性普通型肝炎;②碎片状坏死:为肝小叶周边界板肝细胞的灶状坏死,常见于慢性肝炎;③桥接坏死:为连接两个中央静脉、两个汇管区或一个中央静脉和一个汇管区之间的带状坏死,常见于中、重度慢性肝炎;④亚大块坏死:肝细胞坏死范围达肝小叶的1/3~1/2;⑤大块状坏死:肝细胞坏死累及整个肝小叶,仅汇管区有少量肝细胞残留,常见于重型肝炎。

(二) 炎细胞浸润

病变肝小叶内或汇管区常有不同程度的炎细胞浸润,主要为淋巴细胞、浆细胞、单核细胞及少量中性粒细胞。

(三) 肝细胞再生

在坏死的肝细胞周围,常有肝细胞再生。再生的肝细胞体积较大,核大或双核,染色较深。坏死范围较大时,肝细胞索网状纤维支架塌陷聚合,再生的肝细胞呈结节状。

(四) 间质反应性增生

1. 库普弗细胞增生　为单核-吞噬细胞系统的炎性反应,该细胞增生,突出于肝窦壁或脱落于窦腔内,成为游走的巨噬细胞,可吞噬各种组织碎片或异物。

2. 储脂细胞和成纤维细胞增生　储脂细胞位于肝窦周间隙,具有多向分化潜能。炎症时该细胞增生并演变为成纤维细胞,汇管区的成纤维细胞也增生,两者所产生的胶原纤维相连,形成纤维间隔,导致肝硬化。

考点提示:病毒性肝炎的基本病理变化

三、各型肝炎病变特点及病理临床联系

肝炎分为甲型、乙型、丙型、丁型、戊型和庚型肝炎。根据病变特点及临床表现分为:

病毒性肝炎 { 急性肝炎 { 黄疸型 / 无黄疸型 ; 慢性肝炎 { 轻度 / 中度 / 重度 ; 重型肝炎 { 急性 / 亚急性 / 慢性 }

案例 11-3

患者,男,31岁,于7天前出现发冷发热伴上腹饱胀及乏力。次日加剧,尿黄。第3天全身皮肤发黄,乏力明显加重,伴有恶心、呕吐。查体:肝剑突下3cm,胁下未及。血清胆红素307.8μmol/L(18mg/dl),谷丙转氨酶1100U,凝血酶原时间145s。入院后黄疸进行性加重,次日出现神经精神症状,继之昏迷,肝脏进行性缩小,消化道持续大量出血,抽搐而死亡。尸检:皮肤及巩膜重度黄染,肝重730g,质地柔软,表面暗红黄染。镜检:肝细胞大片坏死,肾小管上皮变性坏死,肺组织广泛出血。

问题:
1. 本病属哪型肝炎? 诊断依据是什么?
2. 患者身强力壮抵抗力强,为什么病变如此严重?
3. 分析该患者全身出血的原因。
4. 分析该患者的死亡原因。

1. 急性肝炎　最常见。临床上分黄疸型和无黄疸型,两者病变基本相同,我国以无黄疸型多见。①肝细胞广泛变性,胞浆疏松化和气球样变;②坏死轻微,肝小叶内散在点状坏死与嗜酸性小体;③肝小叶内与汇管区轻度炎细胞浸润。黄疸型者坏死稍多,毛细胆管内胆栓形成(图11-5)。

临床上因肝细胞弥漫性肿胀,肝体积增大可触及;包膜紧张引起肝区疼痛;肝细胞坏死引起多种肝功能异常,血清转氨酶升高。急性肝炎多在半年内逐渐恢复,少数乙型、丙型可转为慢性。

2. 慢性肝炎　肝炎病程持续半年以上者即为慢

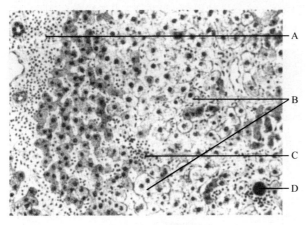

图 11-5　急性肝炎
A. 汇管区炎细胞浸润;B. 肝细胞胞浆疏松化和气球样变;
C. 肝小叶内肝细胞点状坏死(核浓缩);D. 嗜酸性小体

性肝炎。与感染的病毒类型、治疗不当、免疫因素等有关。根据炎症、坏死、纤维化程度,将慢性肝炎分为三型:

(1)轻度慢性肝炎:肝细胞点状坏死,轻度碎片状坏死,汇管区慢性炎细胞浸润,周围少量纤维增生,肝小叶结构完整。

(2)中度慢性肝炎:肝细胞中度碎片状坏死,有桥接坏死,汇管区及小叶内炎细胞浸润明显,小叶内有纤维间隔形成,肝小叶结构紊乱。

(3)重度慢性肝炎:肝细胞重度碎片状坏死及大范围桥接坏死,坏死区肝细胞不规则再生,大量炎细胞浸润,纤维间隔分隔肝小叶结构,出现肝硬化倾向。

临床上主要表现为肝区不适、食欲不振、乏力及脾肿大。早期肝脏轻度增大,肝功能检查可正常,晚期逐步转变为肝硬化。若在慢性肝炎的基础上,发生新鲜的大片坏死,即转变为重型肝炎。

3.重型肝炎较少见,根据起病急缓和病变程度分为三型

(1)急性重型肝炎:起病急,进展快,死亡率高。肝细胞广泛大块状坏死,肝窦明显扩张,库普弗细胞增生肥大,吞噬活跃。网状支架塌陷,残留肝细胞再生不明显。肝小叶内及汇管区有大量淋巴细胞,巨噬细胞浸润。肝体积明显缩小,被膜皱缩,质地柔软,呈黄色或红褐色又称急性黄色(或红色)肝萎缩(图11-6)。

临床表现有黄疸、出血、肝性脑病等。多在2周内死于急性肝功能衰竭,少数转为亚急性重型肝炎。

(2)亚急性重型肝炎:起病缓慢,多数由急性重型肝炎转变而来,病程较长,数周至数月。为新旧不一亚大块坏死,网状纤维支架塌陷和胶原化,肝细胞再生呈结节状。小叶内外明显炎细胞浸润,汇管区小胆管增生及淤胆现象。肝体积缩小,被膜皱缩,质地变硬,呈黄绿色。

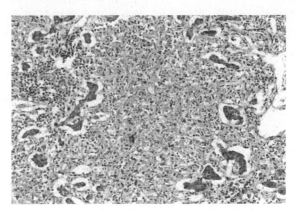

图 11-6　急性重型肝炎(肝细胞广泛坏死)

临床表现与急性相似,可死于肝功能衰竭或发展为坏死后性肝硬化。

(3)慢性重型肝炎:多为中、重度慢性肝炎出现重型肝炎表现者。在原病变基础上出现新的亚大块坏死。病程可持续1年以上,多数发展为坏死后性肝硬化。

考点提示:各型肝炎的病变特点

第4节　肝硬化

肝硬化是一种常见的慢性进行性肝病,是各种原因引起的肝细胞弥漫性变性、坏死,继而纤维组织增生和肝细胞结节状再生,此三种病变反复交错进行导致肝小叶结构破坏和血液循环途径改建,使肝脏变形、变硬,称为肝硬化。患者早期无明显症状,后期出现门静脉高压症和肝功能障碍。

案例 11-4

患者,男,36岁,乙肝病史9年,半年前开始厌食,伴腹胀、尿少、下肢水肿逐渐加重。查体:巩膜轻度黄染,腹部高度膨隆,腹壁浅静脉怒张,腹水征阳性,肝脾触诊不满意。肝掌,前胸散在蜘蛛痣,下肢水肿。HBsAg(+),凝血酶原时间26s,谷丙转氨酶<40U,白蛋白31g/L,球蛋白45g/L,白/球0.68:1。入院3天排便后突然上腹剧痛,面色苍白,呕鲜血约800ml,排出柏油样便,10天后出现躁动,高声喊叫,继而昏迷死亡。尸检:皮肤及巩膜中度黄染,腹腔内有黄色澄清液体约4500ml,肝重890g,表面和切面见多个直径1~2cm的结节,脾重860g,食管下段静脉丛明显曲张。镜检:肝小叶结构破坏假小叶形成。

问题:

1. 请对本病作出诊断,写出诊断依据。

2. 分析该疾病的原因。

3. 分析该患者出现呕血的原因。

4. 分析该患者死亡原因。

肝硬化有多种类型,根据不同病因分为肝炎性、

酒精性、胆汁性、寄生虫性、淤血性和色素性肝硬化；根据形态分为小结节型、大结节型、大小结节混合型及不全分隔型。我国常用的是结合病因、病变及临床表现的综合分类法。本节主要介绍我国分类法中常见的三种肝硬化类型。其中以门脉性肝硬化最多见。

一、门脉性肝硬化

（一）病因及发病机制

1. 病毒性肝炎　在我国病毒性肝炎是引起门脉性肝硬化的主要原因，尤其是慢性乙型和丙型肝炎，肝硬化患者 HBsAg 阳性率可高达 76.7%

2. 慢性酒精中毒　在欧美国家 60% ~ 70% 的门脉性肝硬化是由酒精性肝病引起。

3. 营养缺乏　例如动物食物中长期缺乏胆碱或蛋氨酸，可引起肝脂肪变性而发展为肝硬化。

4. 毒物中毒　某些化学毒物，如砷、四氯化碳、黄磷等对肝脏有损害作用可导致肝硬化。

在上述因素作用下，肝细胞反复发生变性、坏死，网状纤维支架破坏并塌陷，坏死区残留肝细胞呈结节状再生，同时肝小叶内大量纤维组织增生。这种增多的胶原纤维有两种来源：①小叶内网状纤维支架塌陷、融合、胶原化以及窦周间隙的储脂细胞增生产生胶原纤维；②汇管区的成纤维细胞增生产生胶原纤维。纤维逐渐向小叶内伸展并连接形成纤维间隔，将原小叶分割或包绕再生肝细胞团形成假小叶，同时肝内血液循环被迫改建，导致肝硬化(图 11-7)。

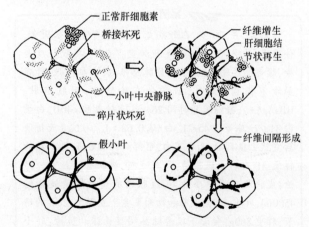

图 11-7　门脉性肝硬化假小叶形成示意图

（二）病理变化

门脉性肝硬化属于小结节型肝硬化。早、中期肝脏体积正常或稍大，质地稍硬；晚期肝脏体积缩小，重量减轻，硬度增加。表面和切面见弥漫全肝的小结节，结节大小较一致，直径多在 0.1 ~ 0.5cm 之间(图

11-8)。结节呈黄褐色(脂肪变)或黄绿色(淤胆)，周围为灰白色纤维间隔包绕。

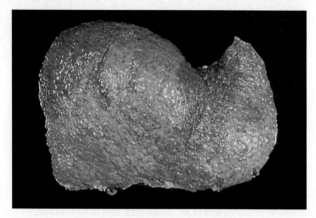

图 11-8　门脉性肝硬化(肉眼观)

镜下观：正常肝小叶结构破坏，由假小叶取代。假小叶是指由广泛增生的纤维组织将肝小叶分割、包绕成大小不等的圆形或椭圆形的肝细胞团(图 11-9)。假小叶内肝细胞大小不一，排列紊乱，原有肝细胞常有萎缩、变性、坏死，再生的肝细胞体积大，核大且深染，或有双核；中央静脉缺如、偏位或两个以上；包绕假小叶的纤维组织间隔宽窄一致，内有少量淋巴细胞和单核细胞浸润，并可见小胆管增生。

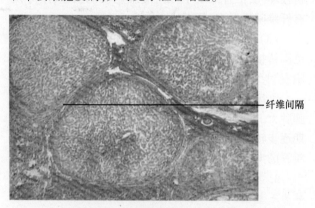

纤维间隔

图 11-9　门脉性肝硬化(镜下)

（三）病理临床联系

1. 门脉高压症　肝硬化时门静脉压可升高到 2.5 ~ 4.0kPa 或以上(正常为 0.491 ~ 1.962kPa)。门静脉压升高的主要原因：①肝内广泛的纤维组织增生，肝血窦闭塞或窦周纤维化，使门静脉循环受阻(窦性阻塞)；②假小叶压迫小叶下静脉，使肝窦内血液流出受阻，进而影响门静脉血流入肝血窦(窦后性阻塞)；③肝动脉分支与门静脉分支在汇入肝窦前异常吻合支形成，使高压力的动脉血流入门静脉内(窦前性阻塞)。门静脉压力升高后，主要表现有以下四点：

（1）脾肿大：门静脉压力升高，脾静脉血回流受

阻,引起慢性淤血性脾大,可引起脾功能亢进。

（2）胃肠淤血、水肿：门静脉压力升高,胃肠静脉血回流受阻,导致胃肠壁淤血、水肿,影响胃的消化吸收功能出现腹胀、食欲不振。

（3）腹水：形成原因有：①门静脉高压使门静脉系统毛细血管内淤血,液体漏入腹腔；②肝血窦淤血,窦内压增加,自窦壁渗入窦旁间隙的液体增多而漏入腹腔；③肝脏合成蛋白功能减退,使血浆胶体渗透压降低,水分漏出增多；④肝功能障碍,醛固酮、抗利尿激素灭活减少,导致水钠潴留腹水形成。表现为腹胀,大量腹水时腹部膨隆,状如蛙腹。

（4）侧支循环形成：门静脉高压时,通过门静脉与腔静脉之间的吻合支代偿,可以减轻门静脉压力,使部分门静脉血不经过肝脏通过侧支直接流入腔静脉回流到右心。主要的侧支循环有：①经胃冠状静脉、食管下段静脉丛、奇静脉入上腔静脉,导致食管下段静脉丛曲张,破裂时发生致命性大出血,是肝硬化患者常见的死亡原因；②经肠系膜下静脉、直肠静脉丛、髂内静脉进入下腔静脉,引起直肠静脉（痔静脉）丛曲张,形成痔核,破裂可出现便血；③经附脐静脉、脐周静脉网、胸腹壁静脉分别进入上腔静脉和下腔静脉,引起脐周浅静脉高度扩张,形成"海蛇头"现象（图11-10）。

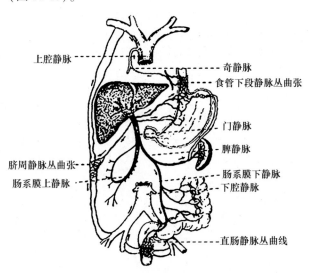

图 11-10 门脉高压时侧支循环示意图

上腔静脉
奇静脉
食管下段静脉丛曲张
门静脉
脾静脉
脐周静脉丛曲张
肠系膜下静脉
肠系膜上静脉
下腔静脉
直肠静脉丛曲线

2. 肝功能障碍 肝细胞长期反复受到损伤所致。主要表现：

（1）血浆蛋白合成障碍：肝功能障碍时合成白蛋白减少,脾功能亢进合成球蛋白增多,导致血浆白/球蛋白值降低,甚至倒置。

（2）激素灭活减少：体内雌激素增多出现男性乳腺发育、睾丸萎缩,女性月经失调、不孕等,小动脉末梢扩张患者颈面部、胸部及前臂出现蜘蛛痣,手掌大

小鱼际有暗红色斑,称为肝掌。

（3）出血倾向：由于肝脏合成凝血因子减少、脾功能亢进血小板破坏过多所致。患者出现鼻出血、牙龈出血、皮肤黏膜淤点、淤斑等。

（4）黄疸：肝细胞坏死及毛细胆管淤胆、胆色素代谢障碍所致出现皮肤、黏膜、巩膜黄染现象。

（5）肝性脑病：是肝功能极度衰竭的表现,也是肝硬化患者死亡重要原因。

> 考点提示：门脉性肝硬化的病理变化和临床病理联系

二、坏死后性肝硬化

（一）病因及发病机制

坏死后性肝硬化相当于大结节型和大小结节混合型肝硬化,是在肝细胞发生大块状坏死的基础上形成的。主要病因：①肝炎病毒感染,大多数由乙型、丙型、亚急性重型肝炎或慢性重型肝炎引起；②药物及化学物质中毒。

（二）病理变化与后果

本型肝硬化病变与门脉性肝硬化不同特点：①肝表面和切面的结节较大,且大小不等,最大结节直径可达5~6cm肝脏变形明显（图11-11）；②由于肝细胞坏死范围及其形状不规则,假小叶形状大小也不一致,假小叶内肝细胞有不同程度的变性、坏死；③假小叶周围纤维间隔较宽,且宽窄不一,其内有多量炎细胞浸润及小胆管增生（图11-12）。

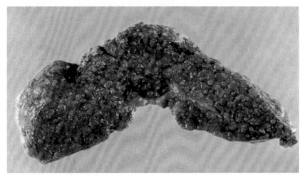

图 11-11 坏死后肝硬化（肉眼观）

坏死后性肝硬化由于肝细胞坏死较严重,病程较短,肝功能障碍明显且出现较早,而门脉高压症较轻且出现晚,癌变率较高。

三、胆汁性肝硬化

胆汁性肝硬化是由于胆道阻塞、胆汁淤积引起的肝硬化,较少见,根据病因不同分原发性和继发性

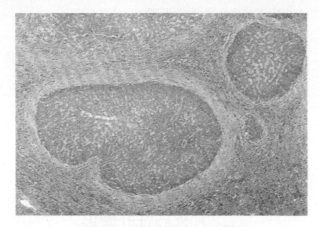

图 11-12　坏死后肝硬化(镜下观)

两种。

(一) 病因及发病机制

原发性胆汁性肝硬化少见,原因不明,可能与自身免疫反应有关。继发性胆汁性肝硬化的原因与长期肝外胆管阻塞和胆道上行性感染两种因素有关。长期的胆管阻塞,胆汁淤积,使肝细胞变性坏死,继发纤维组织增生导致肝硬化。

(二) 病理变化与后果

肝脏缩小不如前两型肝硬化明显(早期肝脏常肿大),质中等硬,表面较光滑呈细小结节,相当于不完全分割型,深绿色或绿褐色。原发性胆汁性肝硬化早期小叶间胆管上皮细胞水肿、坏死,周围淋巴细胞浸润,最后小胆管破坏致纤维组织增生并伸入肝小叶内,假小叶呈不完全分割型。继发性胆汁性肝硬化肝细胞明显淤胆而变性坏死,坏死的肝细胞肿大,胞浆疏松呈网状,核消失,称为网状或羽毛状坏死。假小叶周围纤维组织分割包绕不完全。

胆汁性肝硬化患者常有明显的黄疸,合并门脉高压的少见,肝功能障碍不如门脉性肝硬化明显。

第5节　肝性脑病

肝性脑病是由于各种严重肝病引起的神经精神综合征,属于肝功能衰竭的一部分。早期有性格改变,进一步发展出现行为异常、定向障碍、扑翼样震颤、精神错乱,严重时发展为嗜睡、昏迷,又称肝昏迷。

急性肝性脑病起病急,迅速出现躁动、谵妄以致昏迷,多数短期内死亡。多见于重型肝炎及中毒性肝炎引起的广泛而急剧的肝细胞破坏。

慢性肝性脑病起病较缓,有明显的诱因,多在肝硬化或门-腔静脉分流术后的基础上发生。

> **案例 11-5**
>
> 患者,男,45 岁,肝硬化 5 年,于 3 天前与朋友聚餐时出现呕血,鲜红色,量约 1000ml,感头昏、心慌、出冷汗入院,查体:P 108 次/分,BP 80/50mmHg,贫血貌,巩膜黄染,经输血、补液和应用止血药物治疗后病情好转,血压和心率恢复正常。1 天前出现睡眠障碍,幻听和言语不清。实验室检查:血氨130μg/dl。
>
> **问题:**
> 1. 请对本病作出诊断,写出诊断依据。
> 2. 分析该患者的发病原因。

一、肝性脑病的发病机制

尚未完全阐明,大多数学者认为主要是脑细胞代谢和功能障碍所致。

(一) 氨中毒学说

1. 血氨增高的原因　①尿素合成减少,氨清除不足:肝功能严重障碍时,鸟氨酸循环障碍,组织代谢过程中形成的氨及肠道吸收的氨在肝内合成尿素明显减少,致血氨增高;②门-体侧支循环形成:由肠道吸收的氨未经肝脏解毒而直接流入体循环,致血氨增高;③产氨增多:门脉高压时,肠黏膜淤血、水肿、消化吸收不良,肠内蛋白质及血中弥散入肠道的尿素在细菌的作用下产氨增多;④患者昏迷前明显躁动,肌肉产氨增多(图 11-13)。

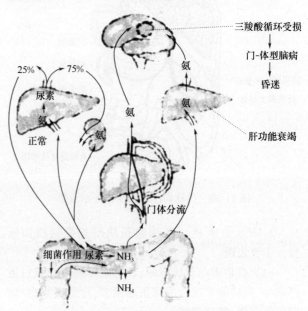

图 11-13　氨的正常与异常循环

2. 氨对脑的毒性作用

(1) 干扰脑细胞能量代谢:主要通过干扰脑细胞

的葡萄糖生物氧化,使能量生产减少,ATP 消耗增多。过程为:①氨与 α-酮戊二酸结合生成谷氨酸,消耗了大量的 α-酮戊二酸,使三羧酸循环障碍,同时消耗了大量的还原辅酶 I(NADH),妨碍了呼吸链中递氢过程,致使 ATP 产生减少;②大量的氨与谷氨酸合成谷氨酰胺时,消耗了大量 ATP。

(2) 脑内神经递质发生改变:血氨增高使脑内的神经递质平衡失调,兴奋性神经递质(谷氨酸、乙酰胆碱)减少,抑制性神经递质(谷氨酰胺、γ-氨基丁酸)增多,导致中枢神经系统功能紊乱。

(二) 假性神经递质学说

肝功能严重障碍或门-体静脉侧支循环形成时,血中的胺类物质(苯乙胺、酪胺)直接进入体循环到脑组织,在脑内 β-羟化酶作用下,生成苯乙醇胺和羟苯乙醇胺,它们的化学结构与正常神经递质去甲肾上腺素和多巴胺十分相似,但其生理功能仅是正常递质的 1/10,故称为假性神经递质。当脑干网状结构中假性神经递质增多时,竞争性地与正常神经递质争夺突触受体,从而导致神经信息的传递阻碍,大脑皮质不能维持觉醒状态而抑制,出现一系列神经精神症状,甚至昏迷(图 11-14)。

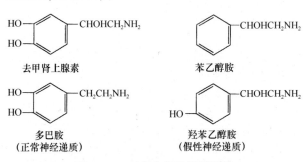

图 11-14　正常和假性神经递质

除氨中毒和假性神经递质学说外,还有血浆氨基酸失衡学说,血清 GABA(γ-氨基丁酸)学说等,均与肝性脑病的发生有密切关系。

考点提示:氨中毒的主要毒性机理

二、肝性脑病发生的诱因

1. 上消化道出血　这是最常见的原因。肝硬化患者食管下段静脉丛曲张当食入粗糙食物或腹压升高时引起上消化道出血,血中蛋白质经肠道细菌作用产生大量氨。另外,出血还可造成低血容量,使肝、肾、脑等重要器官因缺血而功能下降。

2. 感染　导致体温升高、缺氧、全身各组织分解代谢增强、产氨增多,还可增强脑对氨等毒性物质的敏感性。

3. 放腹水　腹腔穿刺放液过多、过快,可因腹压突然下降而使门静脉淤血,加重肝脏缺血损害;同时,大量放腹水造成大量蛋白质和电解质丢失,加重内环境紊乱,诱发肝性脑病。

4. 便秘　可使肠内氨和其他含氮毒物的产生和吸收增加。

5. 用药不当　麻醉及镇静药都可增加肝脏负担,加重肝功能损害促使肝性脑病发生。

6. 其他　大手术、饮酒、高蛋白饮食、低血糖等。

三、肝性脑病防治、护理的病理生理基础

(一) 防止诱因

(1) 严格控制蛋白摄入量,减少肠内可被细菌利用的含氮物质。

(2) 避免饮食粗糙、质硬,防止上消化道大出血。

(3) 慎用镇静、麻醉等药物,正确选用利尿剂。

(4) 控制感染。

(5) 慎重处理腹腔放液,防止水电解质紊乱。

(6) 保持排便通畅,防止便秘。

(二) 降低血氨

(1) 口服乳果糖等使肠道 pH 降低,抑制氨的生成和吸收。

(2) 口服新霉素等抑制肠道细菌,减少产氨。

(3) 应用谷氨酸或精氨酸降血氨。

(4) 纠正水、电解质和酸碱平衡紊乱,特别注意纠正碱中毒。

(5) 清洁灌肠以减少产氨和阻止氨的吸收。

(6) 限制蛋白摄入,减少产氨。

(三) 促进正常神经传递功能恢复

输注高支链氨基酸混合营养液以恢复血浆氨基酸平衡;应用左旋多巴与假性神经递质竞争,促进正常神经传递恢复功能。

(四) 改善肝功能

应用人工肝辅助系统(血液透析、吸附疗法)、肝移植、静脉或肝内输注入胎肝细胞。

(五) 密切观察,加强护理

密切观察严重肝病患者的脑功能,及时发现肝性脑病的早期表现;注意保持昏迷患者的呼吸道通畅,必要时呼吸机给氧,但应绝对避免通气过度;设法让

神经错乱的患者保持安静,防止发生意外。

链接

人 工 肝

目前对人工肝的研究,只是用一种装置或系统来暂时代替肝脏的某些功能,如清除肝衰竭时的毒性物质;治疗肝性脑病及调整氨基酸平衡来协助患者度过危险期;等待肝细胞再生或者肝移植,因而许多学者称其为"人工肝"。

小 结

慢性胃炎是胃黏膜的慢性炎症。慢性浅表性胃炎的炎性改变局限于黏膜浅层,不伴有腺体萎缩。慢性萎缩性胃炎以 B 型多见,胃黏膜固有层炎细胞浸润广泛,伴有腺体萎缩及肠上皮化生。

胃溃疡多发于胃小弯近幽门处,十二指肠溃疡多在球部,除溃疡的大小、深度有别外,两部位溃疡形状相同。镜下分渗出层、坏死层、肉芽组织层、瘢痕层四层结构。并发症有出血、穿孔、幽门梗阻、癌变。出血为最常见并发症。

病毒性肝炎是由肝炎病毒引起的以肝实质细胞变性、坏死为主要病变的传染病。已知的肝炎病毒有六型。甲型、戊型经消化道传播,其余型别均经血液、体液传播。病变属于变质性炎症,继发肝细胞再生及纤维增生。慢性肝炎比急性肝炎变质轻、增生重;慢性肝炎各型的肝细胞坏死程度不一;重型肝炎各型的残留肝细胞再生状态有异。急性肝炎愈后较好,慢性肝炎愈后与肝炎病毒类型有关,甲型肝炎很少转为慢性,乙型、丙型肝炎恢复较慢容易转成慢性,继发肝硬化及肝癌,重型肝炎短期内可因肝功能衰竭死亡,病程长者发展为坏死后性肝硬化。

肝硬化是各种慢性肝脏损害的继发病变。任何原因引起的肝细胞变性、坏死,纤维组织增生和肝细胞结节状再生都可形成肝硬化,导致肝小叶结构破坏由假小叶代替和肝内血液循环改建,出现门静脉高压症和肝功能障碍两大表现。在肝硬化的形成过程中纤维组织增生是关键。门脉性与坏死后性肝硬化最终都可合并肝癌。因此,病毒性肝炎、肝硬化、肝癌三者之间关系密切。

肝性脑病是肝功能极度衰竭的表现,其发生主要有氨中毒及假性神经递质学说。

目标检测

一、名词解释

1. 溃疡病　2. 嗜酸性小体　3. 气球样变　4. 碎片状坏死
5. 肝硬化　6. 假小叶　7. 门脉高压症　8. 肝性脑病

二、填空题

1. 胃溃疡多位于_____,直径通常在_____cm 以内。
2. 溃疡底部组织学改变为_____层、_____层、_____层、_____层。
3. 病毒性肝炎是由肝炎病毒引起的以肝实质细胞_____为主要病变的传染病。
4. 肝硬化的主要病变特点是形成_____。
5. 肝性脑病的发生主要有_____、_____两种学说。

三、选择题

A_1 型题

1. 萎缩性胃炎与浅表性胃炎最确切的区别是(　　)
   A. 病变部位　　　　B. 炎症细胞浸润的深度
   C. 黏膜厚度　　　　D. 胃黏膜固有腺体萎缩
   E. 以上都不是

2. 消化性溃疡最常见的合并症是(　　)
   A. 出血　　　　　　B. 梗阻
   C. 癌变　　　　　　D. 穿孔
   E. 粘连

3. 十二指肠溃疡最好发于(　　)
   A. 胃小弯近幽门处　　B. 十二指肠降部
   C. 十二指肠球部　　　D. 胃体部
   E. 十二指肠下段

4. 乙型肝炎病毒主要的传播方式为(　　)
   A. 经口传播　　　　B. 经血液传播
   C. 经体液传播　　　D. 经伤口传播
   E. 经体表接触传播

5. 假小叶形成主要是由于(　　)
   A. 肝细胞广泛变性
   B. 肝细胞广泛变性坏死
   C. 大量炎细胞浸润
   D. 库普弗细胞增生
   E. 肝细胞明显再生纤维组织增生

6. 在我国引起门脉性肝硬化的主要原因是(　　)
   A. 慢性酒精中毒　　B. 病毒性肝炎
   C. 营养缺乏　　　　D. 毒物中毒
   E. 药物中毒

7. 假性神经递质的作用是(　　)
   A. 增加氨的毒性作用
   B. 使 ATP 生成减少
   C. 竞争性抑制多巴胺的作用
   D. 干扰脑干能量代谢
   E. 竞争性地取代正常神经递质

A_2 型题

8. 某患者经常胃痛,钡餐造影发现幽门区有一约 1.5cm 的缺损,临床诊断慢性胃溃疡,溃疡镜下可能见到的主要病变为(　　)
   A. 病变区有肉芽组织　　B. 病变区有肠上皮化生
   C. 病变区有钙化　　　　D. 病变区有骨化
   E. 病变区有肉芽肿

9. 患者,男,32 岁,间断上腹痛、反酸 8 年,半个月来症状加重,空腹痛明显,常有夜间痛醒,进食后能减轻。该患者最可能的诊断是(　　)
   A. 胃溃疡　　　　　　B. 十二指肠球部溃疡

C. 胃癌　　　　　　D. 慢性胃炎

E. 胆囊炎

10. 患者,男,65 岁,患慢性乙型肝炎 15 年,肝硬化 4 年,近日因"酗酒后出现呕血、黑便 10 天,神志恍惚 2 天"就诊。查体:巩膜黄染,言语不清,定向力丧失,出现幻觉,有扑翼样震颤,肌张力增高。脑电图异常,血氨 60μmol/L。该患者最可能的诊断(　　)

A. 尿毒症　　　　　B. 脑血管意外

C. 乙型脑炎　　　　D. 糖尿病酮症酸中毒

E. 肝性脑病

11. 一肝炎患者作肝穿刺活检,镜下见肝细胞碎片状坏死,有桥接坏死,汇管区及小叶内炎细胞浸润明显,小

叶内有纤维间隔形成,肝小叶结构完整。上述病变符合(　　)

A. 急性普通型肝炎　　B. 轻度慢性肝炎

C. 重度慢性肝炎　　　D. 中度慢性肝炎

E. 早期肝硬化

12. 男性,45 岁,6 年来经常腹胀,下肢水肿,面部有蜘蛛痣,腹水(+),肝未触及,脾肋缘下 1cm。最可能的诊断为(　　)

A. 慢性肝炎　　　　B. 慢性肝淤血

C. 酒精性肝炎　　　D. 门脉性肝硬化

E. 肝癌

(梁　娟)

第12章 泌尿系统疾病

泌尿系统由肾脏、输尿管、膀胱和尿道组成。肾脏具有重要的生理功能，通过生成和排出尿液，以排泄体内的代谢产物，调节水、电解质和酸碱平衡，维持机体内环境的稳定；同时还有分泌促红细胞生成素、肾素和前列腺素，参与红细胞的生成和调节血压作用等。

肾脏的基本单位是肾单位，每个肾脏约有100万个肾单位。肾单位由肾小球和与之相连的肾小管构成，肾小球执行滤过作用产生原尿，肾小管完成重吸收和调节水、电解质及酸碱平衡。

肾小球包括血管球和肾球囊。肾小球毛细血管壁构成滤过膜，由内皮细胞、基底膜和肾球囊脏层上皮细胞构成（图12-1），组成肾小球滤过屏障。由于滤过膜带负电荷，对带负电荷的溶质具有排斥作用。白蛋白因带较强负电荷，正常情况下不能通过滤过膜。肾小球病变时，由于滤过膜结构和功能改变，通透性增高，往往导致患者在临床上出现排尿异常，代谢产物潴留，水、电解质和酸碱平衡紊乱等。

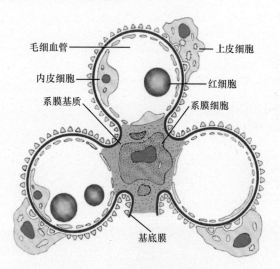

图12-1 滤过膜结构示意图

泌尿系统疾病包括肾和尿路的改变。常见类型有炎症、肿瘤、代谢疾病、尿路梗阻、血管疾病和先天畸形等。其中肾脏疾病可根据病变主要累及部位，分肾小球疾病、肾小管疾病、肾间质疾病和累及血管的疾病。本章主要介绍肾小球肾炎、肾盂肾炎和肾功能衰竭。

第1节 肾小球肾炎

肾小球肾炎是一类以肾小球病变为主的变态反应性炎症，简称肾炎。临床表现主要有蛋白尿、血尿、水肿和高血压等。肾小球肾炎可分为原发性和继发性两类，原发性肾小球肾炎是指原发于肾脏的独立性疾病，肾为唯一或主要受累的脏器；继发性肾小球肾炎是指继发于其他疾病（如系统性红斑狼疮）或全身性疾病（如高血压）、代谢病（如糖尿病）等引起肾小球的病变。通常所说的肾小球肾炎一般指原发性肾小球肾炎。本节重点讨论原发性肾小球肾炎中的常见类型。

考点提示：肾小球肾炎的概念和主要临床表现

一、病因及发病机制

肾小球肾炎的病因和发病机制尚未完全明了，但近年来关于肾小球肾炎病因和发病机制的研究取得了很大进展。大量肾活检和实验性肾炎研究证明，大多数肾炎都是由抗原抗体复合物（体液免疫）引起的变态反应性炎症。

考点提示：肾小球肾炎的病因和发病

与肾小球肾炎发病的抗原种类很多，据其来源可分为两大类：即内源性抗原包括肾小球性抗原（肾小球基底膜抗原、足细胞的足突抗原、内皮细胞和系膜细胞的细胞膜抗原等）和非肾小球性抗原（DNA、核抗原、免疫球蛋白、肿瘤抗原和甲状腺球蛋白抗原等）；外源性抗原包括细菌、病毒、寄生虫、真菌和螺旋体等生物性病原体成分，以及药物、外源性凝集素和异种血清等。

抗原抗体复合物形成是引起肾炎的主要病因，可通过以下两种方式引起发病。

1. 原位免疫复合物形成 抗体与肾小球内本身的抗原成分或经血液循环植入非肾小球性抗原结合，形成免疫复合物引起肾小球的损伤。

2. 循环免疫复合物沉积 非肾小球性的内源性或外源性可溶性抗原，在机体内产生相应抗体并与之结合，在循环血中形成免疫复合物，随血液流经肾小球时沉积,引起肾小球的损伤。

两种发病机制可产生不同类型的肾炎,这与抗原和抗体的性质、数量,免疫复合物形成的方式、部位,以及机体的免疫状态和反应性等有关。

二、基本病理变化及临床病理联系

(一)基本病理变化

肾小球肾炎基本病理变化为抗原抗体复合物在肾小球基底膜沉积,导致的变态反应。由于经皮肾穿刺活检的广泛开展,肾组织的病理学检查,在肾小球疾病诊断方面具有重要的作用。肾小球肾炎时肾小球的病理变化包括:

1. 肾小球细胞增多 增生性肾小球肾炎可见肾小球内系膜细胞、内皮细胞和上皮细胞增生,并有嗜中性粒细胞、单核细胞及淋巴细胞浸润,肾小球内细胞数增多,肾小球体积增大。

2. 基底膜增厚和系膜基质增多 肾炎时可见肾小球基底膜增厚,病变累及系膜时,系膜细胞增生,系膜基质增多。

3. 炎性渗出和坏死 肾炎时肾小球内可有嗜中性粒细胞等炎细胞和纤维素渗出,毛细血管壁可发生纤维素样坏死,并可有血栓形成。

4. 玻璃样变和硬化 肾炎时可见肾小球玻璃样变,肾小球细胞减少、消失,毛细血管袢塌陷,管腔闭塞,胶原纤维增加。肾小球囊的脏层和壁层愈合,形成节段性或整个肾小球的硬化。肾小球玻璃样变和硬化为各种肾小球炎病变的最终结局。

(二)临床表现

肾小球肾炎在临床上可引起不同的症状和体征,常表现为具有结构和功能联系的症状组合,即综合征。临床表现与病理类型有密切联系,但不是完全相对应。临床上常见有以下几种综合征。

1. 急性肾炎综合征 起病急,以血尿、蛋白尿、少尿和管型尿、水肿和高血压为主要临床表现。重者可出现氮质血症和肾功能不全。常见于毛细血管内增生性肾小球肾炎。

2. 快速进行性肾炎综合征 急性起病,病情进展快。出现血尿和蛋白尿等尿改变后,迅速发生少尿或无尿,伴氮质血症并发展为急性肾衰竭或尿毒症。主要见于弥漫性新月体性肾小球肾炎。

3. 肾病综合征 起病缓慢,主要表现为:①大量蛋白尿,每天尿中蛋白含量达到或超过 3.5g;②低蛋白血症,人血白蛋白含量低于 30g/L;③高度水肿;④高脂血症和脂尿,即所谓"三高一低"。几种不同类

型肾炎均可表现肾病综合征,有弥漫性膜性肾小球肾炎、膜性增生性肾小球肾炎、系膜增生性肾小球肾炎、脂性肾病和局灶性节段性肾小球肾炎。

4. 无症状性血尿或蛋白尿 主要表现为持续或复发性,肉眼或镜下血尿,或轻度蛋白尿,属隐匿性肾小球疾病。主要见于 IgA 肾病。

5. 慢性肾炎综合征 为各型肾炎终末阶段,主要表现为多尿、夜尿、低比重尿、高血压、贫血、氮质血症和尿毒症,缓慢发展为肾衰竭。

考点提示:各型肾炎综合征的特点

三、肾小球肾炎的病理类型

> **原发性肾小球肾炎的分类**
>
> 1. 轻微肾小球病变。
> 2. 局灶性/节段性肾小球肾炎。
> 3. 局灶性/节段性肾小球硬化。
> 4. 弥漫性肾小球肾炎。
> (1)膜性肾小球肾炎。
> (2)增生性肾小球肾炎:系膜增生性肾小球肾炎;毛细血管内增生性肾小球肾炎;膜性增生性肾小球炎;新月体性肾小球肾炎。
> (3)硬化性肾小球肾炎。
> 5. IgA 肾病。
> 6. 未分类肾小球肾炎。

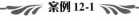
案例 12-1

患者,男,8岁,因尿少、眼睑水肿 5 天而入院。患儿 2 周前曾发生上呼吸道感染,出现咽喉疼痛,5 天前早晨起床后母亲发现小孩两眼睑水肿,伴尿量减少,尿色深。

体格检查:体温 37.8℃,脉搏 100 次/分,呼吸 35 次/分,血压 17.3/12kPa,眼睑水肿,咽红,双下肢水肿。

实验室检查:尿 RBC(++),尿蛋白(++),红细胞管型 0～2/HP,24 小时尿量 400ml。

B 超检查显示:双肾对称性肿大。

问题:

1. 依据上述资料,此患者最可能的诊断是什么病?是否有急性肾炎综合征的临床表现?

2. 对患儿应采取什么样的护理措施?

(一)弥漫性毛细血管内增生性肾小球肾炎

弥漫性毛细血管内增生性肾小球肾炎,简称急性肾炎,又称毛细血管内增生性肾小球肾炎。临床上常见,本病的病变特点是肾小球内毛细血管内皮细胞和

系膜细胞增生为主,伴有嗜中性粒细胞和巨噬细胞浸润。患者大多数为儿童,成人少见,一般起病急,临床表现为急性肾炎综合征,预后良好。

考点提示:急性肾炎的主要病变特点是什么细胞增生

本病大多数病例与感染有关,故又称感染后性肾小球肾炎。最常见的病原体为 A 族乙型溶血性链球菌感染,肾炎通常于咽部和皮肤链球菌感染 1~4 周后发生,发病后患者血清抗链球菌溶血素"O"滴度增高,血、尿、肾组织中无病原菌,说明是链球菌感染引起的变态反应性炎,故又称链球菌感染后肾小球肾炎。发病机制为循环免疫复合物沉积所致。

1. 病理变化

(1) 肉眼观察:双侧肾脏对称性轻中度肿大,包膜紧张,表面光滑,充血,色较红,故称"大红肾";有的肾脏表面见散在粟粒大小的出血点,似跳蚤咬过称"蚤咬肾"。肾脏切面皮质增厚(图 12-2)。

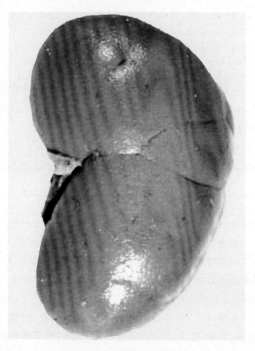

图 12-2 大红肾(蚤咬肾)

(2) 显微镜检查:双侧肾脏肾小球广泛受累,肾小球体积大,细胞数增多。增生的细胞主要为毛细血管内皮细胞和系膜细胞,有较多的嗜中性粒细胞和少量的单核巨噬细胞浸润。增生细胞导致毛细血管受压或闭塞,肾小球内血流减少。严重时肾小球内毛细血管壁可发生纤维素样坏死及微血栓形成,血管破裂出血(图 12-3)。

因肾小球缺血,肾小管上皮细胞发生变性,管腔内可出现蛋白管型、红细胞管型、白细胞管型和颗粒管型。肾间质常有充血、水肿,并伴有少量炎细胞浸润。

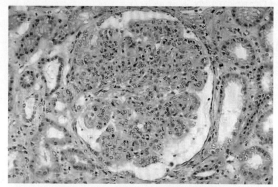

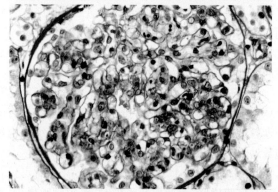

图 12-3 弥漫性毛细血管内增生性肾小球肾炎
肾小球体积变大,细胞数增多

2. 临床病理联系 本型肾炎在临床上主要表现为急性肾炎综合征。

(1) 尿的变化:表现为血尿、蛋白尿、管型尿;少尿、无尿或氮质血症。

肾小球毛细血管损伤,通透性增高,红细胞漏出引起血尿(最早症状),轻者镜下才能发现,重者肉眼可见尿呈红色洗肉水样;蛋白质的滤出形成蛋白尿;各种成分在肾小管中凝集形成管型,随尿液排出形成管型尿。由于肾小球内血流减少,毛细血管受压或闭塞,肾小球滤过减少,而肾小管重吸收无明显障碍,故引起少尿,导致钠水潴留;严重者无尿,代谢产物潴留而发生氮质血症。

(2) 水肿:水肿一般为轻中度,常先发生于组织疏松的眼睑部,晨起明显,重者波及全身。发生原因与钠水潴留及变态反应致全身毛细血管通透性增高有关。

(3) 高血压:大部分患者出现高血压。其原因主要与钠水潴留、血容量增加有关,严重者可导致心力衰竭或高血压脑病。由肾疾病引起的高血压称为肾性高血压。

考点提示:急性肾炎出现水肿、高血压的原因

3. 转归 儿童患者预后好,95% 以上的患儿可在数周或数月内痊愈。只有少数不到 10% 的患儿症状无改善,转为快速进行性肾小球肾炎。另有 1%~2%

患儿缓慢进展转为慢性。成人患者预后较差,转为慢性肾炎比例较高。

急性肾炎患者常见护理措施

1. 饮食护理。

(1) 合理水盐摄入:盐摄入量<2g/天,所摄入量为前一天尿量加500ml。

(2) 适量蛋白摄入:以优质蛋白为主,出现氮质血症、少尿时限制蛋白摄入。

(3) 补充足够热量及维生素。

2. 休息 急性期患者应绝对卧床休息。

3. 观察尿量、尿色变化,准确记录24小时出入量。

4. 密切观察生命体征(体温、呼吸、脉搏、血压)的变化。

5. 观察水肿部位、范围、程度及其变化。

6. 注意皮肤清洁护理,防止皮肤损伤。尽量避免水肿部位肌内注射。

7. 遵医嘱给药,观察药物疗效。

8. 对患儿及家长进行健康教育。

(二) 弥漫性新月体性肾小球肾炎

弥漫性新月体性肾小球肾炎,为一组病情发展严重的肾小球肾炎,比较少见。患者多见于成年人,临床上明显症状为血尿,迅速发展为少尿和无尿,肾功能发生进行性衰竭。如不能急速采取措施,常在数周或数月发生急性肾衰竭而死于尿毒症,故临床上称为快速进行性肾小球肾炎。本型肾炎主要病变特点是肾小球囊壁层上皮细胞增生,形成新月体,故又称新月体性肾小球肾炎。病因和发病机制尚未明了,多数为原发性,部分为抗肾小球基底膜型肾炎或其他肾小球疾病转变而来。

考点提示:新月体性肾小球肾炎主要病变特点

1. 病理变化

(1) 肉眼观察:两肾弥漫性肿大,色苍白,皮质表面可有散在点状出血,切面皮质增厚。

(2) 光学显微镜检查:大部分肾小球囊内有新月体形成。新月体主要由增生球囊壁层上皮细胞和渗出的单核细胞构成,还可见嗜中性粒细胞和淋巴细胞。以上成分在毛细血管球外侧形成新月体或环状体结构(图12-4)。早期新月体为细胞成分,称为细胞性新月体;以后纤维增生,形成纤维细胞新月体;最终新月体纤维化,形成纤维性新月体。新月体形成后使肾球囊腔狭窄或闭塞,压迫毛细血管丛,影响肾小球滤过。严重者肾小球毛细血管壁发生纤维素样坏死、出血,肾小球萎缩,纤维化及玻璃样变。所属肾小管也萎缩、消失,整个肾单位废用。

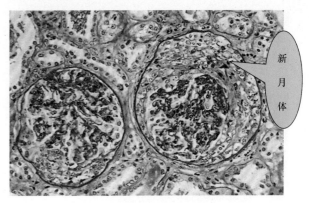

图12-4 弥漫性新月体性肾小球肾炎
肾球囊壁层上皮细胞显著增生,在肾球囊内毛细血管周围形成新月体

2. 临床病理联系 此型肾小球肾炎病变进展快,故临床表现为快速进行性肾炎综合征。由于肾小球毛细血管坏死,基底膜缺损出血,故血尿明显。由于大量新月体形成,球囊闭塞,肾小球滤过减少,患者迅速出现少尿,甚至无尿和氮质血症,并发展为尿毒症。随病变进展,肾小球广泛纤维化,玻璃样变,肾单位功能丧失,肾小球缺血,通过肾素-血管紧张素系统作用可发生高血压。

3. 转归 此型肾小球肾炎病变严重,预后极差,患者常于数周至数月死于尿毒症。一般认为预后与新月体出现的数量有关,有新月体的肾小球数量少于70%者,病变进展相对缓慢,预后略好。

(三) 弥漫性膜性肾小球肾炎

弥漫性膜性肾小球肾炎,是引起成人肾病综合征的最常见原因。该病早期在光镜下肾小球炎性改变不明显,后期典型病变特点是毛细血管基底膜弥漫性增厚,故又称膜性肾病。本病起病缓慢,病程长,多见于30~50岁的青、中年人,40岁左右为高发年龄,是一种慢性免疫复合物性肾炎。免疫复合物可在肾小球原位形成,亦可是循环免疫复合物沉积。

考点提示:膜性肾病的典型病变特点

1. 病理变化

(1) 肉眼观察:双侧肾脏肿大,颜色苍白,有"大白肾"之称。

(2) 光学显微镜检查:早期肾小球病变不明显,随着病变加重,肾小球毛细血管壁渐均匀弥漫增厚。用银染法可见毛细血管基底膜外侧有许多钉状突起,状如梳齿。在钉状突起间免疫荧光证实多为沉积免疫复合物。随着病变进展,免疫复合物溶解使基底膜呈虫蚀状缺损。后期肾小球缺血,纤维化,玻璃样变和硬化,所属肾小管也萎缩、消失(图12-5)。

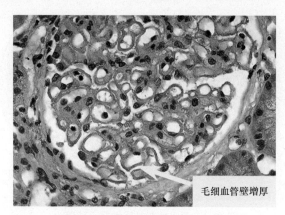

毛细血管壁增厚

图 12-5　弥漫性膜性肾小球肾炎
肾小球毛细血管基底膜弥漫增厚,见毛细血管壁增厚

2. 临床病理联系　膜性肾小球肾炎是临床出现肾病综合征的最常见原因之一。由于基底膜严重损伤,通透性显著增高,大量蛋白从肾小球滤出,故出现非选择性蛋白尿。由于大量蛋白随尿排出,导致血浆蛋白降低,出现低蛋白血症。低蛋白血症使血浆胶体渗透压降低,血管内液体进入组织间隙,引起水肿;同时由于血容量减少,导致醛固酮、抗利尿激素分泌增多,引起钠水潴留,水肿进一步加重。高脂血症和脂尿原因不明,可能与低蛋白血症刺激肝脏合成含有胆固醇的脂蛋白代偿有关。

考点提示:肾病综合征的概念

3. 转归　膜性肾炎多发生于成人,起病隐匿,常为慢性经过,对肾上腺皮质激素不敏感,少数早期治疗预后较好,多数患者预后较差,约 1/4 患者数年后出现肾功能不全和尿毒症。

(四) 弥漫性硬化性肾小球肾炎

弥漫性硬化性肾小球肾炎,是不同类型肾小球肾炎发展到晚期的最后阶段,临床上属于慢性肾炎晚期。

由于其病变特点是大量肾小球发生玻璃样变性和硬化,所属肾小管萎缩,纤维化或消失,故又称之为慢性硬化性肾小球肾炎。本病多见于成人,多数患者有肾炎病史,但也有部分患者起病隐匿,无肾炎病史,发现时已进入晚期,病程长,常引起慢性肾衰竭和尿毒症。

考点提示:慢性硬化性肾小球肾炎的病变特点

1. 病理变化

(1) 肉眼观察:双侧肾脏对称性萎缩,变小,颜色苍白,质地变硬,表面呈弥漫性颗粒状,称为颗粒性固缩肾。切面皮质变薄,皮髓质分界不清,纹理模糊。小动脉壁增厚变硬。肾盂周围脂肪组织增多(图 12-6)。

(2) 光学显微镜检查:病变呈弥漫性分布,大量肾小球纤维化及玻璃样变,所属肾小管萎缩,纤维化或消失;间质纤维组织增生及纤维化,使局部肾小球相互靠近,并有多量淋巴细胞及浆细胞浸润。少量病变较轻残存肾单位出现代偿性肥大,表现为肾小球体积增大,肾小管扩张,可见各种管型。肾内细动脉和小动脉发生硬化,管腔狭窄(图 12-7)。

2. 临床病理联系　由于本型肾炎源于多种肾炎发展而来,早期有的因食欲差,贫血,呕吐、乏力和疲倦等症状就诊;有的则表现为蛋白尿、高血压或氮质血症;有的表现为水肿。晚期则表现为慢性肾炎综合征。

(1) 尿的变化:多尿、夜尿、低比重尿,是由于大量肾单位破坏,血液快速流经残存肾单位时,肾小球滤过显著增加,肾小管重吸收功能受限,尿浓缩功能降低所致。由于残存肾单位结构功能相对较正常,蛋白尿、血尿、管型尿反而不明显。

(2) 肾性高血压:高血压主要是由于肾小球纤维化,肾组织严重缺血,肾素分泌增多所致。高血压可使动脉硬化加重肾缺血,血压持续升高。

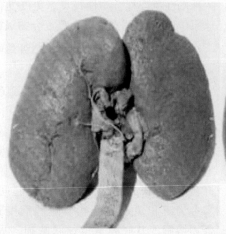
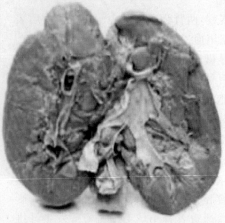

图 12-6　颗粒性固缩肾

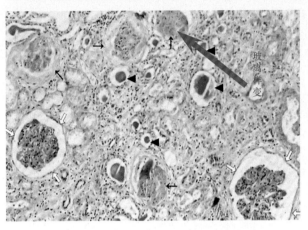

图 12-7 弥漫性硬化性肾小球肾炎

（3）贫血：由于大量肾单位破坏，促红细胞生成素分泌减少，加上代谢产物体内堆积对骨髓造血功能的抑制作用。

（4）氮质血症和尿毒症：由于残存肾单位的逐渐减少，代谢产物在体内大量堆积，水、电解质和酸碱平衡失调，最后导致氮质血症和尿毒症。

3. 转归　弥漫性硬化性肾小球肾炎病程进展速度差异很大，但预后均极差。患者常因慢性肾衰竭或尿毒症死亡，也可死于心力衰竭和脑出血等并发症。目前有效的治疗方法是进行血液透析或肾移植可挽救患者生命。

第2节　肾盂肾炎

案例 12-2

患者，女，30岁，已婚。诉畏寒发热6天，腰酸、尿频、尿急3天，于7月15日入院。患者于今年4月在当地医院住院10天，出院诊断为"膀胱炎"。出院后，每日解小便次数仍比往日增多，无尿痛。自诉7月10日开始畏寒、发热，从7月12日起，出现腰部酸痛难受，当晚较日间更甚，无放射性痛。当天解小便自感疼痛，排尿的次数增多，每天可达20次左右，有尿意感时必须解小便，否则尿可流至裤内或床上。

体检：体温40℃，脉搏135次/分，呼吸25次/分，血压17.95/9.98kPa。右侧肾区（脊肋角）有明显叩击痛。实验室检查：血红细胞360万/毫升，血红蛋白90g/L，白细胞总数 17×10^9/L，中性白细胞0.85，淋巴细胞0.14。尿蛋白微量，红细胞（+），白细胞（+++）。早晨清洁中段尿作培养有大肠杆菌生长，菌落计数11万/毫升。

入院后经抗生素等治疗，住院28天，痊愈出院。

问题：

1. 患者所患何病？其诊断依据是什么？
2. 请分析膀胱炎与本次发病的关系如何。
3. 本例尿检查未发现管型，为什么？

肾盂肾炎是由细菌感染引起的主要累及肾盂、肾间质和肾小管的化脓性炎症，属于常见病和多发病。本病可发生于任何年龄，因解剖生理学特点，女性发病率高，为男性的10倍。按病程和病变特点将肾盂肾炎分为急性和慢性两种类型。急性者主要表现为发热、腰部酸痛及肾区叩击痛，菌尿、脓尿等，并伴有尿频、尿急和尿痛等膀胱刺激征。慢行晚期可出现高血压和肾衰竭。

考点提示：肾盂肾炎的概念

一、病因及发病机制

肾盂肾炎通常由细菌感染引起，其中以大肠杆菌最为常见，约占60%~80%；其次为变形杆菌、产气杆菌、副大肠杆菌、肠球菌和葡萄球菌，也可由其他细菌和真菌引起。急性肾盂肾炎多由一种细菌引起，慢性肾盂肾炎多为两种或两种以上混合感染。细菌可经以下两条途径引起感染：

1. 上行性感染　是最常见的感染途径。多继发于尿道炎和膀胱炎之后，细菌沿着尿道、膀胱、输尿管和输尿管周围的淋巴管上行至肾盂、肾盏，肾间质引起炎症，故又称尿路感染。病原菌以大肠杆菌多见，病变可累及一侧或两侧肾脏。

2. 血源性感染　较少见，病原菌由体内某处感染灶入血，引起败血症或脓毒血症，细菌随血液到肾脏栓塞于肾小球引起化脓性炎症。常累及双侧肾脏，致病菌多为金黄色葡萄球菌。

考点提示：肾盂肾炎的常见病原菌及感染途径

正常时，机体具有一定的防御功能。在泌尿系统，尿液不断形成、排出对尿路起到冲洗作用；膀胱黏膜能产生局部抗体IgA有抗菌作用；膀胱壁内的白细胞也有吞噬和杀菌作用。因此有少量细菌进入膀胱后不能生长，膀胱内尿液是无菌的。当这些防御功能被各种因素削弱时，病原菌可乘虚而入引起肾盂肾炎。常见的诱因有：

（1）尿路阻塞：尿路完全和不完全阻塞可导致尿液潴留、尿路狭窄。尿液潴留影响尿液的冲洗作用，尿路狭窄降低局部组织的防御功能，这些都有利于细菌的生长繁殖。引起尿路阻塞原因有妊娠子宫、泌尿道结石、前列腺肥大、肿瘤压迫、瘢痕狭窄、先天畸形等。

（2）医源性因素：导尿术、膀胱镜检查、泌尿道手术等引起的尿道黏膜损伤，或带入病原菌感染，诱发肾盂肾炎。尤其是长期留置导尿管更易诱发本病。

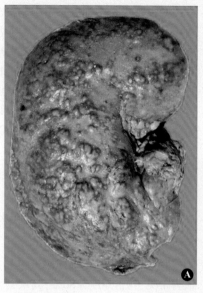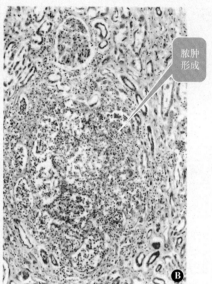

图 12-8 急性肾盂肾炎
A. 肉眼观；B. 镜下观

（3）女性尿道短，逆行感染机会较多。

二、类　　型

（一）急性肾盂肾炎

急性肾盂肾炎是细菌感染引起的肾盂和肾间质的化脓性炎症。

1. 病理变化

（1）肉眼观察：肾脏体积增大、充血，表面可见散在隆起的黄色或黄白脓肿，周围有紫红色充血带。切面髓质内有黄色条纹向皮质延伸，有脓肿形成。肾盂黏膜充血、水肿，黏膜表面覆盖脓性渗出物，肾盂肾盏内脓液积聚。

（2）显微镜检查：上行性感染时，炎症始于肾盂，黏膜充血水肿，并有大量中性粒细胞浸润。以后炎症延肾小管及周围组织扩散，形成化脓性炎伴脓肿形成。肾小管腔内充满脓细胞和细菌菌落。病变严重时肾小管可遭破坏。

血源性感染时，炎症先累及肾皮质，病变始于肾小球及其周围肾间质。之后炎症扩散，破坏邻近组织，并向肾盂蔓延(图 12-8)。

2. 临床病理联系　急性肾盂肾炎起病急，患者常有发热、寒战、血中白细胞增多等表现；由于肾脏肿大引起腰部酸痛和肾区叩击痛；由于膀胱和尿道炎症刺激可出现尿频、尿急、尿痛等症状；由于肾盂和肾间质的化脓性炎症，尿检查可示脓尿、菌尿、蛋白尿、管型尿，有时有血尿。由于病变呈灶状分布，肾小球较少受累，故一般肾功能无明显变化。

考点提示：膀胱和尿道炎症刺激征

3. 转归　急性肾盂肾炎如能及时有效彻底治疗，大多数病例可获痊愈。如治疗不彻底或有诱因持续存在，则易反复发作而转为慢性。若有严重尿路阻塞或糖尿病，可引起肾盂积水、积脓及肾乳头坏死等合并症。

（二）慢性肾盂肾炎

慢性肾盂肾炎可由急性肾盂肾炎未及时彻底治愈转变而来。主要病变特点是慢性肾小管炎症，间质纤维化和瘢痕形成，常伴有肾盂和肾盏的变形。

1. 病理变化

（1）肉眼观察：肾脏体积缩小、变硬，表面有不规则的凹陷性瘢痕。切面皮髓质界限不清，肾乳头萎缩，肾盂肾盏因瘢痕收缩而变形；肾盂黏膜粗糙、增厚(图 12-9)。

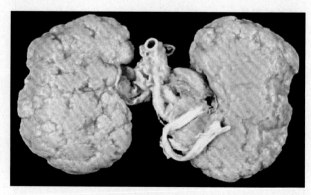

图 12-9　慢性肾盂肾炎凹陷性瘢痕肾

（2）光学显微镜检查：肾内有不规则分布的片状病灶，夹杂在相对正常的肾组织之间。病变处肾单位萎缩、坏死、纤维化。部分肾小管代偿性扩张，腔内充满均质红染的蛋白管型,形如甲状腺滤泡。肾间质纤维化并有淋巴细胞和浆细胞等炎细胞浸润。病灶内小血管内膜增厚,管腔狭窄。病灶间部分肾组织正常,肾单位代偿肥大(图12-10)。

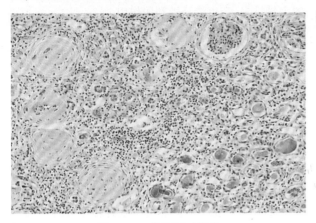

图12-10　慢性肾盂肾炎

2. 临床病理联系　慢性肾盂肾炎常缓慢发病临床表现为间歇性无症状性菌尿,有的患者可表现急性肾盂肾炎的症状。由于肾小球病变发生较晚,肾小管病变发生较早,且严重,尿浓缩功能下降,导致多尿、夜尿。重吸收功能下降,钠、钾和重碳酸氢盐丧失过多,引起低钠、低钾及代谢性酸中毒等。晚期因肾组织纤维化,小血管硬化,肾组织缺血,肾素分泌增多引起高血压。因大量肾单位破坏,出现氮质血症和尿毒症。

肾盂X线造影可见肾盂、肾盏瘢痕收缩而变形,有助于临床诊断。

3. 转归　慢性肾盂肾炎病程长,常反复发作。若能尽早彻底治疗,可控制病变发展,肾功能可以得到代偿。若病变严重广泛,最终导致高血压和慢性肾衰竭等严重后果,故早期治疗和控制诱因尤为重要。

第3节　肾　衰　竭

肾衰竭是指各种原因引起肾脏泌尿功能严重障碍,使代谢产物及毒性物质不能排出体外,水、电解质和酸碱平衡紊乱及肾内分泌功能障碍的全身性病理过程。

根据发病的急缓和病程长短,可将肾衰竭分为急性和慢性两类。急慢性肾衰竭发展到严重阶段即出现尿毒症。

一、急性肾衰竭

急性肾衰竭是指各种原因引起肾泌尿功能在短期内急剧降低,导致机体内环境严重紊乱,代谢产物蓄积,水、电解质和酸碱平衡紊乱的病理过程。临床

主要表现为少尿或无尿、高钾血症、代谢性酸中毒和氮质血症等。

考点提示:急性肾衰竭的概念

(一) 病因及分类

根据发病原因将急性肾衰竭分为肾前性、肾性和肾后性三种类型。

1. 肾前性急性肾衰竭　见于各类休克的早期。如大失血、重度脱水、严重创伤、感染,急性心力衰竭等,引起机体有效循环血量减少,导致肾血流急剧减少,肾小球滤过率急剧下降而发生的急性肾衰竭。由于此种情况无肾实质的损害,如能及时有效恢复肾血流量,肾功能可以恢复正常,故又称功能性急性肾衰竭。

2. 肾性急性肾衰竭　见于上述持续性肾缺血或肾毒物,引起的急性肾小管坏死,肾小球炎或肾盂肾炎引起的肾实质病变,所发生的急性肾衰竭,又称为器质性急性肾衰竭。

 链接

肾毒性物质

①重金属:汞、砷、铅等;②药物:新霉素、庆大霉素、卡那霉素、多粘菌素、先锋霉素、甲氧西林、磺胺类、四环素等;③生物毒素:蛇毒、毒菌、肌红蛋白等;④有机毒物:有机磷、甲醇、氯仿、酚等;⑤含碘的X线造影剂。

3. 肾后性急性肾衰竭　从肾盏到尿道口任何部位的尿路梗阻引起的急性肾衰竭。梗阻原因常见的有双侧尿路结石,前列腺肥大,盆腔肿瘤等。若能及时解除梗阻,肾脏泌尿功能很快恢复。

(二) 发病机制

不同原因引起急性肾衰竭,其发病机制不尽相同。其中肾血流减少,肾小球滤过率降低是导致肾衰竭的关键。而肾小管坏死导致原尿反流又加剧肾缺血,形成恶性循环。

1. 肾血流灌注减少(肾缺血)　各种原因引起动脉血压下降,可致肾灌注压降低,肾小球滤过率减少;有效循环血量减少,肾缺血激活肾素-血管紧张素系统,交感-肾上腺髓质系统的兴奋,前列腺素合成减少,均可使肾血管收缩。肾缺血加重,肾小球滤过率减少,发生急性肾衰竭。

2. 肾血管坏死与原尿回漏　持续性肾缺血,肾毒物,可引起肾血管上皮细胞广泛变性坏死,基底膜断裂。原尿经断裂的基底膜扩散到肾间质即原尿回漏,致使尿量进一步减少,肾间质水肿。间质水肿压迫肾小管及周围小血管,使肾小球囊内压升高,肾小

球滤过率减少,发生急性肾衰竭。

3. 肾小管阻塞　异型输血(血红蛋白)、严重挤压伤(肌红蛋白)、磺胺药物结晶及肾小管坏死脱落的细胞碎片,均可形成管型引起肾小管阻塞。影响尿液排出,管内压力升高,肾小球滤过率减少,引发急性肾衰竭。

(三) 机体的功能及代谢变化

据急性肾衰竭发病时尿量减少的程度,临床上将急性肾衰竭分为少尿型和非少尿型两类。

1. 少尿型急性肾衰竭　此型最常见,约占80%,按其发展过程可分为少尿期、多尿期和恢复期。

(1) 少尿期:是病程中最危险的阶段。此期持续时间越长,预后越差。主要表现为尿的变化,并伴有水、电解质和酸碱平衡紊乱。

考点提示:少尿型急性肾衰竭最危险的阶段

1) 尿的变化:迅速出现少尿(尿量<400ml/24h),无尿(尿量<100ml/24h)。可伴有蛋白尿、血尿和管型尿。

2) 水中毒:由于肾排尿严重减少,机体分解代谢加强导致内生水增加,以及输液过多,均可引起体内水潴留。水潴留使细胞外液呈低渗状态,出现稀释性低钠血症,水转向细胞内发生细胞水肿。严重时可引起肺水肿、脑水肿或心力衰竭,成为急性肾衰竭重要死因之一。

3) 高钾血症:这是此期最危险的并发症。高钾血症可引起心肌兴奋性及收缩性降低,诱发心室颤动,甚至导致心脏停搏。少尿肾排钾减少;组织损伤、缺氧和酸中毒可使细胞内钾外逸;输入库存血或摄入富含钾的药物、食物可使血清钾浓度升高。

考点提示:少尿期急性肾衰竭的重要死因及最危险的并发症

4) 代谢性酸中毒:由于肾小球滤过率降低,酸性代谢产物不能随尿排出,加之肾小管泌 H^+ 和产 NH_3 能力降低,引起代谢性酸中毒。酸中毒可引起心血管系统和中枢神经系统功能障碍,并促进高钾血症的发生。

5) 氮质血症:由于尿量迅速减少,肾脏不能充分排出体内蛋白质代谢产物,使尿素、肌酐、尿酸等非蛋白氮物质(NPN)在血液中蓄积,称为氮质血症。患者可出现厌食、恶心、呕吐、腹胀、腹泻;表情淡漠、嗜睡,甚至昏迷等症状,最终出现尿毒症。

(2) 多尿期:少尿期后当尿量每天超过400ml时,即进入多尿期。多尿的出现预示病情好转,肾功能开始恢复。随后尿量开始增多,可达每天3000ml以上。产生多尿的机制为:

1) 肾血流和肾小球滤过功能的逐渐恢复。

2) 肾间质水肿消退和肾小管阻塞解除。

3) 再生肾小管上皮细胞重吸收功能尚未恢复。

4) 少尿期潴留在体内的尿素等代谢产物经肾小球大量排出,产生渗透性利尿作用。

多尿期早期肾功能并未完全恢复,氮质血症、酸中毒和高钾血症仍可继续存在。后期由于水、电解质大量排出,如得不到及时补充,易发生脱水、低钠和低钾血症。此期持续1~2周转入恢复期。

(3) 恢复期:一般发生在病后第5周即进入恢复期。此期尿量逐渐恢复正常,氮质血症、水和电解质及酸碱平衡紊乱得到纠正,相应症状消失。但是完全恢复需3个月至1年。少数患者因病变迁延发展为慢性肾衰竭。

2. 非少尿型急性肾衰竭　患者临床表现一般较轻,病程短,预后较好,约占急性肾衰竭的20%以上。主要表现为尿量无明显减少(600ml/24h),尿比重低于1.020,尿钠含量低,血肌酐、尿素氮升高,多无明显高钾血症。此型患者肾小球滤过率下降不如少尿型严重,主要是肾小管浓缩功能障碍。若延误诊治可转为少尿型急性肾衰竭。非少尿型和少尿型急性肾衰竭可互为转化。

链接

急性肾衰竭的常见护理问题及措施

护理问题:

1. 体液过多。

2. 营养失调。

3. 有感染危险。

4. 焦虑。

5. 潜在并发症:高血压、心力衰竭、心律失常等。

护理措施:

1. 病情观察　定时测量、记录生命体征及24小时出入液体量。

2. 严格控制入液量　避免水中毒。

3. 预防感染　保持口腔、皮肤、泌尿道清洁。

4. 饮食护理。

5. 心理疏导　减轻思想负担。

6. 做好透析护理。

7. 对患者进行健康教育。

二、慢性肾衰竭

慢性肾衰竭是指各种慢性肾疾病造成肾单位进行性破坏,残存的肾单位不能排出代谢产物和维持内环境稳定,导致体内代谢产物潴留,水、电解质与酸碱平衡紊乱,肾内分泌功能障碍的病理过程。

（一）病因和发病机制

肾疾病以慢性肾小球肾炎最为常见（占50%～60%）；其次是慢性肾盂肾炎，肾结核，红斑狼疮，肾血管病如高血压性或糖尿病性肾动脉硬化；较少见尿路慢性梗阻如尿路结石、肿瘤及前列腺肥大等。

由于肾脏具有强大的储备代偿能力，其病变发展过程为缓慢进展，进行性加重，大致经过四个阶段（表12-1）。

表12-1 肾衰竭的四个阶段

发展过程	内生肌酐清除率	氮质血症
代偿期 ↓	30%以上	无
肾功能不全期 ↓	25%～30%	轻中度
肾衰竭期 ↓	20%～25%	较重
尿毒症期	20%以下	严重

其发病机制尚不十分清楚，目前有三种学说加以解释。

1. 健存肾单位学说　慢性肾病时，随着病变发展，健存肾单位越来越少，无法代偿维持肾脏的正常泌尿功能，内环境紊乱，出现慢性肾衰竭的临床表现。

2. 矫枉失衡学说　该学说指出，随着肾单位减少，肾小球滤过率降低，体内某些溶质增多。机体通过分泌某些体液因子促进这些溶质排泄，维持内环境稳定，这就是所谓的矫枉过程。但矫枉作用又出现新的失衡，影响机体其他系统功能，最终加重内环境紊乱。如肾排磷增加，血磷稳定；而溶骨活动加强，出现肾性骨营养不良症等。

3. 肾小球过度滤过学说　肾疾病晚期，由于大多数肾单位破坏，使健存肾单位滤过负荷加重，原尿形成增多，长此下去，导致肾小球硬化，促进肾衰竭。

（二）机体的功能和代谢变化

1. 尿的改变　可出现夜尿、多尿、低渗或等渗尿，少尿。

（1）夜尿：正常成人每日尿量约1500ml，其中夜间尿量约占1/3。慢性肾衰竭患者早期就有夜间尿量增多，甚至超过白天尿量，称为夜尿。形成机制目前尚不清楚。

（2）多尿：每天尿量超过2000ml称为多尿。产生多尿的原因是健存肾单位代偿滤过，加之原尿中溶质增多，起到渗透性利尿作用，原尿通过肾小管流速快，肾小管重吸收减少，浓缩功能降低所致。

（3）低渗尿、等渗尿：慢性肾衰竭早期，由于肾浓缩功能下降而稀释功能正常，因而出现低比重尿或低渗尿（尿比重<1.020）；随着病情发展，肾浓缩和稀释功能均下降，尿的渗透压接近血浆渗透压，尿比重固定在1.008～1.012之间，称为等渗尿。

（4）少尿：晚期由于肾单位极度减少，每日尿量少于400ml。

（5）尿液成分的变化：慢性肾衰竭患者，可出现轻、中度蛋白尿，尿中可见红细胞、白细胞和颗粒管型。

2. 氮质血症　慢性肾衰竭患者，由于肾小球滤过率逐渐降低，使血肌酐、尿素、尿酸等非蛋白氮物质增加，出现氮质血症。其中以尿素增多为主，故临床上用尿素氮作为判断氮质血症的指标。

3. 水、电解质及酸碱平衡紊乱

（1）水代谢紊乱：慢性肾衰竭时，水代谢紊乱可表现脱水、水潴留和水肿。由于肾浓缩和稀释功能发生障碍，对水的调节功能下降。如过量饮水或补水，易引起水潴留和水肿；多尿和利尿剂使用不当如不及时补水则发生脱水。

（2）电解质代谢紊乱：慢性肾衰竭患者由于肾脏对电解质的调节功能减退，导致钠、钾、钙、磷代谢的失调。如多尿、利尿剂的反复使用，呕吐、腹泻引起钠、钾丢失，出现低钠和低钾血症。如补充钠盐或少尿，酸中毒，感染又可造成钠水潴留及高钾血症。随着肾小球滤过率的进一步降低，又会发生高磷血症和低钙血症，从而导致肾性骨营养不良。

（3）酸碱平衡紊乱：慢性肾衰竭主要表现为代谢性酸中毒。其发生机制是由于肾小管上皮细胞泌H^+、NH_4^+减少和对$NaHCO$的重吸收减少，以及其他酸性产物如磷酸盐、硫酸盐，有机酸排出减少所致。

4. 肾性高血压　因肾脏病变所引起的高血压称为肾性高血压，是慢性肾衰竭患者常见的表现。其发生机制为：①钠水潴留致血容量增多，心输出量增加引起高血压，此种称为钠依赖性高血压；②肾素-血管紧张素系统活性增强导致血压升高者，称为肾素依赖性高血压；③肾实质破坏，肾间质细胞合成的前列腺素，缓激肽等舒血管物质减少，导致血压升高。

5. 贫血和出血倾向　慢性肾衰竭的患者中有97%常伴有肾性贫血。其发生机制是：①肾实质破坏，促红细胞生成素分泌减少；②毒性物质体内蓄积，抑制骨髓的造血功能和使红细胞破坏；③出血。此外，约20%的患者可伴有出血倾向。其机制可能由于体内蓄积毒物对血小板功能的抑制作用。主要表现为鼻出血、胃肠道出血、月经过多及皮下淤斑。

三、尿　毒　症

尿毒症是指急、慢性肾衰竭发展到最严重阶段，代谢产物和内源性毒物在体内蓄积,水、电解质和酸碱平衡紊乱,内分泌功能失调,而引起的一系列自身中毒症状。

考点提示:尿毒症概念

(一)病因及发病机制

引起尿毒症的病因主要是肾脏本身疾病,包括急性肾小球肾炎,急、慢性肾盂肾炎和肾小管中毒;以及高血压病、糖尿病、系统性红斑狼疮累及肾脏均可引起尿毒症。

尿毒症的发病机制尚未明了,一般认为与蛋白质终末代谢产物和内源性毒物在体内蓄积有关。

(二)机体功能和代谢变化

1. 神经系统　神经系统症状是尿毒症患者最为突出的表现。早期可出现头痛、头晕、乏力、理解力和记忆力下降;进一步出现烦躁不安、谵妄、幻觉;严重时心情抑郁、嗜睡、昏迷等中枢神经系统症状称之为尿毒症脑病。周围神经病变则表现为下肢麻木疼痛,烧灼痛,重者出现运动障碍。

2. 消化系统　消化系统症状是尿毒症患者最早、最突出的表现。常有厌食、恶心、呕吐、腹泻、口腔黏膜溃疡,消化道出血等临床表现。

3. 心血管系统　由于患者有高血压、酸中毒、贫血、钠水潴留、高钾血症和毒性物质在体内蓄积的作用,可导致心肌损害,心脏负担加重,发生心力衰竭或心律失常。成为尿毒症患者的重要死因之一。此外可并发形成尿毒症性心包炎。

4. 呼吸系统　尿毒症患者可因尿素刺激引起纤维素性胸膜炎,支气管炎及肺炎;呼出气体有氨味,严重者因心力衰竭、钠水潴留导致肺水肿。

5. 皮肤症状　皮肤瘙痒是尿毒症患者常见症状,是毒性产物在体内蓄积对皮肤神经末梢刺激所致。尿素随汗液排出沉积于汗腺口形成白色结晶,称为尿素霜。

6. 免疫系统　主要表现为细胞免疫功能低下,中性粒细胞吞噬和杀菌能力下降,导致严重感染成为尿毒症患者的主要死因之一。

7. 物质代谢　尿毒症患者在代谢方面常出现糖耐量降低,负氮平衡及高脂血症。

(三)防治原则

积极防治原发病及并发症,防止肾实质的进行性破坏,减轻肾脏负荷,消除诱发因素。如控制感染、纠正水、电解质、酸碱平衡紊乱,降低血压等。尽早采取透析治疗,有条件者进行肾移植。

案例12-1分析

依据上述资料,此患儿有尿少,眼睑水肿,体格检查:血压17.3/12kPa,眼睑水肿,咽红,双下肢水肿,实验室检查:尿RBC(++),尿蛋白(++),红细胞管型0~2/HP,有急性肾炎综合征的临床表现。诊断为急性肾炎。

案例12-2分析

1. 本例患者诊断为急性肾盂肾炎,有以下几项依据:①起病急骤,有发热,膀路刺激症状,肾区(脊肋角)有叩击痛,均符合急性肾盂肾炎的典型临床表现;②化验检查白细胞总数及中性白细胞均增高,尿液检查排白细胞(+++),红细胞(+),尿培养及细菌计数均给确诊肾盂肾炎提供了可靠的依据。

2. 患者于3个月前曾患过"膀胱炎",出院后仍有小便次数增多,说明下尿路感染未彻底痊愈,致病菌可沿输尿管或其周围淋巴管进入肾盂,引起急性肾盂肾炎。上行性(逆行性)感染的致病菌以大肠杆菌为多见。

3. 本例尿检查未发现管型,说明炎症范围仅限于肾盂黏膜及肾盂周围肾间质的表浅区域,如果炎症向肾组织纵深发展,则管型就可出现。本例能顺利治疗,也进一步说明本例急性肾盂肾炎病变的程度并不十分严重。

小　结

肾小球肾炎是以肾小球损害为主的变态反应性炎症,大多数由抗原抗体反应引起。其常见类型有:弥漫性毛细血管内增生性肾小球肾炎,特征性病变为肾小球内皮细胞和系膜细胞增生,临床上出现急性肾炎综合征。快速进行性肾小球肾炎是以肾小球囊壁层上皮细胞增生形成新月体结构为其特征,临床上出现快速肾炎综合征。弥漫性膜性肾小球肾炎是以肾小球毛细血管基底膜弥漫增厚为其主要特征,临床上出现肾病综合征。弥漫性硬化性肾小球肾炎是各种肾炎晚期共同特征,病变以大部分肾单位萎缩、纤维化、玻璃样变,临床上出现慢性肾炎综合征。

肾盂肾炎是由细菌感染引起发生在肾盂、肾间质、肾小管的化脓性炎症。临床上女性多见,常有大肠杆菌经上行性感染引起。急性者在临床上有发热、腰部酸痛、脓尿、菌尿、血尿和膀胱刺激征。慢性者以肾小管病变为主,形成凹陷瘢痕肾,临床上出现多尿、夜尿、高血压和肾衰竭。

急、慢性肾衰竭是指各种原因引起泌尿功能降低,体内内环境紊乱,水、电解质和酸碱平衡紊乱,代谢产物体内蓄积的病理过程。急性者肾功能短期急剧降低,临床上分为少尿型和非少尿型。少尿型常见,可分为少尿期、多尿期、恢复期三个过程,其中少尿期最危险,常因水中毒、高钾血症而死亡。慢性者是肾疾病晚期,常因肾功能进行性减退出现尿毒症。

目标检测

一、名词解释

1. 大红肾　2. 新月体　3. 颗粒性固缩肾　4. 肾病综合征
5. 急性肾衰竭　6. 尿毒症

二、填空题

1. 弥漫性毛细血管内增生性肾小球肾炎的病变特征是以肾小球内_____和_____增生为主。
2. 快速进行性肾小球肾炎的病变特征是肾小球_____增生,形成_____结构。
3. 肾盂肾炎发生在_____、_____和_____的化脓性炎症。在临床上以_____多见,常见致病菌是_____,主要的感染途径是_____和_____。
4. 急性肾衰竭少尿型在疾病发展过程中分为_____、_____和_____;其中_____是最危险阶段。
5. 慢性肾衰竭最常见的致病原因是_____。
6. 少尿是指尿量_____;多尿是指尿量_____。

三、选择题

1. 下述哪项不是急性肾炎综合征的表现( )
   A. 血尿　　　　　　　B. 高血压
   C. 水肿　　　　　　　D. 蛋白尿
   E. 贫血
2. 急性肾小球肾炎的病变性质属于( )
   A. 变质性炎　　　　　B. 渗出性炎
   C. 增生性炎　　　　　D. 化脓性炎
   E. 纤维素性炎
3. 快速进行性肾小球肾炎病变特点是( )
   A. 肾小球囊脏层上皮细胞增生
   B. 大量新月体形成
   C. 血管内皮细胞增生
   D. 系膜细胞增生
   E. 肾间质水肿
4. 下列哪项不属于肾病综合征的表现( )
   A. 大量蛋白尿　　　　B. 低蛋白血症
   C. 高度水肿　　　　　D. 血尿
   E. 高脂血症和脂尿
5. 肉眼观察双侧肾脏体积缩小,质地变硬,表面呈细颗粒状,该病变最可能是( )
   A. 新月体性肾小球肾炎
   B. 弥漫性毛细血管增生性肾小球肾炎
   C. 膜性增生肾小球肾炎
   D. 慢性肾盂肾炎
   E. 慢性硬化性肾小球肾炎
6. 急性肾盂肾炎的基本病变属于( )
   A. 化脓性炎　　　　　B. 纤维素性炎
   C. 浆液性炎　　　　　D. 增生性炎
   E. 变质性炎
7. 关于肾盂肾炎下列表述哪项是错误的( )
   A. 大肠杆菌感染最为常见
   B. 主要感染途径是尿路感染
   C. 男性发病率高
   D. 属于化脓性炎症
   E. 主要由细菌感染引起
8. 急性肾衰竭少尿期最常见死因是( )
   A. 少尿、无尿　　　　B. 水肿
   C. 高血压　　　　　　D. 高钾血症
   E. 代谢性酸中毒
9. 慢性肾衰竭较早出现的症状是( )
   A. 少尿　　　　　　　B. 夜尿
   C. 水肿　　　　　　　D. 高钾血症
   E. 尿毒症
10. 尿毒症时患者哪个器官出现症状最为明显( )
    A. 肺　　　　　　　　B. 心
    C. 脑　　　　　　　　D. 肝
    E. 皮肤
11. 膀胱刺激征指( )
    A. 尿少、尿急、尿痛　B. 腰痛、血尿、尿痛
    C. 尿痛、菌尿、脓尿　D. 尿频、尿急、尿痛
    E. 菌尿、血尿、蛋白尿
12. 肾盂肾炎最主要的感染途径有( )
    A. 直接感染　　　　　B. 淋巴道感染
    C. 上行性感染　　　　D. 血源性感染
    E. 医源性感染
13. 急性肾小球肾炎和急性肾盂肾炎患者尿检( )
    A. 尿液内有红细胞　　B. 尿液内有白细胞
    C. 尿液内有管型　　　D. 尿液内有细菌
    E. 尿液内有蛋白
14. 慢性硬化性肾小球肾炎晚期肾小球的最主要病变是( )
    A. 肾小球入球动脉玻璃样变
    B. 肾小球纤维化,玻璃样变
    C. 肾球囊壁层上皮细胞增生
    D. 肾小球周围纤维化
    E. 肾小球血管内皮细胞和系膜细胞增生
15. 少尿期最常见的酸碱平衡紊乱为( )
    A. 代谢性酸中毒　　　B. 代谢性碱中毒
    C. 呼吸性酸中毒　　　D. 呼吸性碱中毒
    E. 混合性酸碱平衡紊乱
16. 患者,男,30岁,近日发现血尿、少尿就诊,入院后很快出现无尿、氮质血症、高血压,两周后发生尿毒症。最有可能是下属哪种肾炎( )
    A. 毛细血管内增生性肾小球肾炎
    B. 新月体性肾小球肾炎
    C. 膜性肾小球肾炎
    D. 慢性硬化性肾小球肾炎
    E. 慢性肾盂肾炎
17. 患儿,男,10岁,因眼睑水肿、少尿3天入院。10天前曾发生上呼吸道感染,有咽喉疼痛史。查尿红细胞(+)、尿蛋白(++)、红细胞管型0~2/HP,尿素氮、肌酐均高于正常。B超显示双肾对称性肿大。可能的诊断是( )

A. 急性肾小球肾炎　　　B. 急进型肾小球肾炎
C. 急性肾盂肾炎　　　　D. 慢性肾小球肾炎
E. 肾病综合征

18. 患者,女,36岁,因反复出现蛋白尿(+~++)、多尿、镜下血尿入院,查血压180/100mmHg,肾功能检查血肌酐持续升高,可能的诊断是(　　)
A. 急性肾小球肾炎　　　B. 急进型肾小球肾炎
C. 慢性肾小球肾炎　　　D. 肾病综合征
E. 急性肾盂肾炎

19. 患者,女,18岁,游泳后出现腰疼、发热,T 40℃,并伴有尿频、尿急、尿痛,查尿沉渣白细胞>5/HP,此患者可能的诊断是(　　)
A. 慢性肾小球肾炎　　　B. 急性肾小球肾炎
C. 慢性肾盂肾炎　　　　D. 急性肾盂肾炎
E. 隐匿性肾炎

20. 患者,男,50岁,因消化道出血入院,入院后患者突然尿量减少,600ml/d,血压90/60mmHg,双肺湿啰音,查血肌酐402μmol/L,尿素氮每日约上升36~71mmol/L,血钾轻度升高,最可能的诊断是(　　)
A. 急性肾小球肾炎　　　B. 急性肾盂肾炎
C. 急性肾衰竭　　　　　D. 慢性肾小球肾炎
E. 慢性肾衰竭

四、简答题

1. 解述弥漫性毛细血管内增生性肾小球肾炎的病变特征及临床病理联系。
2. 慢性硬化性肾小球肾炎晚期病变特点如何?
3. 比较硬化性肾小球肾炎与慢性肾盂肾炎有何不同。
4. 简述急性肾衰竭少尿期机体的主要变化。

(张　晟)

第13章 生殖系统与性传播疾病

第1节 子宫疾病

一、慢性子宫颈炎

慢性子宫颈炎是妇科最常见的疾病,尤其是已婚妇女更为常见。临床上主要表现为白带增多,偶有血性白带,并伴有下腹部坠胀、腰酸等。常由链球菌、葡萄球菌、肠球菌、大肠杆菌感染引起;分娩、流产的机械损伤;雌激素、宫颈分泌物增多、月经过多等改变阴道内酸性环境,均有利于病原菌生长,诱发本病。

病理变化

根据慢性子宫颈炎的临床病变特点分为以下几种类型。

1. 子宫颈糜烂　慢行子宫颈炎时,覆盖于子宫颈阴道部表面的鳞状上皮坏死脱落,形成的浅表缺损,由子宫颈管黏膜柱状上皮增生向子宫颈阴道部延伸,取代了原鳞状上皮的缺损区。由于柱状上皮较薄,上皮下血管充血明显,肉眼可见宫颈外口周围黏膜呈鲜红色糜烂区,看上去无上皮覆盖,故称为子宫颈糜烂(图13-1)。早期宫颈糜烂表面光滑,称为单纯糜烂;随着病程延长,宫颈腺体增生,糜烂区高低不平,呈颗粒状或乳头状,称为乳头状糜烂;当病变处的柱状上皮渐被化生鳞状上皮替代,称为糜烂愈合。如上述病变反复进行,则部分病例可通过非典型增生进展为子宫颈鳞状细胞癌。

2. 子宫颈息肉　是由子宫颈黏膜上皮,腺体和间质结缔组织局限增生形成的带蒂物,向宫颈黏膜表面突起,称为子宫颈息肉。肉眼观察呈红色或灰白色,质软易出血,单个或多个;镜下有充血,水肿及炎细胞浸润。子宫颈息肉属炎性病变,切除可治愈,极少恶变。

考点提示:子宫颈息肉的概念

3. 子宫颈腺体囊肿　慢性子宫颈炎时,由于过度增生结缔组织的压迫,化生鳞状上皮覆盖或阻塞子宫颈管腺体,使分泌物潴留,腺体逐渐扩大呈囊肿为之子宫颈腺体囊肿,又称纳博特囊肿(图13-1)。

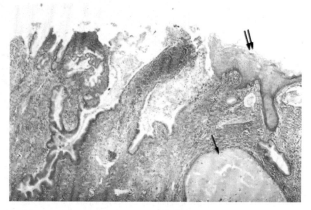

图13-1　子宫颈腺体囊肿

4. 子宫颈肥大　长期慢性炎症刺激,子宫颈结缔组织和腺体明显增生致子宫颈肥大。

考点提示:慢性子宫颈炎的临床病变类型

案例13-1

患者,女,41岁,平素月经规律,4/30,量中等,色暗红,无痛经。近2月多次出现接触性出血,色鲜红,量不多,能自止。

体格检查:体温36.6℃,脉搏82次/分,呼吸16次/分,血压14/10kPa。一般情况良好,胸腹部检查未见异常。

妇科检查:外阴已婚经产型,阴道通畅,无异常分泌物。宫颈肥大于9~12点处可见一菜花状病灶,约1.5cm×2.5cm大小,余处尚光滑。阴道壁及穹隆弹性良好,子宫前位,大小正常,活动良好,双附件无异常。

实验室检查:WBC $3.5×10^9$/L,Hb 111g/L,PLT $187×10^9$/L。

宫颈活检病理报告:宫颈高分化鳞癌,癌旁鳞状上皮可见Ⅱ级非典型性增生(CINⅡ)。

问题:
1. 什么是非典型性增生(宫颈上皮内瘤变)?
2. 什么是原位癌?

二、子宫颈上皮非典型增生和原位癌

子宫颈上皮非典型增生属于癌前病变。是子宫颈上皮细胞出现不同程度异型性,有恶变的潜能,以基底层最为显著。异型增生细胞,胞核大深染,核膜

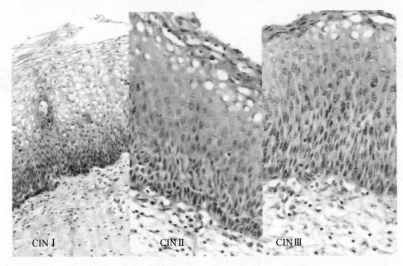

CIN I   CIN II   CIN III

图 13-2　子宫颈上皮内瘤变

不规则,胞浆稀少,细胞排列紊乱,可见病理性核分裂。根据异型性细胞累及上皮层的范围,将其分为轻度、中度和重度非典型增生。近年来将宫颈上皮非典型增生称为子宫颈上皮内瘤变(CIN)。表皮层细胞自下而上,异型增生细胞占 1/3 者为 CIN I (轻度);占 2/3 者为 CIN II (中度);占 2/3 以上者为 CIN III (重度);若上皮全层均为异型细胞,且未突破基底膜则为原位癌(图 13-2)。

据统计非典型增生发展为原位癌平均时间为 10 年左右,CIN I、CIN II、病变如及时治疗,绝大多数可治愈。

考点提示:子宫颈上皮内瘤变、非典型增生的概念

三、子宫颈癌

子宫颈癌是女性生殖系统中常见的恶性肿瘤,多发生与 40 岁至 60 岁。近年来由于我国广泛开展防癌普查的防治工作,临床上子宫颈癌的发生率下降了 67% ,五年生存率和治愈率显著提高。

(一) 病因和发病机制

子宫颈癌的病因及发病机制尚未完全明了,一般认为与下列因素有关:

(1) 早婚、早育、多产、宫颈裂伤。

(2) 局部卫生不良,包皮垢对局部黏膜的刺激。

(3) 性生活过早和性生活紊乱。

(4) 人类乳头状瘤病毒(HPV)感染,尤其是 HPV-16. 18. 31. 33 型。

(二) 病理变化

大部分子宫颈癌发生于宫颈鳞状上皮和柱状上皮交界处,病理组织学分为两种类型。

1. 鳞状细胞癌　最常见,约占子宫颈癌的 90% 左右,几乎所有浸润性子宫颈鳞状细胞癌,都由子宫颈上皮非典型增生发展而来,其演变过程呈连续性,即上皮的非典型增生-原位癌-浸润癌。

原位癌是指癌细胞仅限于上皮全层,但未突破基底膜的癌。

浸润癌又可分早期浸润癌(图 13-3)或浸润癌。早期浸润癌是指癌细胞突破基底膜向间质浸润,但浸润深度不超过基底膜下 5mm 者为之,肉眼一般不能判断。浸润癌是指癌细胞向间质内浸润性生长,浸润深度超过基底膜下 5mm 以上,并伴有明显临床症状。按癌细胞分化程度分为 3 型,即①高分化鳞癌(图 13-4),占 20% ;②中分化鳞癌,占 60% ;③低分化鳞癌,占 20% 。肉眼观可呈现为糜烂型、外生菜花型、内生浸润型和溃疡型。

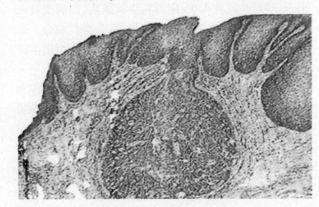

图 13-3　早期浸润癌

2. 子宫颈腺癌　少见,近年来其发病率有上升趋势,约占子宫颈癌的 10% 左右。发病年龄较鳞癌高,一般在 56 岁左右。腺癌的肉眼形态与鳞癌基本相同。镜下为一般腺癌结构,可表现为乳头状腺癌、

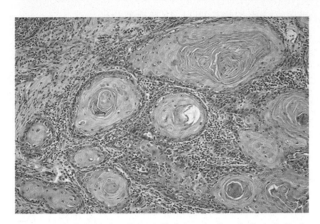

图 13-4 高分化鳞癌(癌细胞分化好,有明显角化和角化珠)

黏液腺癌、管状腺癌等。子宫颈腺癌对放射和药物疗法敏感性差,预后不良。

(三) 扩散及转移

1. 直接蔓延 癌组织可累及阴道穹隆及阴道壁,向上浸润整段宫颈,但很少侵犯宫体,向两侧可侵犯宫旁及盆壁组织。晚期向前侵入膀胱,向后累及直肠(图 13-5)。

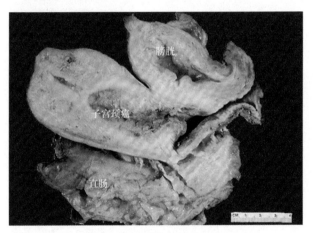

图 13-5 子宫颈癌直接蔓延

2. 转移 子宫颈癌最常见和最重要的转移途径是经淋巴管转移至宫旁淋巴结,闭孔、髂内、髂外、髂总、腹股沟及骶前淋巴结。血行转移较少见,晚期可经血道转移至肺、骨、肝等处。

(四) 病理临床联系

早期子宫颈癌常有白带增多,与子宫颈糜烂不易区别。检查时仅见宫颈黏膜粗糙,触之易出血,做阴道脱落细胞学检查,涂片有异常者,应配合碘试验或活检有助于诊断。对已婚妇女定期做宫颈脱落细胞学防癌检查,可早期发现子宫颈癌。随病变进展,癌组织破坏血管,患者出现不规则阴道出血,癌组织坏死继发感染,使白带增多,有腥臭味。晚期浸润压迫

盆腔神经,出现下腹部及腰骶部疼痛。

考点提示:子宫颈癌常见的好发部位;早期发现子宫颈癌的检查方法

四、子宫内膜增生症

子宫内膜增生症也称子宫内膜增生过长。是由于内源性或外源性雌激素增高引起的子宫内膜腺体或间质增生,在临床上主要表现为不规则阴道出血和月经量过多,也称为功能性子宫出血。以育龄期和更年期妇女多见。子宫内膜增生、非典型增生和子宫内膜癌,无论是形态学还是生物性都是一连续的演变过程,病因和发生机制极为相似。

(一) 病理变化

子宫内膜增生症由于卵巢功能紊乱导致雌激素分泌过多,孕激素缺乏,致使子宫内膜弥漫或局限增生,显微镜下呈现三种类型:

1. 单纯型 腺体增多密集,大小一致,某些腺体扩张成小囊,腺体上皮细胞增生一般为单层或假复层,呈柱状,无异型性,伴有内膜间质细胞增生(图 13-6)。

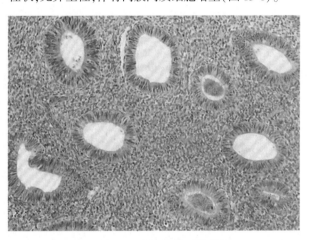

图 13-6 子宫内膜单纯型增生

2. 复杂性增生 以往称腺瘤性增生,腺体增生明显互相拥挤,间质较稀少。增生腺体上皮细胞可向腺腔呈乳头状或向间质出牙状生长。

3. 非典型增生 上皮细胞异型增生,呈复层排列,极性紊乱。属癌前病变,1/3 的患者可发展为子宫内膜腺癌(图 13-7)。

考点提示:子宫内膜增生与癌前病变

(二) 临床病理联系

子宫内膜增生症的主要临床表现为不规则子宫出血,长期可引起贫血。由于卵巢持续分泌雌激素,孕激素缺乏,一方面卵巢持续不排卵,子宫内膜增

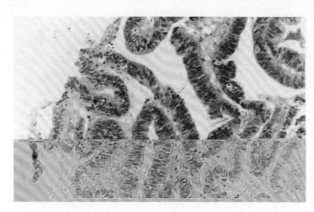

图 13-7　子宫内膜非典型增生

生;另一方面反馈作用于垂体前叶,使增生子宫内膜由于雌激素突然不足而发生坏死脱落,引起子宫出血。

考点提示:子宫内膜增生症的病理类型及主要临床表现

第2节　乳腺疾病

一、乳腺增生病

乳腺增生病又称乳腺腺病或乳腺结构不良,是最常见的乳腺疾病。多发生于 25~45 岁的女性,绝经前达发病高峰,绝经后下降,极少在青春期前发病。一般认为发病多与卵巢内分泌失调,导致孕激素减少而雌激素分泌过多,刺激乳腺组织增生过度有关。临床表现为乳腺肿块,乳腺胀痛可单侧或双侧,可单发或多发。据乳腺组织增生变化的形态特点分三种类型。

(一) 乳腺组织增生

是本病的早期病变,临床上以乳腺周期性疼痛为特征,病变部位可触及弥散的颗粒状肿块,边界不清,质韧。肉眼无明显变化,光学显微镜下可见乳腺小叶大小不一,小导管轻度扩张或有小囊形成,乳腺小叶间质纤维组织增生。多数病变可自行消失,少数发展为乳腺腺病。

(二) 乳腺腺病

乳腺腺病是以乳腺小叶腺泡,末梢导管和结缔组织发生不同程度的增生为特征,小叶结构基本保存的病变。依其组织学变化的不同阶段分为三种类型。

1. 小叶增生型　为腺病的早期阶段,主要表现小叶数目增多,小叶内导管和腺泡增多,致小叶体积增大,上皮细胞呈双层或多层,小叶间质变化不明显。

2. 纤维腺病型　由小叶增生型发展而来,同时

间质结缔组织增生明显,故又称硬化性腺病。

3. 小叶纤维化型　是腺病晚期表现,间质内大量纤维组织增生,腺泡受压萎缩、消失,往往仅残留萎缩的小导管。

(三) 乳腺囊肿病

乳腺囊肿病,又称乳腺囊性增生症,较为常见,临床上常形成局部肿块,以小叶末梢导管或腺泡扩张成囊为特征。肉眼观乳腺组织内散在大小不等的小囊肿形成。镜下见导管或腺扩张成囊,囊肿上皮萎缩或增生,部分上皮增生呈乳头状,乳头丰富互相连接可形成筛状结构,也有的呈实心团块。增生的上皮非典型增生时易癌变,属癌前病变(图 13-8)。

考点提示:乳腺囊肿病属于癌前病变

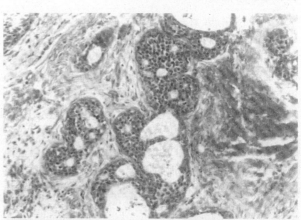

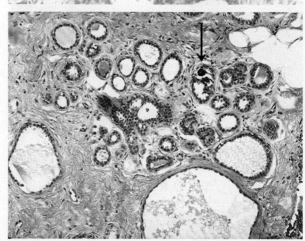

图 13-8　乳腺增生性纤维囊性变

二、乳　腺　癌

乳腺癌是妇女常见的恶性肿瘤之一,发病率以北美、北欧最高。在我国乳腺癌是妇女恶性肿瘤的第二位。乳腺癌约半数发生于乳腺外上象限,其次为乳腺中央区,其他部位少见。男性乳腺癌少见,仅占 1% 左右,预后较差。

乳腺癌起病隐匿,临床上除乳房内硬结外,无其他不适症状,患者往往是自我检查或体检时发现。采用乳腺 X 线摄影或超声波检查有助于早期发现直径小于 1cm 的乳腺癌。晚期可出现乳头下陷或乳腺皮肤呈"橘皮"样外观。

(一) 病因及发病机制

乳腺癌的病因和发病机制尚未完全阐明,其发生可能与下列因素有关。

1. 雌激素作用　乳腺癌的发生主要与雌激素水平过高有关。月经初潮早,闭经晚,生育晚或不育,患者有子宫内膜癌,长期服用雌激素等雌激素水平较高者均为乳腺癌的高危因素,雌激素高可导致乳腺上皮过度增生发生癌变。

2. 遗传因素　某些乳腺癌患者有家族遗传倾向,有乳腺癌家族史的妇女,其发病比无家族史者高 2～3 倍,发生年龄也较早。

3. 环境因素　乳腺癌有明显的地理区域分布,在北美和北欧发病率最高,其次是南欧和拉丁美洲,而在多数亚洲国家和非洲国家则发病率降低。可能与生活环境不同和高脂饮食有关。

4. 放射线　在原子弹爆炸后幸存女性中,乳腺癌发生机会明显增加,长期大量接触放射线或放射线检查治疗,可诱发乳腺癌。

5. 其他　乳腺纤维囊性变或病毒感染也与乳腺癌形成有关。

(二) 病理变化

乳腺癌多起源于导管上皮,少数来自乳腺小叶终末导管。乳腺癌分类复杂,据其组织结构基本上可分为导管癌及小叶癌两型。

1. 导管癌　此类癌多见,据是否浸润又分为非浸润性癌及浸润性癌。

(1) 非浸润性癌:又称导管内原位癌,是发生于乳腺小叶的终末导管上皮。导管扩张,体积似乳腺的大导管,癌细胞局限于扩张的导管腔内,导管基底膜完整,癌细胞在导管内可呈实心排列,或乳头状、筛状等多种形式排列。若在癌巢或腔内发生坏死,挤压时可由导管内溢出灰黄色软膏样坏死物,状如皮肤粉刺,故有粉刺癌之称(图 13-9)。

由于乳腺放射影像学检查普查,检出率明显提高,其发病已由过去占乳腺癌的 5% 升至 15%～30%。

(2) 浸润性癌:由导管内癌发展而来,癌细胞突破导管基底膜向间质浸润,是最常见的类型,约占乳腺癌的 70% 左右,以 40～60 岁妇女多见。镜下见,组织学形态多种多样,癌细胞排列呈条索、团块、巢状,或伴有腺样结构。癌细胞大小不一,形态各异,异型

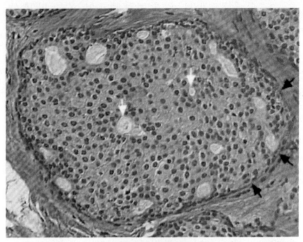
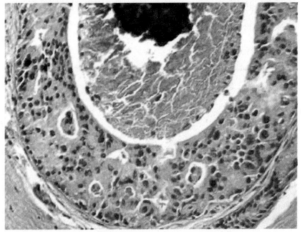

图 13-9　导管内原位癌、粉刺癌

性明显,有核分裂象,常见局部肿瘤细胞坏死。以往据癌细胞实质和纤维组织间质的比例不同,又分为单纯癌(实质与间质比例大致相等)、硬癌(实质少间质多)和非典型髓样癌(癌实质多于间质),现统称为浸润性导管癌(图 13-10)。

肉眼观,肿瘤呈灰白色,质硬,切面有沙砾感,无包膜,与周围组织分界不清,活动差。

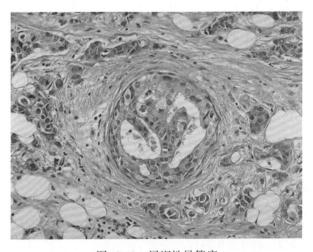

图 13-10　浸润性导管癌

2. 小叶癌　少见,发生于乳腺小叶,分小叶原位癌和浸润性小叶癌两类。

（1）小叶原位癌:发生于乳腺小叶的末梢导管和腺泡。临床上一般无明显肿块,常因其他乳腺疾病切除标本发现。镜下可见扩张的乳腺小叶末梢导管和腺泡内充满实体排列的癌细胞。如能及时治疗,预后较好。20%~30%的小叶原位癌在活检诊断后,如不进行任何治疗,可在20年内发展为浸润性小叶癌。

（2）浸润性小叶癌:由小叶原位癌穿破基底膜发展而来,约占乳腺癌的5%~10%。癌细胞小,大小一致,核分裂象少见,癌细胞呈单行串珠状或条索状浸润于纤维间质之间。肉眼观,肿块切面橡皮样,灰白色柔韧,边界不清。临床上可触及肿块,生长缓慢,预后较好(图13-11)。

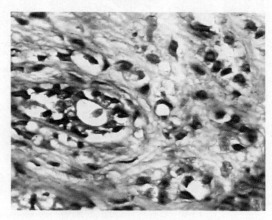

图13-11　浸润性小叶癌

3. 典型髓样癌　较少见,约占乳腺癌的5%,肉眼观,肿块体积大,灰白色,质软如脑髓样,边界清楚,常有出血和坏死。镜下可见,癌细胞多,间质少,癌细胞较大,多形性,核大,核仁明显,核分裂象多见。可广泛坏死,有明显淋巴细胞浸润。尽管该肿瘤细胞明显异型,但一般生长缓慢,预后较好,淋巴结转移较晚也较少见。

（三）扩散与转移

1. 直接蔓延　癌组织可直接浸润乳腺实质,乳头、皮肤、筋膜、胸肌及胸壁。

2. 淋巴道转移　是乳腺癌最常见的转移途径,发生也较早。首先转移至同侧腋窝淋巴结,晚期可转移至锁骨和锁骨上淋巴结。位于乳腺内上象限的乳腺癌常转移至乳内动脉旁淋巴结,进一步至纵隔淋巴结。偶尔经胸壁深筋膜淋巴管转移至对侧腋窝淋巴结。

3. 血道转移　晚期乳腺癌可经血道转移至肺、肝、骨、脑等组织器官。

考点提示:乳腺癌好发部位及转移途径

第3节　前列腺疾病

一、前列腺炎

前列腺炎男性生殖系统感染中极常见的疾病,多来自泌尿系统和血行感染。主要症状表现为下腹坠胀、尿频、尿后滴白、尿意不尽,血尿,尿线细,排尿困难等。发病原因复杂,常见有尿道、尿道黏膜下潜在病原体感染,外在病毒真菌侵入,自身免疫性疾病,前列腺正常菌群失调及泌尿系统其他部位炎症蔓延感染等。常见类型有:①非特异性细菌性前列腺炎(分急性和慢性);②特发性非细菌性前列腺炎;③非特异性肉芽肿性前列腺炎;④特异性前列腺炎;⑤其他原因引起的前列腺炎。镜下可见炎症主要累及局部导管和腺泡,腺腔扩张,充满炎性分泌物,内含较多中性粒细胞和单核-吞噬细胞。间质内淋巴细胞、浆细胞和组织细胞浸润(图13-12)。

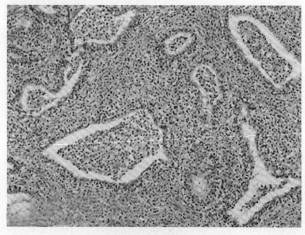

图13-12　急性前列腺炎

二、前列腺增生症

也称结节状前列腺增生或前列腺肥大。病变以前列腺上皮和间质增生为特征,由于增生多发生在尿道周围前列腺组织,故导致临床上主要表现为尿路梗阻或排尿不畅。前列腺增生症是50岁以上男性的常见病,发病率随年龄增长而增加,约70%的60岁男性,在组织学上可查见有不同程度的前列腺增生,但其中仅有50%患者有临床症状。前列腺增生发生和雄激素有关,睾酮的中间代谢产物二氢睾酮是前列腺生长发育的最终调节媒介。

考点提示:前列腺增生症主要病变特征和临床表现

(一)病理变化

1. 肉眼观察 前列腺体积增大,重量增加,呈结节状。结节和周围界清,可有纤维性假包膜。颜色和质地与增生的成分有关,以腺体增生为主的呈淡黄色,质地较软,可挤出乳白色前列腺液体;以纤维平滑肌增生为主者,色灰白质较韧,和周围正常前列腺组织界不清,亦无假包膜形成,大的结节可见出血和坏死(图13-13)。

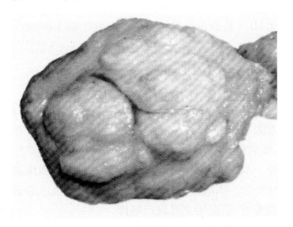

图13-13 前列腺增生症(肉眼)

2. 光学显微镜检查 增生的前列腺内由腺体、纤维组织及平滑肌三种成分组成,比例因人而异。据其成分不同有纤维型、纤维肌型、平滑肌型、纤维腺瘤型和纤维肌腺瘤型之分。增生腺体和腺泡相互拥挤,腺体上皮由两层上皮细胞组成,可向腔内呈乳头状突起,腺腔内可见淀粉样小体(图13-14)。

(二)临床病理联系

由于增生多发生在前列腺移行区及尿道周围组织,导致前列腺部尿道受压而产生尿道梗阻,故患者在临床上表现为排尿困难,尿流变细、滴尿、尿频、夜

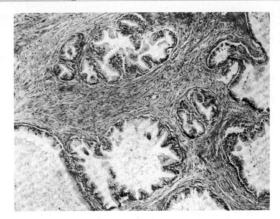

图13-14 前列腺增生症(镜下)

尿增多。继而产生尿潴留和膀胱扩张,可进一步诱发尿路感染或肾盂积水,甚至引起肾衰竭。

第4节 性传播疾病

性传播疾病是指通过性行为而传播的一类疾病,并在社会上有重要的流行病学意义。传统性病包括梅毒、淋病、性病性淋巴肉芽肿、腹股沟肉芽肿和软下疳。目前性病的种类已达20余种。近年来此类疾病在世界上一些国家及我国有显著上升的趋势。本节仅简述淋病、梅毒、尖锐湿疣和艾滋病。

链接

性病范围

1976年WHO扩大性病范围:如尖锐湿疣、生殖器疱疹、传染性软疣、滴虫阴道炎、嗜血杆菌阴道炎、生殖器念珠菌病、疥疮、阴虱病;近年又增加了非淋球菌性尿道炎,乙型肝炎、艾滋病等。

一、淋 病

淋病是由淋球菌引起的急性化脓性炎症,病变主要累及泌尿生殖系统,是世界及我国发病率最高的性病。多发生于15~30岁年龄段,以20~24岁最常见。目前尚无有效的免疫预防办法,加上淋球菌耐药菌株的出现,给本病的控制带来了严重困难。

(一)病因及传染途径

淋球菌属革兰氏阴性奈瑟氏菌属,传染性极强。患者及无症状带菌者是本病的传染源。淋病多数通过性交传染,也可通过污染的衣物、毛巾、被褥、浴盆、手指发生间接传染,也可在分娩时由母亲产道分泌物感染新生儿结膜引起眼结膜炎。

(二)病理变化及临床病理联系

淋病的病变特征为化脓性炎伴肉芽组织形成,以

及浆细胞浸润和纤维化。主要累及男、女性泌尿生殖器官。

受感染的 2~7 天，尿道和尿道附属腺呈急性卡他性化脓性炎症，尿道口、女性外阴及阴道口黏膜充血、水肿，并有脓性渗出物自尿道口流出。如未经有效及时治疗，在男性病变可蔓延至后尿道及其附属腺，波及前列腺、精囊、附睾；女性则蔓延至前庭大腺、尿道旁腺、子宫颈等的化脓性炎症。约有 10%~17% 女性患者由于经期、流产等诱因，引起子宫内膜炎和急性输卵管炎，进一步可发展为输卵管积脓、输卵管卵巢脓肿、弥漫性腹膜炎以及中毒性休克等严重后果。

1%~3% 的患者可发生菌血症，表现为皮疹，也可发生关节炎、脑膜炎、肺炎、心内膜炎等，严重者可发生淋球菌性败血症。

链接

淋病的治疗与预防

治疗原则：

1. 早期诊断，早期治疗。

2. 及时，足量，规则的用药（首选头孢曲松钠＋红霉素）。

3. 针对不同的病情采用不同的治疗方法。

4. 对性伙伴追踪，同时治疗。

5. 治疗后随诊复查。

6. 注意同时有无衣原体、支原体及其他性传播疾病感染。

预防：

1. 宣传性传播疾病知识，提倡高尚的道德情操，严禁嫖娼卖淫。

2. 使用安全套，可降低淋球菌感染的发病率。

3. 预防性使用抗生素，可减少感染的危险。

4. 性伴侣同时治疗。

5. 患者注意个人卫生与隔离，不与家人、小孩尤其是女孩同床、同浴。

6. 执行新生儿硝酸银溶液或其他抗生素液滴眼的制度，防止发生淋球菌性眼炎。

二、尖锐湿疣

尖锐湿疣是由人乳头状瘤病毒（HPV）感染引起的良性疣状物，主要由性接触传播，故又称性病疣。发病年龄多见于 20~40 岁的青壮年，近年来，尖锐湿疣在我国发病率剧增，年增长率为 22.5%，在性传播疾病中居第二位。主要表现为局部瘙痒，烧灼痛。

（一）病因及传染途径

本病主要有 HPV1.2.6.11 型引起，其中尤以

6.11 型最为常见。目前，HPV 尚不能在体内培养，也无动物模型，人类是唯一自然宿主。患者及无症状的带病毒者是本病的主要传染源，主要的传染途径是性接触，也可由生殖器部位自体接触传播到非生殖器部位。患病期 3 个月传染性最强，潜伏期 3 周~8 个月，平均 3 个月。

（二）病理变化及临床病理联系

本病好发部位，男性依次为冠状沟、龟头、包皮、包皮系带、尿道口或肛门附近等；女性多见于阴唇、阴蒂、宫颈、阴道、会阴部及肛周等。偶见生殖器外部位即乳房、腋窝、腹股沟、口腔等。

1. 肉眼观察　初起呈散在小而尖的乳头，逐渐增大增多，表面呈疣状颗粒，凹凸不平，可互相融合形成鸡冠状或采花状团块，质较软，湿润，粉红色，常易感染发生溃烂，触之易出血。

2. 显微镜检查　上皮增生呈乳头状，上皮脚下延，呈假上皮瘤样增生。表面覆盖鳞状上皮，角质层增厚，角化不全，棘细胞增生、肥厚，散在可见多少不等的空晕细胞。真皮层毛细血管和淋巴管扩张，大量慢性炎细胞浸润（图 13-15）。

尖锐湿疣约 1/3 病例可自行消退，也可持续存在或反复发作，也有癌变可能。目前，应用免疫组化法检测 HPV 抗原以及原位杂交等有助于临床诊断。

三、梅　毒

梅毒是由梅毒螺旋体感染引起的慢性传染病。病原体可侵犯全身各脏器，早期主要累及皮肤和黏膜，晚期则累及全身脏器，尤其是心血管和中枢神经系统。本病特点是病程的长期性和潜匿性，临床表现多样复杂。本病流行于世界各地，新中国成立后该病基本消灭，但近年又有流行趋势。

（一）病因及传染途径

梅毒螺旋体，又称苍白螺旋体。在体外生存力低，对青霉素、四环素、汞、砷等药物敏感，干燥、稀薄的肥皂水及一般消毒剂可使其死亡。梅毒患者是唯一的传染源。梅毒螺旋体常在皮肤和黏膜破损时才能进入机体，据传播方式不同分为先天性和后天性两种梅毒。先天性梅毒是由患病母体的血液经胎盘传染给胎儿引起；后天性梅毒 95% 由性交传播，少数可因输血、接吻、医务人员不慎直接接触传播。

考点提示：梅毒传播方式

本病潜伏期 10~90 天，通常 3 周左右。

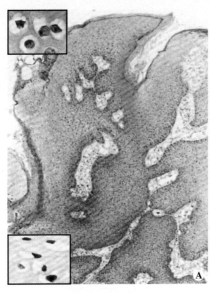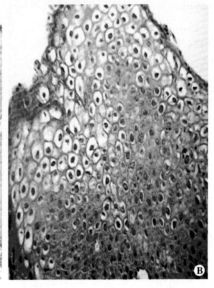

图 13-15　尖锐湿疣

病原体具有很强的侵袭力,感染后会产生细胞免疫和体液免疫。机体免疫力的强弱决定受感染后是痊愈、潜匿、抑或发展为晚期梅毒。机体感染后第 6 周血清中出现特异性抗体及反应素,在临床上具有血清诊断意义。随抗体形成,机体的免疫力逐渐增强,病变部位病原体数量可减少,故早期梅毒有不治自愈的倾向。而播散到全身的病原体常难以完全消灭,从而导致梅毒复发或晚期梅毒的发生。病原体诱发机体发生细胞介导的迟发型超敏反应,使病原体所在部位形成树胶样肿,免疫复合物沉积血管引起闭塞性动脉内膜炎及血管周围炎。

(二) 病理变化

梅毒的基本病变有两种:一种是闭塞性动脉内膜炎及血管周围炎,前者为小动脉内皮细胞和纤维细胞增生,使血管壁增厚,管腔狭窄闭塞;后者则表现为小血管周围单核细胞、淋巴细胞和浆细胞浸润。另一种病变为树胶样肿,又称梅毒瘤,为梅毒的特征性病变,仅见于第三期梅毒。病灶呈灰白色,大小不等,大者3~4cm,小者仅见于镜下,因质韧有弹性,状似树胶而得该名。显微镜下,中央为凝固性坏死,似干酪样坏死,坏死周围有大量淋巴细胞和浆细胞,上皮样细胞和朗汉斯巨细胞较少,与结核结节十分相似。后期树胶肿可被吸收、纤维化,形成瘢痕致器官变形,但很少钙化,这些特点有别于结核结节。该病变常见于皮肤、黏膜、肝、骨和睾丸(图 13-16)。

考点提示:梅毒基本病变

(三) 临床病理联系

1. 后天性梅毒　按病程经过可分三期,第一、二

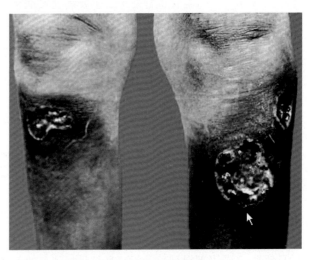

图 13-16　梅毒树胶肿

期为早期梅毒,传染性强;第三期为晚期梅毒,传染性小,常累及内脏,故又称内脏梅毒。

(1) 第一期梅毒:为梅毒螺旋体侵入人体 3 周左右发生的炎症反应,形成下疳。病变处发生充血、水疱。水疱破溃形成糜烂或溃疡,基底洁净,边缘稍隆,直径约 1~2cm 的圆形溃疡称为下疳,因基质硬故又称硬性下疳。由于下疳无痛感,病损小易被患者忽视。但病损处有大量梅毒螺旋体,传染性极强。镜下为溃疡底部的闭塞性动脉内膜炎和血管周围炎。病变在男性多见于阴茎冠状沟、龟头和阴囊;女性则见于外阴、阴唇和子宫颈等处。约 10% 的病例发生于外生殖器以外如唇、舌、肛周等处。

下疳发生一周后,局部淋巴结肿大,硬而无痛感,呈非特异性急性或慢性炎症,及时治疗可阻止病变向第二期梅毒发展。如不经治疗患者产生免疫反应,下疳持续 2~6 周后多自行愈合,肿大淋巴结也消退。临

床上患者处于无症状潜伏状态,但体内病原体仍继续繁殖。

(2) 第二期梅毒:下疳潜伏于体内的螺旋体,在感染后的 5~10 周左右可大量入血,引起全身广泛皮肤黏膜损害即梅毒疹。主要表现在躯干、四肢、掌心、足心、口腔黏膜等处的斑疹和丘疹,阴茎、外阴、肛周的扁平湿疣。镜下为闭塞性动脉内膜炎和血管周围炎,病灶内可检见病原体。此期全身淋巴结肿大,传染性大。

梅毒疹可自行消退,再次进入无症状静止状态,但梅毒血清反应阳性。若未经治疗,多年后约 30% 的患者将发生第三期梅毒。

(3) 第三期梅毒:又称晚期梅毒,常发生于感染后 4~5 年以上。此期梅毒不同于二期梅毒,病变可侵犯全身任何内脏器官和组织,最常发生于心血管 (80%~85%),其次为中枢神经系统 (5%~10%),此外肝、骨骼和睾丸等器官也常发生。主要病变特征是以树胶肿和瘢痕形成,导致器官变形和功能障碍而致死。

心血管病变:以梅毒性主动脉炎最常见,常因主动脉中层弹性纤维和平滑肌破坏,形成主动脉瘤,患者可因主动脉瘤破裂而发生猝死。病变累及主动脉瓣环部,可致主动脉瓣关闭不全,左心室肥大、扩张最终死于心力衰竭。

中枢神经系统病变:病变广泛累及中枢神经及脑脊髓膜。导致患者在临床上表现为脑血管意外的典型症状和体征,以及麻痹性痴呆和脊髓痨等症状体征。

其他器官病变:常见病变为树胶样肿。骨梅毒可累及颅骨、鼻骨及股骨导致骨折。鼻骨骨折致鼻梁塌陷,鼻孔向前形成马鞍鼻。肝梅毒可致肝呈结节状肿大,纤维化,疤痕收缩,肝呈分叶状称分叶肝。睾丸树胶样肿临床上常误诊为肿瘤。

2. 先天梅毒　又称胎传梅毒,是受感染的妇女受孕后,病原体经血液通过胎盘感染胎儿所致。受梅毒感染 2~5 年间的孕妇,胎儿受感染率最大。受感染的胎儿可发生流产,死产或产后不久死亡。轻度感染者于出生后发育到儿童期出现发病。发病在 2 岁以内的称为早发性先天性梅毒,病变累及皮肤出现剥脱性皮炎;累及内脏出现相应内脏血管炎症或纤维化;累及骨或软骨,导致骨破坏出现马鞍鼻,硬腭穿孔,长骨骨膜炎及骨膜增生形成马刀胫等病变。

发病在 2 岁以上者称为晚发性先天梅毒,患儿可出现发育不良,智力低下。临床上可有间质性角膜炎、哈钦森齿(Hutchinson 齿是由于牙和牙釉发育障碍,门齿小而尖,切缘镰刀状)和神经性耳聋构成本型梅毒的三大特征,即哈钦森综合征。

四、艾 滋 病

艾滋病是获得性免疫缺陷综合征(AIDS)的译名,是由人类免疫缺陷病毒(HIV)感染引起的获得性免疫缺陷病。自 1981 年首先由美国疾病控制中心报道,1982 年正式命名。据世界卫生组织提供的资料,20 年间几乎世界上每一个国家和地区都受到了艾滋病的侵袭。我国于 1985 年传入第一例,目前全国各省、市、自治区均有病例报告。本病发病后病情凶险,死亡率高,因此,提高对艾滋病的认识,并积极防治极为重要。

考点提示:获得性免疫缺陷综合征(AIDS)的概念

(一) 病因和发病机制

本病是由 HIV 感染引起,患者和无症状病毒携带者是本病的传染源。HIV 主要存在于宿主的血液、精液、子宫及阴道分泌物和乳汁中。据 1986 年 12 月世界卫生组织公布证实的艾滋病传染途径有:①性接触传播;②应用污染的针头作静脉注射;③输入感染者的血液和血制品;④母体病毒经胎盘感染胎儿或哺乳感染婴儿;⑤医务人员职业性传播(较少见)。

考点提示:艾滋病的病因及传染途径

其发病机制是病毒由皮肤伤口或黏膜进入人体血液,主要攻击和破坏的细胞是辅助性 T 细胞,使辅助性 T 细胞减少,导致细胞免疫功能缺陷,从而促进并发各种严重的条件致病性感染和恶性肿瘤发生。或病毒通过血脑屏障,引起中枢神经系统感染。

(二) 病理变化

艾滋病的病理变化包括为全身淋巴组织的变化、机会性感染和恶性肿瘤三个方面。

1. 淋巴组织的病变　早期淋巴结肿大,镜下可见,最初有淋巴滤泡明显增生,生发中心活跃,髓质可见较多浆细胞。随后淋巴结皮质和副皮质区淋巴细胞减少或消失,小血管增生,生发中心零碎分割伴浆细胞浸润。晚期淋巴结一片荒芜,淋巴细胞消失殆尽,仅有一些巨噬细胞和浆细胞残留,脾、胸腺也可见淋巴细胞减少。

2. 继发性感染　多发性的机会感染,此为本病特点之一。可累及各器官,以中枢神经系统、肺、消化道感染最为常见。感染的病原体有真菌(卡氏肺孢子菌)、弓形虫、新隐球菌和病毒等。

3. 恶性肿瘤　约30%的患者可发生Kaposi肉瘤,其次易伴有淋巴瘤。

(三) 临床病理联系

本病潜伏期长,一般认为数月至10年或更长时间才发病。近年世界卫生组织和美国疾病控制中心修订了HIV感染的分类,将本病分为三类①A类:急性感染,无症状感染和持续性全身淋巴结肿大综合征;②B类:包括免疫功能低下时出现的艾滋病相关综合征,继发细菌及病毒感染和发生淋巴瘤等;③C类:患者已有严重免疫缺陷,出现各种机会感染,继发恶性肿瘤以及神经系统症状等艾滋病表现。

艾滋病按病程分为三个阶段:①早期或称急性期:感染HIV3~6周后出现咽痛、发热、肌肉酸痛等一些非特异性表现。②中期或称慢性期:此期机体的免疫功能与病毒处于相互抗衡阶段,本期可长达数年,临床可以无明显症状,或出现明显的全身淋巴结肿大,伴发热、乏力、皮疹等。③后期或称危险期:机体免疫功能全面崩溃,患者持续发热、乏力、消瘦和腹泻,并出现神经系统症状,明显机会性感染及恶性肿瘤。血液检查淋巴细胞明显减少,CD4$^+$细胞减少更为显著。

1. 肺部感染　主要是卡氏肺孢子菌感染(占80%),患者有发热、咳嗽、呼吸困难。

2. 脑膜炎症状　头痛、呕吐、意识障碍、抽搐等。

3. 消化系统症状　多为隐孢子虫引起的慢性肠炎,表现为腹痛、腹泻、里急后重、脓血便等。

4. 其他症状　后期患者持续发热、消瘦、乏力等。

本病预后极差,死亡率极高,因此大力预防艾滋病流行至关重要。

链接　艾滋病的诊断标准和预防措施

HIV感染者的标准是:在我国经酶联免疫吸附实验(ELISA)检查抗HIV抗体阳性,又经蛋白印迹(Western blot)等实验复核确诊者为HIV感染者。

艾滋病的诊断标准:凡抗HIV抗体阳性者,具有下列一项者,可诊断为艾滋病患者:①3~6个月内体重减10%以上,并发热38℃一个月以上;②3~6个月内体重减10%以上,并持续腹泻(每日3~5次)一个月以上;③卡氏肺孢子虫性肺炎;④Kaposi肉瘤;⑤真菌和其他条件致病菌感染;⑥CD4$^+$T淋巴细胞记数下降,CD4$^+$T/CD8$^+$T淋巴细胞记数比例小于1;⑦全身淋巴结肿大;明显的中枢神经系统占位病变的症状和体征。

艾滋病的预防:
1. 不要与AIDS或可疑AIDS患者进行密切接触。
2. AIDS高危险患者群不能供血。
3. 识别和剔除可能含AIDS病原的血制品。
4. 严格输液打针标准和操作技术。
5. 改良血友病患者输入的血制品。

案例13-1分析

1. 非典型增生是指上皮细胞过度增生并呈现出一定形态的异型性。表现为增生的细胞大小不一,形态多样,核大深染,核浆比增大,核分裂象增多,细胞排列紊乱,极向消失。近年来将宫颈上皮非典型增生称为子宫颈上皮内瘤变(CIN)。

2. 原位癌是指癌细胞仅限于上皮全层,但未突破基底膜的癌。

小　结

慢性子宫颈炎是妇科最常见的疾病,多由感染、损伤、局部环境改变引起,主要表现为白带增多,偶为血性伴下腹坠胀和腰骶部酸痛,可分为子宫颈糜烂、子宫颈息肉、宫颈腺囊肿和子宫颈肥大。子宫颈上皮非典型增生,是子宫颈上皮出现不同程度的异型性,属癌前病变,据异型性增生细胞累及上皮层范围分轻、中、重三度。子宫颈癌是女性生殖系统中最常见恶性肿瘤,其中鳞状细胞癌占95%,其发展过程为原位癌、早期浸润癌和浸润癌,由于我国防癌普查的广泛开展,五年生存率明显提高。子宫内膜增生症临床上称为功能性子宫出血,主要表现为不规则阴道流血和月经过多,多见于青春期和绝经期妇女,主要与卵巢功能紊乱导致雌激素分泌过多,孕激素减少子宫内膜增生。

乳腺增生症为非炎症非肿瘤性疾病,以乳腺实质和间质增生为特点。分为乳腺组织增生、乳腺腺病、乳腺囊肿病三种,乳腺囊肿病伴非典型增生视为癌前病变。乳腺癌是乳腺导管上皮及腺泡上皮发生的恶性肿瘤,在女性恶性肿瘤中居第二位,多发生于乳腺外上象限,早期为无痛性肿块,晚期出现乳头下陷或乳腺皮肤"橘皮"样外观。

前列腺炎以慢性炎症为常见,以局部导管和腺泡较多炎细胞浸润为特点。前列腺增生症是以腺体、平滑肌和纤维组织增生为特点,临床上常引起尿道阻塞及排尿不畅。

性传播疾病是由性行为引起感染和传播的一组疾病。淋病是最常见的性病,由淋球菌引起病变为泌尿生殖道黏膜的化脓性炎症,主要表现为尿痛、尿道口流脓。尖锐湿疣是由人类乳头状瘤病毒引起,病变呈疣状或乳头状新生物,易糜烂,多发生于大小阴唇、阴道、尿道口、宫颈和肛门周围。梅毒是由梅毒螺旋体引起,病变为闭塞性动脉内膜炎、血管周围炎及树胶肿的全身慢性传染病。因传播方式不同分为后天性和先天性梅毒,后天梅毒又分三期,一期为硬下疳、二期为梅毒疹均属早期梅毒,传染性强;三期为晚期梅毒,无传染性,但常因心血管、脑重要器官破坏而死亡。艾滋病是由人类免疫缺陷病毒感染引起,以 T 细胞免疫缺陷为主要特征的传染病,传染性强,病情凶险,死亡率高(100%)。

目标检测

一、名词解释

1. 子宫颈息肉　2. 性传播疾病　3. 获得性免疫缺陷综合征

二、填空题

1. 慢性子宫颈炎按临床病变可分为_____、_____、_____和_____。
2. 子宫颈癌好发于宫颈口的_____和_____交界处。
3. 子宫内膜增生症在显微镜下可分为_____、_____和_____三种类型。
4. 乳腺增生症据组织增生变化形态可分为_____、_____和_____三种类型,其中_____可视为癌前病变。
5. 乳腺癌多起源于乳腺_____,其好发部位多见于_____。
6. 前列腺肥大的主要病变是以_____、_____和_____增生为特征,导致临床上主要表现是_____或_____。
7. 淋病是由_____引起的_____,病变主要累及_____。
8. 尖锐湿疣是由_____感染引起的性病,主要表现为_____和_____。
9. 梅毒是由_____引起,基本病变为_____、_____及_____。
10. AIDS 是由_____感染引起的_____。

三、选择题

1. 下列哪一种慢性子宫颈炎有可能发展为子宫颈癌( )
   A. 子宫颈糜烂　　B. 子宫颈息肉
   C. 子宫颈肥大　　D. 子宫颈腺体囊肿
   E. 宫颈糜烂伴上皮非典型增生
2. 下列关于子宫颈癌的描述错误的是( )
   A. 发病高峰为 50 岁左右　B. 发病与 HPV 感染有关
   C. 中分化鳞癌最多见　　D. 外生菜花型
   E. 早期即可侵犯膀胱和直肠
3. 子宫颈早期浸润癌是指( )
   A. 癌细胞未突破基膜
   B. 癌细胞突破基膜,浸润深度不超过基膜下 5mm
   C. 癌细胞突破基膜,浸润深度不超过基膜下 7mm
   D. 癌细胞未突破基膜,但已累及腺体
   E. 以上都不是
4. 关于子宫内膜增生症,下列各项错误的是( )

A. 临床上主要表现为不规则子宫出血
B. 多见于育龄期和更年期妇女
C. 孕激素分泌过多
D. 腺体过度增生,间质也增生
E. 发生非典型增生属癌前病变
5. 关于乳腺增生症,下列哪些改变可视为癌前病变( )
   A. 乳腺小导管扩张呈囊腔,上皮呈非典型增生
   B. 乳腺小叶间质纤维组织增生
   C. 乳腺导管上皮增生形成乳头状
   D. 乳腺间质纤维组织增生,腺泡受压,萎缩
   E. 乳腺小叶数目增多,小叶体积增大
6. 乳腺癌最常见的淋巴结转移部位是( )
   A. 同侧腋窝　　　B. 双侧腋窝
   C. 乳头周围　　　D. 纵隔旁
   E. 同侧锁骨上
7. 下列哪项是一期梅毒特点( )
   A. 梅毒疹　　　　B. 硬性下疳
   C. 梅毒瘤　　　　D. 梅毒性主动脉炎
   E. 中枢神经梅毒
8. 关于艾滋病的传染途径,下列哪项应除外( )
   A. 性接触传播　　B. 输血传播
   C. 污染针头传播　D. 消化道传播
   E. 经胎盘和哺乳传播
9. 尖锐湿疣病原体为( )
   A. HIV　　　　　B. HPV
   C. HBV　　　　　D. HCV
   E. HDV
10. 宫颈癌普查最常用的方法是( )
    A. 宫颈针吸细胞学　B. 宫颈组织学检查
    C. 宫颈细胞学检查　D. 宫颈碘试验
    E. 阴道分泌物脱落细胞检查
11. 患者,女,45 岁,白带多,性交后出血已 3 个月,检查宫颈呈糜粒状外观,接触性出血,采取何种检查以明确诊断最适宜( )
    A. 宫颈涂片细胞检查　B. 宫颈活检
    C. 阴道镜检查　　　　D. 宫颈锥切检查
    E. 宫颈上皮的染色体检查
12. 患者,女,46 岁,发现右乳房无痛性肿块 6 天,对侧乳房正常;体格检查:右乳房外象上限可扪及 2.5cm×2.0cm 肿块,质硬、活动度不大,可能的诊断是( )
    A. 乳房纤维腺瘤　　　B. 乳癌
    C. 乳房囊性增生病　　D. 乳腺结核
    E. 乳管内乳头状瘤

四、简答题

1. 简述慢性子宫颈炎的临床病理类型及特点。
2. 简述乳腺增生症的病理类型。
3. 简述梅毒的传播方式及病变特点。
4. 简述艾滋病的病因及传播途径。

(张　晁)

第14章　传染病和寄生虫病

传染病是由病原物侵入人体所引起的具有传播流行特点的一组炎症性疾病。传染病有三大特点即有病原体、有传染性和流行性。传染病的传播流行必须具备三个环节即传染源、传播途径和易感人群。

传染病肆虐历史数千年,曾造成多次世界性巨大灾难,天花、霍乱、鼠疫等在人间的流行,吞噬了无数宝贵的生命。新中国成立后我国传染病的发病率和死亡率均已明显下降,有些传染病已经消灭(如天花);有些传染病也接近消灭(如麻风、脊髓灰质炎);然而有些已经得到控制的传染病由于种种原因又死灰复燃(如结核、梅毒等);同时一些新的传染病又不断出现(如艾滋病、严重急性呼吸综合征等)。在我国传染病仍是威胁人体健康的主要问题。

链接

世界范围影响重大的传染病

- □ 黑死病(鼠疫)　　□ 霍乱
- □ 流感　　　　　　 □ 天花
- □ 结核病　　　　　 □ 疟疾
- □ 肝炎　　　　　　 □ 出血热
- □ 血吸虫病　　　　 □ AIDS(艾滋病)
- □ 严重急性呼吸综合征(SARS)

第1节　结　核　病

链接

白色瘟疫

结核病又称为痨病和"白色瘟疫",是一种古老的传染病,自有人类以来就有结核病。在历史上,它曾在全世界广泛流行,曾经是危害人类的主要杀手,夺去了数亿人的生命。1882年科霍发现了结核病的病原菌为结核杆菌,但由于没有有效的治疗药物,20世纪30年代之前,人类对于结核病是束手无策的,因此肺结核是不治之症的阴影,曾长期笼罩在人们心头,人们害怕肺结核就像现在害怕癌症一样。直到1944年以后,链霉素等抗结核药相继发现,结核病的治疗才有了划时代变化,1950年异烟肼被发现以来,结核病的治疗发生了根本性的变化,结核病曾经得到很好的控制,但是,近10年来,由于不少国家对结核病的忽视,再加上人口的增长、流动人口的增加、艾滋病毒感染的传播,

使结核病流行在很多国家和地区有所回升。所以,世界卫生组织于1993年宣布"全球结核病紧急状态",确定每年3月24日为"世界防治结核病日"。

我国是全球结核病高发国家,结核病患病率及感染率均很高,活动性肺结核患者数仅次于印度,居世界第二位。全国现有结核菌感染者约4.2亿人,肺结核患者500万,如果我们不采取有效的控制措施,在未来的10年,我国可能有近5000万的感染者发生结核病。

结核病是由结核杆菌感染引起的慢性传染病。结核菌可侵入人体全身各种器官,但主要侵犯肺脏,称为肺结核病。病理上属于慢性肉芽肿性炎,其病理变化特征是结核结节形成并伴有不同程度的干酪样坏死。临床上常有低热、乏力、盗汗、消瘦、和食欲不振等中毒症状。

一、病因和发病机制

1. 病原体　病原菌是结核杆菌,结核杆菌一共四型即人型、牛型、鸟型、鼠型,对人致病的主要类型为人型和牛型(图14-1)。结核杆菌不产生内毒素和外毒素,其致病性与菌体成分有关。结核杆菌含有脂质、蛋白和多糖类三种成分:①脂质:特别是脂质中的糖脂(索状因子)对组织和细胞有强烈的损害作用;另一种糖脂为蜡质D能引起强烈的变态反应,造成机体的损伤。此外,磷脂还能使炎症灶中的巨噬细胞转变为类上皮细胞,从而形成结核结节。脂质除可能与毒力有关外,还可保护菌体不易被巨噬细胞吞噬消化;②蛋白质:具有抗原性,与蜡质D结合后能使机体发生变态反应,引起组织坏死和全身中毒症状,并在形成结核结节中发挥一定的作用;③多糖类:可引起局部中性粒细胞浸润,并可作为半抗原参与免疫反应。

考点提示:结核杆菌的致病特征

2. 结核病的传染源　肺结核患者(主要是空洞型肺结核)和带菌者。

3. 结核病的传播途径　①主要是呼吸道。肺结核患者在谈话、咳嗽和喷嚏时排出大量带菌微滴(每个微滴可含10~20个细菌借飞沫传播)。吸进这些带菌的微滴即有可能造成感染。②少数患者可因食入带菌的

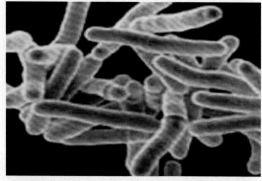

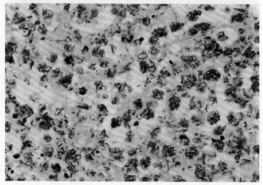

图 14-1 结核杆菌

食物经消化道感染。③偶尔经皮肤伤口感染。

4. 结核病的发病机制 结核病的发生和发展取决于很多因素,其中最重要的是感染的菌量及其毒力的大小和机体的反应性(免疫反应或变态反应)。后者在结核病的发病学上起着特别重要的作用。

结核病的免疫反应(细胞免疫)和变态反应(Ⅳ型变态反应)常同时发生或相伴出现。机体在形成抗结核免疫的同时,也形成对结核杆菌的迟发型变态反应。免疫反应的出现提示机体已获得免疫力,对病原菌有抵抗力。而变态反应同时伴随局部组织干酪样坏死和全身中毒症状。已致敏的个体动员机体防御反应较未致敏的个体快,但组织坏死也更明显。因此机体对结核杆菌感染所呈现的临床表现决定于不同的反应。如免疫反应为主,则病灶局限,结核杆菌被杀灭。如表现为变态反应为主时,则呈现急性渗出和组织结构破坏。

结核病基本病变与机体的免疫状态的关系见表14-1。

表 14-1 结核病基本病变与机体的免疫状态

病变	机体状态		结核杆菌		病理特征
	免疫力	变态反应	菌量	毒力	
渗出为主	低	较强	多	强	浆液性炎
					浆液纤维素性炎
增生为主	较强	较弱	少	较低	结核结节
坏死为主	低	强	多	强	干酪样坏死

二、基本病理变化

结核病的病变属于特殊性炎症,它除了具有一般炎症的渗出、坏死和增生三种基本变化还有其特异性。由于机体的反应性(免疫反应和变态反应)、菌量及毒力和组织特性的不同,可出现以下不同的病变类型。

1. 渗出为主的病变 常见于病变的早期或机体免疫力低下,菌量多、毒力强,或变态反应较强时,表现为浆液性或浆液纤维素性炎。早期病灶内有中性粒细胞浸润,但很快被巨噬细胞取代。在渗出液和巨噬细胞内易查见结核杆菌。此型变化好发于肺、浆膜、滑膜和脑膜等处,渗出性变化不稳定,可完全吸收不留痕迹,或转变为以增生为主或也可恶化为以坏死为主的病变。

2. 增生为主的变化 当菌量较少,毒力较低或人体免疫反应较强时,则发生以增生为主的变化,形成具有病理诊断特征的结核结节(结核性肉芽肿),见图 14-2。

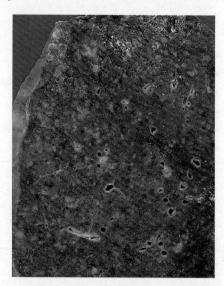

图 14-2 结核结节

(1) 肉眼观察:单个结核结节肉眼不易看见,三、四个结节融合成较大结节时才能见到。其境界分明,约粟粒大小,呈灰白半透明状,有干酪样坏死时则略呈黄色,可微隆起于器官表面。

(2) 镜下所见:结核结节是在细胞免疫基础上形成的,由类上皮细胞、朗汉斯巨细胞以及外围局部集聚的淋巴细胞和少量反应性增生的成纤维细胞构成(图 14-3)。当有较强的变态反应发生时,结核结节中便出现干酪样坏死(图 14-4)。

1) 类上皮细胞:巨噬细胞体积增大逐渐转变为类上皮细胞,呈梭形或多角形,胞浆丰富,染淡伊红

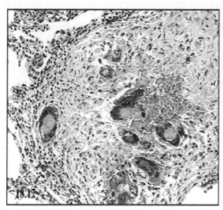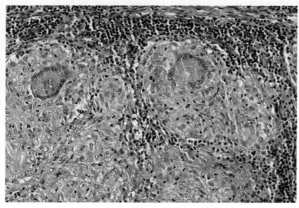

图 14-3 结核性肉芽肿镜下结构

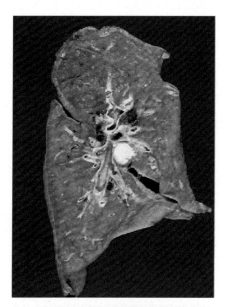

图 14-4 干酪样坏死

色,境界不清。核呈圆或卵圆形,染色质甚少,甚至可呈空泡状,核内可有 1~2 个核仁。

2) 朗格汉斯细胞:多数类上皮细胞互相融合乃形成朗格汉斯细胞,为一种多核巨细胞,体积很大,直径可达 300μm,胞浆丰富,核与类上皮细胞核的形态大致相同,核数由十几个到几十个不等,有超过百个者。核排列在胞浆的周围呈花环状、马蹄形或密集在胞体的一端。

结节中央为干酪样坏死,周围绕有类上皮细胞、朗格汉斯细胞以及淋巴细胞等(图 14-4)。

3. 坏死为主的变化 在结核杆菌数量多、毒力强,机体抵抗力低或变态反应强烈的情况下,上述渗出性和增生性病变均可继发干酪样坏死,发展为以变质为主的病变,病变一开始便呈现干酪样坏死者十分少见。由于坏死组织含脂质较多(脂质来自破坏的结核杆菌和脂肪变性的单核细胞)而呈淡黄色,均匀细腻,质地较实,状似奶酪,故称干酪样坏死。镜下见为红染无结构的颗粒状物。干酪样坏死的形态特点,特

别是肉眼所见对结核病的病理诊断具有一定的意义。干酪样坏死物中大都含有一定量的结核杆菌,是结核病恶化进展的主要原因之一。

以上渗出、增生和坏死三种变化往往同时存在于疾病的不同阶段,但常以某一种改变为主,并随机体免疫力高低、细菌致病力强弱的变化而互相转化。例如渗出性病变可因适当治疗或机体免疫力增强而转化为增生性病变;反之,在机体免疫力下降或处于较强的变态反应状态时,原来的增生性病变则可转变为渗出性、坏死性病变,或原来的渗出性病变转化为坏死性病变。因此,在同一器官或不同器官中的结核病变是复杂多变的。

考点提示:结核病的病变特征

三、结核病基本病变的转化规律

结核病变的转归取决于机体免疫力和结核菌致病力之间的矛盾关系。当人体抵抗力增强时,细菌逐渐被控制而消灭,结核病变转向愈复;反之,则转向恶化。

1. 转向愈复 主要表现为病变的吸收消散、纤维化、纤维包裹和钙化。

(1) 吸收消散:为渗出性病变的主要愈合方式。渗出物逐渐通过淋巴道吸收,病灶缩小或完全吸收消散。X 线检查可见边缘模糊、密度不均、呈云絮状的渗出性病变的阴影逐渐缩小或被分割成小片,以致完全消失,临床上称为吸收好转期。较小的干酪样坏死灶和增生性病变如治疗得当也可被吸收。

(2) 纤维化、纤维包裹及钙化:增生性病变和小的干酪样坏死灶,可逐渐纤维化,最后形成瘢痕而愈合,较大的干酪样坏死灶难以全部纤维化,则由其周边纤维组织增生将坏死物包裹,继而坏死物逐渐干燥浓缩,并有钙盐沉着称为钙化。在钙化的结核灶内常有少量结核杆菌残留,此病变临床虽属痊愈,但当机

体抵抗力降低时仍可复发进展。X线检查,可见纤维化病灶呈边缘清楚,密度增高的条索状阴影;钙化灶为密度甚高,边缘清晰的阴影。临床称为硬结钙化期。

2. 转向恶化　主要表现为病灶扩大和溶解播散。

(1)浸润进展:当疾病恶化时,病灶周围出现渗出性病变,范围不断扩大,并继发干酪样坏死。X线检查,原病灶周围出现云絮状阴影,边缘模糊,临床上称为浸润进展期。

(2)溶解播散:病情恶化时,干酪样坏死物可发生液化,形成的半流体物质可经体内的自然管道(如支气管、输尿管等)排出,致局部形成空洞。空洞内液化的干酪样坏死物中含有大量结核杆菌,可通过自然管道播散到其他部位,形成新的结核病灶。X线检查,可见病灶阴影密度深浅不一,出现透亮区及大小不等的新播散病灶阴影。临床称为溶解播散期。此外,结核杆菌还可循血道、淋巴道播散至全身各处。

四、肺结核病

结核杆菌的感染途径主要是呼吸道,故结核病中最常见的是肺结核病。肺结核病可因初次感染和再次感染结核菌时机体反应性的不同,而致肺部病变的发生发展各有不同的特点,从而可分为原发性和继发性肺结核病两大类。

案例 14-1

患者,男,13岁。呕吐、发热10天,嗜睡4天。其父亲患结核病多年,近三年常有咳嗽及头痛。X线胸片示双肺弥漫粟粒大小结节,右上肺下部近胸膜处有一直径1.5cm灰白色圆形结节病灶,纵隔增宽,肺门淋巴结增大。可见肺原发灶和肺门呈哑铃状阴影。入院7天后突然呕吐、呼吸不规则,最后呼吸停止而死亡。

尸体解剖:死者脑膜、双肾表面及两肺布满粟粒大小灰黄色病灶,切面稍隆起;右肺上叶下部灰白色结节,肺门、气管、支气管淋巴结肿大,部分相互粘连;胸膜广泛纤维性粘连。镜下结节中央干酪样坏死,周围排列大量上皮样细胞,少量散在朗格汉斯细胞,外周聚集多少不一的淋巴细胞和少量反应性增生的成纤维细胞。

诊断:急性粟粒性肺结核。

(一)原发性肺结核病

机体初次感染结核杆菌所引起的肺结核病称原

发性肺结核病,多发生于儿童,故又称儿童型肺结核病。但也偶见于未感染过结核杆菌的青少年或成人。

1. 病变特点　结核杆菌经呼吸道吸入肺后,最先引起的病变称为原发灶。原发灶通常只有一个,偶尔也有两个甚至两个以上者。常位于通气较好的上叶下部或下叶上部靠近胸膜处。以右肺多见。病变开始时是渗出性变化,继而发生干酪样坏死,坏死灶周围有结核性肉芽组织形成。肉眼上,原发灶常呈圆形,直径多在1cm左右,色灰黄。由于初次感染,机体缺乏对结核杆菌的免疫力,被巨噬细胞吞噬的结核杆菌能在细胞内继续生存,并很快侵入淋巴管,循淋巴流到所属肺门淋巴结,引起结核性淋巴管炎和淋巴结炎。表现为淋巴结肿大和干酪样坏死。肺的原发灶、淋巴管炎和肺门淋巴结结核三者合称为原发综合征,是原发性肺结核病的病变特点(图14-5)。

考点提示:原发综合征

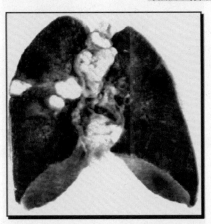

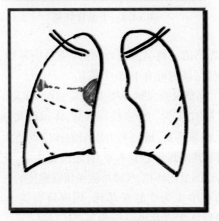

图 14-5　肺结核病原发综合征

右侧肺胸膜下白色病灶为原发性,肺门部圆形白色病灶为干酪样变的肺门淋巴结

原发性肺结核病的症状轻微而短暂,常无明显的体征,很多患儿均在不知不觉中度过,有时仅表现结核菌素试验阳性。少数病变较重者,可出现倦怠、食欲减退、潮热和盗汗等中毒症状,但很少有咳嗽、咯血等呼吸道症状。

2. 发展和结局 绝大多数(98%)原发性肺结核病患者,由于机体免疫力逐渐增强而自然痊愈。小的病灶可完全吸收或纤维化,较大的干酪样坏死灶则发生纤维包裹和钙化(图14-6)。

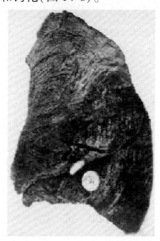

图14-6 肺内钙化的肺结核原发灶

有时肺内原发病灶虽已愈合,而肺门淋巴结内的病变继续发展,结核菌通过淋巴道蔓延至附近淋巴结,使肺门附近更多的淋巴结受累,形成支气管淋巴结结核。经适当治疗后这些病灶仍可纤维包裹、钙化而痊愈。少数患儿在此时因营养不良或患其他传染病(如流感、麻疹、百日咳、白喉等),使机体抵抗力下降,病灶内结核杆菌迅速繁殖,病变恶化进展,肺内原发病灶及肺门淋巴结病变继续扩大,并通过淋巴管、血管及支气管引起播散(图14-7)。

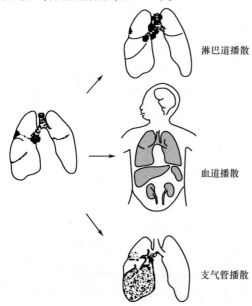

图14-7 肺原发性结核病播散途径示意图

淋巴道播散

血道播散

支气管播散

(1)淋巴道播散:肺门淋巴结病灶内的结核杆菌,可经淋巴管到达气管分叉处、气管旁、纵隔及锁骨上、下淋巴结引起病变(图14-8)。

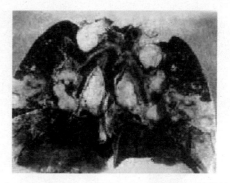

图14-8 肺结核原发综合征和肺门淋巴结结核
原发灶扩大,肺门淋巴结高度肿大,干酪化

(2)血道播散:结核杆菌侵入血流后,若进入血流的菌量较少而机体的免疫力很强,则往往不致引起明显病变。如有大量细菌侵入血流,机体免疫力较弱时,则可引起血源性结核病。

肺结核原发综合征恶化进展发生血道播散时,引起的血源性结核病有以下三种类型。

1)全身粟粒性结核病:当大量结核杆菌由肺静脉经左心至体循环后,可播散到全身各器官如肺、脑、脑膜、肝、脾、肾等处,形成粟粒性结核,称为急性全身性粟粒性结核病。肉眼见各器官内密布大小一致、分布均匀、灰白带黄、圆形的粟粒大小之结核结节。镜下,可为含菌较少的增生性病变,也可为含菌很多的渗出、坏死性病变。如果少量的结核杆菌反复多次进入血液循环,则粟粒性病灶大小不一、新旧交错、性质各异、且病程较长,称亚急性或慢性全身粟粒性结核病。

在机体抵抗力极差或用大量激素、免疫抑制药物或细胞毒性药物后,可发生严重的结核性败血症,为最剧烈的急性血源性全身性结核病,患者常迅速死亡。尸检时,在各器官内见无数小坏死灶,灶内含很多结核杆菌,灶周几乎无细胞反应可见,因而有无反应性结核病之称。此种患者可出现类似白血病的血象,称类白血病反应。

2)肺粟粒性结核病:又称血行播散型肺结核病。急性粟粒性肺结核病常是全身粟粒性结核病的一部分。这是由于支气管周围、肺门或纵隔淋巴结干酪样坏死破入附近的静脉(如无名静脉、颈内静脉、上腔静脉),进入右心,经肺动脉播散至双肺所引起(图14-9)。

慢性粟粒性肺结核病多见于成年人,这时肺原发综合征也已钙化痊愈,结核杆菌由肺外(骨关节、泌尿生殖道及肾上腺等处)结核病灶较长期、间歇性地进入血流,播散于肺内,形成新旧不等的病变。间隔时间可为数月甚至数年。患者多因结核性脑膜炎死亡。

3)肺外器官结核病:或称肺外结核病,在原发综合征期间少量的结核杆菌经原发灶内的毛细血管侵

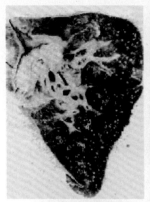
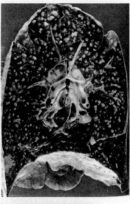
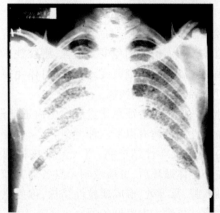

图14-9　肺粟粒性结核病
图中白色点状病灶为粟粒性结核灶

患者,男,30岁,1个月前受凉后出现低热,下午明显,体温最高不超过38℃。咳嗽,咳少量白色黏痰,无咯血和胸痛,自己服用各种抗感冒药和止咳药,无明显好转、并逐渐乏力,有时伴夜间盗汗。

既往体健,有肺结核接触史。

查体:T 37.8℃,P 86 次/分,R 20 次/分,BP120/80mmHg。

右上肺叩诊稍浊,语颤稍增强,可闻及支气管肺泡呼吸音和少量湿性啰音,心腹检查未见异常。

实验室检查:PPD 试验强阳性。

本例初步印象是:右上肺继发型肺结核。

链接

PPD 试验

是基于Ⅳ型变态反应原理的一种皮肤试验,用来检测机体有无感染过结核杆菌。凡感染过结核杆菌的机体,会产生相应的致敏淋巴细胞,具有对结核杆菌的识别能力。当再次遇到少量的结核杆菌或结核菌素时,致敏T淋巴细胞受相同抗原再次刺激会释放出多种可溶性淋巴因子,导致血管通透性增加,巨噬细胞在局部集聚,导致浸润。约在48~72 小时内,局部出现红肿硬节的阳性反应。若受试者未感染过结核杆菌,则注射局部无变态反应发生。

入血流,播散到肺外某些器官(骨关节,泌尿生殖器官、神经系统、浆膜、皮肤等)内形成潜在性的结核病灶,经过较长时间后,当机体抵抗力下降时乃恶化进展为肺外器官结核病。

(3)支气管播散:肺原发灶的干酪样坏死或肺门淋巴结结核病变发展扩大,结核杆菌可沿支气管播散至肺的其他部位,干酪样肺炎(图14-10)。

(二)继发性肺结核病

继发性肺结核病是指机体再次感染结核菌所引起的肺结核病,多见于成年人,故又称成人型肺结核病。关于再感染灶的形成机制有以下两种学说:①外源性再感染学说,即结核杆菌由外界再次侵入机体,与原发性肺结核无任何联系;②内源性再感染学说,即体内原来病灶中潜伏的结核杆菌再度繁殖。目前倾向第二种学说。

1. 病变特点　由于系再次感染机体对结核杆菌已有一定的免疫力,所以继发性肺结核病与原发性肺结核病的病变相比有以下不同特点:①病变多从肺尖开始,这可能与人体直立位时该处动脉压低、血循环较差,随血流带去的巨噬细胞较少,加之通气不畅,以致局部组织抵抗力较低,细菌易在该处繁殖有关。②由于变态反应,病变发生迅速而且剧烈,易发生干酪样坏死,同时由于免疫反应较强,在坏死灶周围每有以增生为主的病变,形成结核结节。免疫反应不仅能使病变局限化,而且还可抑制细菌的繁殖,防止细菌沿淋巴道和血道播散,病变在肺内蔓延主要通过受累的支气管播散。③病程较长,随着机体免疫反应和变态反应的消长,临床经过常呈波浪起伏状,时好时

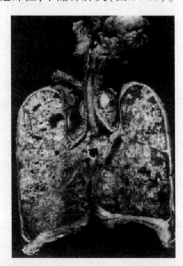

图14-10　肺结核支气管播散
图中箭头示干酪化的气管分叉淋巴结溃穿支气管,引起两侧
小叶性干酪样肺炎及空洞形成

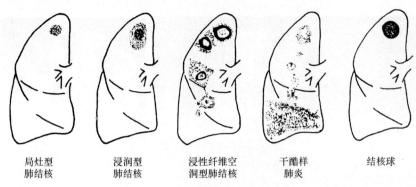

| 局灶型
肺结核 | 浸润型
肺结核 | 浸性纤维空
洞型肺结核 | 干酪样
肺炎 | 结核球 |

图 14-11　继发性肺结核病的类型

坏,病变有时以增生性变化为主,有时则以渗出、坏死变化为主,常为新旧病变交杂。

2. 主要类型　继发性肺结核病的病变和临床表现都比较复杂。根据其病变特点和临床经过可分为以下几种主要类型(图 14-11)。

(1)局灶型肺结核:是继发性肺结核的早期病变,病变多位于右肺尖,病灶可为一个或数个,一般约0.5~1cm 大小,多数以增生性病变为主,也可为渗出性病变,中央发生干酪样坏死(图 14-12)。X 检查,肺尖部显示单个或多个境界清楚的结节状阴影。如患者免疫力较强,病灶常发生纤维化、钙化而痊愈。临床上患者常无明显自觉症状,多在体检时发现,属无活动性肺结核一类。如患者免疫力降低时,可发展为浸润型肺结核。

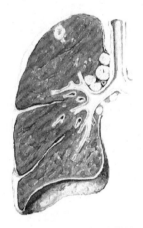

图 14-12　局灶性肺结核

(2)浸润型肺结核:是临床上最常见的一种类型,属于活动性肺结核。大多是局灶型肺结核发展的结果,少数也可一开始即为浸润型肺结核。病变多位于右肺尖或锁骨下区的肺组织,故又称锁骨下浸润。病变以渗出为主,中央常有较小的干酪样坏死区,周围有广阔的病灶周围炎包绕。肺泡内充满浆液、单核细胞、淋巴细胞和少数中性粒细胞。X 线检查,在锁骨下区的肺组织可见边缘模糊的云絮状阴影。临床上患者常有低热、盗汗、食欲不振、全身

无力等中毒症状和咳嗽、咯血等。痰中常可查出结核杆菌。如能早期适当治疗,渗出性病变可吸收(吸收好转期);增生性及变质性病变可通过纤维化、钙化(硬结钙化期)而痊愈。如患者免疫力差或未及时得到适当治疗,病变可继续发展,干酪样坏死灶扩大(浸润进展期)。坏死物质液化经支气管排出后形成急性空洞,此种空洞一般较小,形态不规则,壁薄,常不断向外排出含菌的液化坏死物质,可经支气管播散,引起干酪样肺炎(溶解播散)。如靠近肺膜的空洞穿破肺膜,可造成自发性气胸;如果大量液化坏死物质进入胸腔,可发生结核性脓气胸。急性空洞一般较易愈合,如能给以及时和强有力的抗结核治疗,这种空洞可通过洞壁肉芽组织增生而逐渐缩小,最终形成瘢痕而治愈,或通过空洞塌陷,形成索状瘢痕愈合。若急性空洞经久不愈,则可发展为慢性纤维空洞型肺结核(图 14-13)。

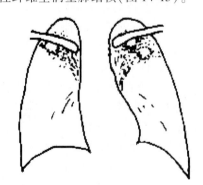

图 14-13　浸润性肺结核

(3)慢性纤维空洞型肺结核:成人慢性肺结核的常见类型,多在浸润型肺结核形成急性空洞的基础上发展而来。病变特点是:①肺内有一个或多个厚壁空洞形成,空洞多位于肺上叶,大小不一,呈不规则形,洞壁厚,有时可达 1cm 以上。镜下,洞壁分三层:内层为干酪样坏死物质,其中有大量结核杆菌;中层为结核性肉芽组织;外层为增生的纤维组织。②同时在同侧肺组织,有时也可在对侧肺组织,特别是肺下叶可见由支气管播散引起的很多新旧不一、大小不等、病

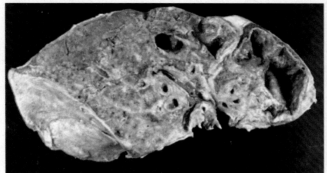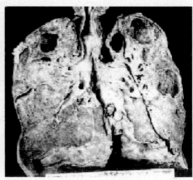

图 14-14　慢性纤维空洞型肺结核病

变类型不同的病灶,部位愈下病变愈新鲜。③后期肺组织严重破坏,广泛纤维化、胸膜增厚并与胸壁粘连,使肺体积缩小、变形,严重影响肺功能,甚至使肺功能丧失(图 14-14)。

临床上,病程常历时多年,时好时坏。症状的有无与病变的好转或恶化相关。由于空洞与支气管相通,成为结核病的传染源,故此型有开放性肺结核之称。如空洞壁的干酪样坏死侵蚀较大血管,可引起大咯血,严重者可危及生命,患者多因吸入大量血液而窒息死亡。如空洞穿破胸膜可引起气胸或脓气胸。经常排出含菌痰液可引起喉结核。咽下含菌痰液可引起肠结核。肺广泛纤维化还可导致肺动脉高压,引起肺源性心脏病。

较小的结核空洞经过适当治疗可发生瘢痕愈合。较大的空洞经治疗后,洞壁坏死物质脱落净化,洞壁结核性肉芽组织逐渐转变为纤维瘢痕组织,与空洞邻接的支气管上皮增生并向空洞内伸延,覆盖于空洞内面。此时空洞虽仍存在,但已无菌,实已属愈合。空洞的这种愈合方式称为开发性愈合。

(4)干酪样肺炎:当机体免疫力极低或对结核杆菌的变态反应特别强烈时,浸润型肺结核恶化进展,或急、慢性空洞内的细菌经支气管播散,形成大片渗出性病变和干酪样坏死,称为干酪样肺炎。按病变范围大小的不同而分为小叶性和大叶性干酪样肺炎。肉眼观,肺叶肿大变实,切面呈黄色干酪样,坏死物质液化排出后可见有急性空洞形成。镜下,肺泡腔内有大量浆液纤维素性渗出物,内含以巨噬细胞为主的炎性细胞,且见广泛的干酪样坏死,抗酸染色可查见大量结核菌。此型结核病临床上有严重的全身中毒症状,如寒战、高热,并出现呼吸困难,病情危重,如不及时治疗,可迅速死亡。但目前已很少见(图 14-15)。

(5)结核球:又称结核瘤,是孤立的有纤维包裹、境界分明的球形干酪样坏死灶,直径约 2~5cm。多为一个,有时多个,常位于肺上叶。结核球可来至:①浸

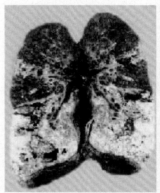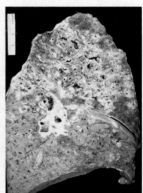

图 14-15　干酪样肺炎

润型肺结核干酪样坏死灶发生纤维包裹形成;②结核空洞的引流支气管阻塞,空洞由干酪样坏死物质填满而成;③多个干酪样坏死病灶融合而成。结核球为相对静止的病变,可保持多年而无进展,或发生部分机化和钙化而转向愈合,临床上多无症状。但亦可恶化进展,表现为干酪样坏死灶扩大、液化、溃破包膜、形成空洞和经支气管播散。因结核球周围有纤维包裹,药物不易发挥作用,X 线检查需与肺癌鉴别,临床上治疗多采取手术切除(图 14-16)。

考点提示:继发性肺结核的主要类型;结核球

(6)结核性胸膜炎:在原发性和继发性肺结核病的各个时期均可发生,按病变性质可分为渗出性和增生性两种。

1)渗出性结核性胸膜炎:较常见,病变主要表现为浆液纤维素性炎。浆液渗出量多时则引起胸腔积液,也可为血性胸水。当积液量不多,附有纤维素之胸膜壁层和脏层在呼吸时发生摩擦,可听到摩擦音,患者有胸痛。大量的胸腔积液可压迫肺引起呼吸困难,叩诊呈浊音,听诊时语颤和呼吸音减弱,并有肺受压及纵隔移位等体征。经积极治疗,一般可在 1~2 月后完全吸收而痊愈。如渗出物中纤维素较多,不能完全机化而使胸膜增厚和粘连。

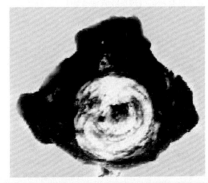

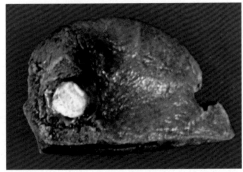

图 14-16 肺结核球

2）增生性结核性胸膜炎：是由肺膜下结核病灶直接蔓延至胸膜所致。常发生于肺尖，病变多为局限性。病变以增生性变化为主，可有纤维蛋白渗出，很少有胸腔积液。一般可通过纤维化而痊愈，并常使局部胸膜增厚、粘连。

原发性肺结核病与继发性肺结核病的比较见表14-2。

表 14-2 原发性肺结核病与继发性肺结核病比较

	原发性肺结核病	继发性肺结核病
感染特点	初次感染（外源性）	再次感染（主要为内源性）
好发人群	儿童	成人
免疫力	低	一般较高
早期病变	上叶下部或下叶上部近胸膜处	肺尖或锁骨下局限性病变
病变特点	早期渗出和干酪样坏死，病变不易局限，出现特征性原发综合征	病变复杂多样，新旧并存，病变易局限
临床特点	常无明显症状，病程短，多可自愈	症状明显，病程长，时好时坏，需治疗
播散方式	多为淋巴道或血道	多为支气管
常见类型	支气管淋巴结结核、粟粒性结核病、肺外结核病	浸润型肺结核、慢性纤维空洞型肺结核、结核球、结核性胸膜炎

第2节 伤 寒

案例 14-3

病史简介：患者五天来发烧、头痛、轻度腹泻及食欲减退。体温持续增高，入院时高达40℃，处于昏迷状态，后血压下降，经抢救无效死亡。

取材于回肠淋巴小结处。首先用低倍镜观察组织全貌，分出黏膜层、黏膜下层、肌层及浆膜层，然后仔细观察黏膜下层淋巴小结的变化，此处显示：①正常结构破坏，血管高度扩张，大量单核巨噬细胞增生；②增生的单核巨噬细胞胞浆丰富，核呈圆形或椭圆形，核染色质较浅，胞浆内可见吞噬的细胞碎片、淋巴细胞、红细胞及伤寒杆菌，这种吞噬后的巨噬细胞称为"伤寒细胞"。

病理诊断：伤寒病。

问题：

1. 本例为什么被诊断为伤寒病？
2. 伤寒的病理变化是什么？
3. 本病的并发症有哪些？

伤寒（typhoid fever）是由伤寒杆菌引起的一种急性传染病。病变主要特点是全身单核-吞噬细胞系统的巨噬细胞反应性增生，形成特征性的伤寒肉芽肿，病变以回肠淋巴组织的改变最为明显，故又有肠伤寒之称。临床上主要表现为持续性高热、相对缓脉、脾肿大、皮肤玫瑰疹及血中白细胞减少等。全年均可发病，但以夏秋季多见。

一、病因及发病机制

（一）病因

1. 病原菌 引起伤寒的致病菌是伤寒杆菌，属沙门氏菌属中的 D 族，革兰染色阴性杆菌（图 14-17）菌体裂解时可释放强烈的内毒素，可引起组织损伤，是伤寒杆菌致病的主要因素。

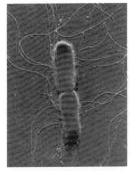

图 14-17 伤寒杆菌

2. 传染源　伤寒患者和带菌者是本病的传染源。

3. 传播途径　粪-口途径。病菌随粪便和尿排出体外，通过污染饮水和食物，经口感染。苍蝇在本病的传播上起媒介作用。

（二）发病机制

伤寒杆菌随污染的饮水或食物进入消化道后，一般在胃内被胃酸杀灭，未被消灭的细菌穿过小肠黏膜上皮细胞侵入肠壁的淋巴组织，特别是回肠下段的集合淋巴小结和孤立淋巴小结，并沿淋巴管至肠系膜淋巴结。在淋巴组织内伤寒杆菌一方面被巨噬细胞吞噬，并在其中生长繁殖；另一方面经胸导管进入血液，引起菌血症。血液中的病菌很快被全身单核吞噬细胞系统如肝、脾、骨髓和淋巴结中的巨噬细胞吞噬，并进一步在其中大量繁殖，致肝、脾、淋巴结肿大。这个阶段患者没有临床症状，故称潜伏期。

此后，在全身单核吞噬细胞系统内繁殖的病菌及其释放的内毒素再次大量进入血液，并随之播散至全身各脏器和皮肤等处，引起败血症和毒血症，呈现全身中毒性症状和病理改变。病变主要发生于回肠末段，其肠壁的淋巴组织出现明显的增生肿胀。随着病程的发展，伤寒杆菌在胆囊内繁殖到一定数量，大量病菌随胆汁再度进入小肠，又可穿过肠黏膜再次侵入肠道淋巴组织，使原已致敏的肠壁淋巴组织发生强烈的过敏反应，导致坏死、脱落和溃疡形成。与此同时，人体的免疫力逐渐增加，血液和器官内的细菌逐渐消失，中毒症状减轻、消失，病变随之愈合而告痊愈。发病机制见图14-18。

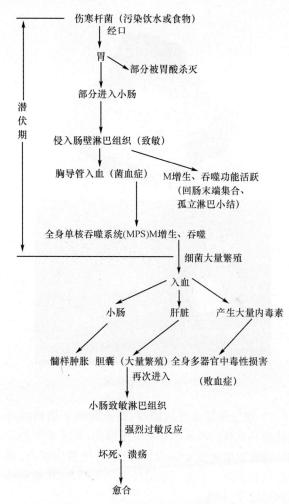

图14-18　伤寒病发病机制示意图

二、病变及临床病理联系

伤寒杆菌引起的炎症属急性增生性炎症，主要是全身单核吞噬细胞系统的巨噬细胞的增生。其吞噬能力十分活跃，胞浆中常吞噬有伤寒杆菌、受损的淋巴细胞、红细胞及坏死细胞碎屑，在病理诊断上具有一定的意义，故常称这种细胞为伤寒细胞。伤寒细胞常聚集成团，形成小结节，称为伤寒肉芽肿或伤寒小结（图14-19、图14-20）。

考点提示：伤寒肉芽肿

（一）肠道病变

肠道病变以回肠下段的集合和孤立淋巴小结的病变最为常见和明显。按病变自然发展过程可分为以下四期，每期约1周。

1. 髓样肿胀期　发病第一周。病变以集合淋巴小结肿胀最为典型。肉眼观察：肠壁充血水肿，淋巴组织明显增生肿胀，凸出于黏膜表面，呈圆形或椭圆形，灰红质软，表面凹凸不平，状似脑回，称为髓样肿

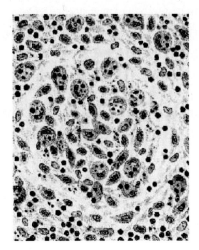

图 14-19　伤寒肉芽肿模式图

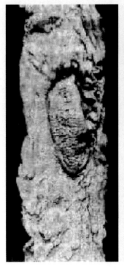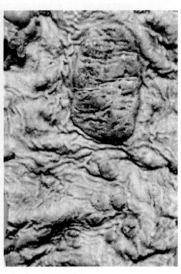

图 14-21　伤寒髓样肿胀期
图中可见肿胀的集合淋巴小结及孤立淋巴小结

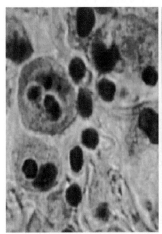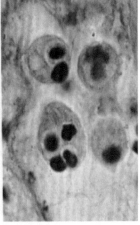

图 14-20　伤寒细胞镜下图

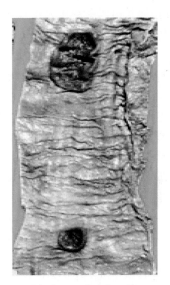

图 14-22　伤寒坏死期

胀期。镜下观察病灶内伤寒细胞增生形成伤寒肉芽肿,周围组织充血水肿伴淋巴细胞、浆细胞浸润(图14-21)。

此时患者表现为体温梯度上升,并有头痛、食欲降低、全身乏力、肝脾肿大、相对缓脉及中性粒细胞减少等,血及骨髓细菌培养阳性。

2. 坏死期　发病第 2 周。肉眼观察肿胀的淋巴组织及其表面的黏膜发生坏死失去正常光泽,色呈灰黄或被胆汁染成黄绿色。镜下观察坏死组织呈一片无结构的红染物质,周围和底部可见典型的伤寒肉芽肿(图14-22)。

本期由于伤寒杆菌内毒素不断吸收入血和组织坏死,故中毒症状更加明显,体温升高,多呈稽留热。皮肤出现玫瑰疹,分布于胸腹壁皮肤,压之退色,主要是伤寒杆菌栓塞了皮肤毛细血管或伤寒杆菌及内毒素刺激皮肤毛细血管扩张、充血。此期血中抗体滴度升高,故肥达反应阳性。

链接

肥达反应

肥达反应是用已知伤寒菌的 H(鞭毛)和 O(菌体)以及甲型(A)与乙型(B)副伤寒沙门菌的标准液与患者血清做凝集试验,用于伤寒、副伤寒的辅助诊断或用于流行病学调查的免疫凝集实验。

3. 溃疡期　发病第 3 周。由于坏死组织逐渐崩解脱落、形成溃疡。肉眼观察溃疡呈椭圆形或圆形,长轴与肠黏膜平行,溃疡边缘稍隆起,底部高低不平,溃疡一般深及黏膜下层,坏死严重者可深达肌层及浆膜层,甚至穿孔,如侵及小动脉,可引起严重出血(图14-23)。

此期临床表现与坏死期大致相同。

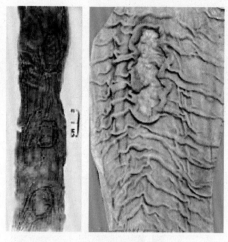

图 14-23　伤寒溃疡期
图中可见三个椭圆形溃疡,边缘稍隆起,溃疡的长轴与
肠的长轴平行

4. 愈合期　发病第 4 周。溃疡面坏死组织完全脱落,底部和边缘长出肉芽组织将溃疡填平,然后由溃疡周围的黏膜再生覆盖而愈合。

考点提示:伤寒病在肠道上的病变特点

临床上,此期患者体温下降、各种症状和体征消失。

由于上述肠道病变,临床上除了上述表现外患者有食欲减退、腹部不适、腹胀、便秘或腹泻及右下腹轻压痛等肠道表现。

由于早期应用有效抗生素如氯霉素,目前临床上很难见到典型的四期病变。

(二) 其他单核吞噬细胞系统的病变

1. 肠系膜淋巴结、脾脏、肝脏以及骨髓可见大量伤寒细胞,也可有伤寒肉芽肿和灶性坏死。肠系膜淋巴结、脾脏、肝脏均可出现体积增大。

2. 骨髓的病变影响到其造血功能,因此红、白细胞皆减少。

3. 其他脏器的病变。

由于细菌毒素侵入血液,可以造成全身其他脏器的中毒损害。心肌纤维发生变性(颗粒变性)、甚至坏死,收缩力下降;肾小管上皮细胞增殖,也可发生颗粒变性;皮肤出现淡红色小丘疹(玫瑰疹);膈肌、腹直肌、和股内收肌常发生凝固性坏死(蜡样变性),临床上出现肌痛和皮肤知觉过敏。

大多数伤寒患者胆囊无明显病变,但由于胆汁是很好的培养基,因此细菌可在胆汁中大量繁殖并不断排出至肠内,称为伤寒重要的传染源。

三、转归和并发症

大多数伤寒患者经治疗可痊愈。如无并发症,一般一个月可痊愈,病愈后可获得较强的免疫力。如果治疗不彻底,易复发。值得注意的是,即使患者临床痊愈后,细菌仍可在胆汁中生存,并通过胆汁由肠道排出,在一定时期内仍是带菌者,有的患者甚至可成为慢性带菌者或终身带菌者。

伤寒患者可有肠出血(常发生于坏死期和溃疡期)、肠穿孔(多发生于溃疡期)、支气管肺炎(以小儿为主)等并发症。

考点提示:伤寒病最易引发的合并症

第3节　细菌性痢疾

细菌性痢疾(bacillary dysentery)简称为菌痢,是由痢疾杆菌引起的一种常见肠道传染病。主要病变特点为结肠黏膜的纤维蛋白性炎。临床上主要表现为腹痛、腹泻、里急后重、黏液脓血便和全身中毒症状。全年均可发生,但以夏秋季为多见。儿童发病率一般较高,其次是 20~39 岁青壮年。全世界每年死于志贺菌感染的人数约为 60 万,我国年报告病例在 60 万~85 万,发病率居甲乙类传染病之首。

一、病因及发病机制

1. 病原菌　痢疾杆菌(图 14-24)。为革兰染色阴性的短杆菌。可分为福氏、宋氏、鲍氏、志贺氏四种类型。所有痢疾杆菌均能形成内毒素,志贺菌除内毒素外,还可产生强烈的外毒素。但决定致病力的主要是细菌对肠道黏膜的侵袭力。

2. 传染源　菌痢患者和带菌者是本病的传染源。痢疾杆菌从粪便中排出后,可直接或间接(通过苍蝇等)污染食物、饮水、食具、日常生活用具和手等,再经口传染给健康人。食物和饮水的污染有时可引起菌痢的暴发流行。

3. 发病机理　痢疾杆菌对黏膜上皮侵袭力和细菌裂解产生的内毒素是主要的致病因素。经口入胃的痢疾杆菌大部分被胃酸杀死,仅少部分进入肠道。当机体抵抗力降低、暴饮暴食、过度疲劳或患消化道疾病等,进入肠道的痢疾杆菌可侵入肠黏膜上皮细胞,并在其中繁殖,继而侵入固有层进一步繁殖,释放内毒素引起肠壁黏膜炎症反应和中毒症状。志贺杆菌释放的外毒素,是导致水样腹泻的主要因素。

二、病理变化及临床病理联系

菌痢的病理变化主要发生于大肠,尤以乙状结肠

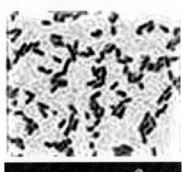

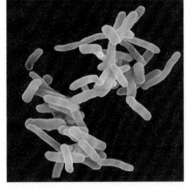

图14-24 痢疾杆菌

和直肠为重。病变严重者,整个结肠甚至回肠下段也可受累,病变自上而下逐渐加重。根据肠道病变特征和临床经过的不同可分为以下三种。

(一) 急性细菌性痢疾

案例14-4

患者,男,36岁,干部,因发热、腹痛、脓血便3天来诊。

患者因出差有不洁饮食于3天前回来后突然发热,体温38.2℃,畏寒,无寒战,同时有下腹部阵发性疼痛和腹泻,大便每天10余次至数十次,为少量脓血便,以脓为主,无特殊恶臭味,伴里急后重,无恶心和呕吐,自服黄连素和退热药无好转。

实验室检查:Hb 124g/L,WBC 16.4×10⁹/L,N 88%,L 12%,PLT 200×10⁹/L;粪便常规:黏液脓性便,WBC 多数/HP,RBC 3~5/HP;尿常规(−)。

初步诊断:急性细菌性痢疾。

问题:
1. 患者为什么被诊断为急性细菌性痢疾?
2. 急性细菌性痢疾有哪些典型临床表现?

1. **病理变化** ①病变初期呈急性卡他性炎,表现为黏液分泌亢进,黏膜充血、水肿、点状出血、中性粒细胞及巨噬细胞浸润;②病变进一步发展黏膜上皮坏死脱落(形成表浅糜烂),同时大量纤维素渗出(图14-25),渗出的大量纤维素、坏死脱落的黏膜上皮、炎细胞、红细胞和细菌混杂在一起形成特征性的假膜(图14-26)。肉眼观察假膜呈糠皮样,灰白色,在蛋白水解酶的作用下逐渐脱落,形成大小不等、形状不一

的"地图状"溃疡。溃疡一般浅而小,愈合后不留痕迹。

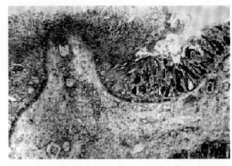

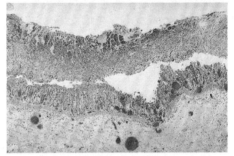

图14-25 细菌性痢疾镜下改变
结肠黏膜表层坏死并有白细胞和纤维素性渗出物

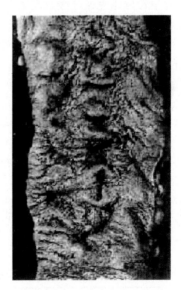

图14-26 细菌性痢疾肉眼观
结肠黏膜表面有假膜形成

2. **病理临床联系和转归** 临床上,由于毒血症,可出现发热、头痛、乏力、食欲减退等全身症状和白细胞增多;炎症刺激,可引起肠管蠕动亢进并有痉挛,引起阵发性腹痛、腹泻等症状;炎症刺激直肠壁内的神经末梢及肛门括约肌,导致里急后重(大便排不尽的坠胀感觉)和排便次数频繁。发病初期因肠壁卡他性炎,大便为水样或者黏液样,然后出现特征性的黏液脓血便,偶尔排出片状假膜。严重病例常伴有呕吐,可引起明显脱水、酸中毒和电解质紊乱、血压下降,甚

至发生休克。

急性菌痢的自然病程为1~2周,在适当的治疗下大多痊愈,少数可转为慢性菌痢。并发症如肠出血、肠穿孔少见。

(二) 中毒型细菌性痢疾

案例14-5

4岁患儿,于夏季高热8小时,抽搐2小时,呕吐一次入院。患儿有不洁饮食史。入院查体:体温40℃,血压46/18mmHg,昏睡状,面色苍白,腮腺不大,四肢紧张,肢冷,腱反射亢进,皮肤花纹状,心肺腹未见异常,周围血象WBC $18×10^9$/L,N 0.86,L 0.14,粪便镜检:WBC 2~8/HP,医院诊断为中毒性痢疾。

问题:

中毒性痢疾有何临床特点?

中毒性痢疾为细菌性痢疾最严重的一种。多见于2~7岁儿童,常由毒力较低的福氏或宋氏痢疾杆菌引起。本型的特征为起病急骤,肠病变和症状常不明显,但有严重的全身中毒症状。发病后数小时或数十小时即可出现中毒性休克或呼吸衰竭而死亡。肠道病变一般表现为卡他性炎和肠壁淋巴组织增生。脑、肺、肾、肝等明显淤血水肿和细胞变性,尤以脑水肿突出,甚至发生脑疝。

(三) 慢性细菌性痢疾

案例14-6

患者,女,30岁,干部,反复腹痛、腹泻3年,发作时每天大便5~6次,常有黏液及脓血,间歇期有便秘,伴全身乏力,体查:轻度贫血貌,左下腹可扪及条索状包块,大便镜检:RBC 0~6/HP,WBC(+),脓球偶尔成堆,医院诊断为慢性细菌性痢疾。

问题:

1. 什么是慢性细菌性痢疾?
2. 慢性细菌性痢疾有何病变特征和临床特点?

菌痢病程超过2个月以上者称为慢性菌痢,多由急性菌痢转变而来。其病变特点是:肠黏膜溃疡形成和修复反复交替进行,肠道病变新旧掺杂;溃疡深浅不一,有肉芽组织增生及瘢痕形成,使肠壁不规则增厚、变硬,严重者可造成肠腔狭窄。

临床上主要表现为腹痛、腹胀、腹泻,或腹泻与便秘交替出现,经常带有黏液或少量脓血。有少数慢性菌痢患者可无明显症状和体征,但大便培养持续阳性,成为慢性带菌者,常为传播菌痢的重要传染源。当机体抵抗力降低时,炎症加剧,慢性菌痢急性发作。

第4节　流行性脑脊髓膜炎

案例14-7

10岁女孩,急起发热3日,体温39~40℃,伴有剧烈头痛、呕吐,体查:脉搏100次/分,乏力,皮肤散在淤斑,神志模糊,谵妄,脑膜刺激征阳性。临床诊断为流行性脑脊髓膜炎。

问题:

1. 什么是流行性脑脊髓膜炎?
2. 本病的临床表现有哪些?

流行性脑脊髓膜炎(epidemic cerebrospinal meningitis)简称流脑。是由脑膜炎双球菌引起的急性呼吸道传染病,病理特点为脑脊髓膜化脓性炎症。临床表现为发热、头痛、呕吐、皮肤黏膜淤点淤斑、角弓反张及颈项强直等。本病多见于10岁以下的儿童,一般为散发,冬春季可造成流行,称为流行性脑膜炎。

本病于1805年由瑞士Vieusseaux描述。1887年Weichselbaum从脑脊液中分离出脑膜炎双球菌。我国于1896年李涛在武昌正式报告。

脑膜炎奈瑟菌有13种血清群,我国致病的血清群一直以A群为主,我国1982年制定并实施普种A群流脑多糖疫苗的综合防治措施以来,且随着人们居住条件和卫生状况的不断改善,我国流脑发病率逐年下降,

一、病因和发病机制

(一) 病原体

脑膜炎双球菌,革兰染色阴性,肾形,多成对排列,或四个相连(图14-27)。

(二) 传播途径

脑膜炎球菌存在于患者和带菌者的鼻咽部,借咳嗽、喷嚏、说话等由飞沫直接经呼吸道传播。

(三) 发病机理

细菌进入上呼吸道后,大多数只引起局部轻度炎症而不发病,成为健康带菌者;少数人因机体抵抗力降低或细菌致病力强,细菌可从上呼吸道黏膜侵入血流,引起菌血症或败血症;然后通过血-脑脊液屏障到达脑脊膜后引起脑脊髓膜的化脓性病变。

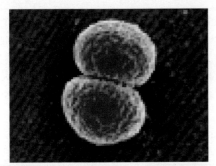

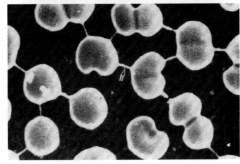

图14-27 脑膜炎双球菌

二、病理变化

（一）发病部位

病变主要在脑脊髓膜，包括大小脑膜、脊髓膜及其神经跟周围。但以脑顶部的脑沟及脑底处最严重。

（二）肉眼观察

脑脊膜血管高度扩张充血，蛛网膜下腔充满灰黄色脓性渗出物，覆盖脑沟和脑回。病变以大脑顶部（额叶和顶叶）最明显（好似帽子盖住）。脑底积脓也多，脑室含脓性渗出物（图14-28）。

（三）镜下观察

蛛网膜血管高度扩张充血，蛛网膜下腔增宽，其中有大量嗜中性粒细胞及纤维蛋白渗出和少量单核

细胞、淋巴细胞浸润。严重病例出现脑实质炎症时，称为脑膜脑炎（图14-29）。

三、病理临床联系

急性化脓性脑膜炎在临床上除了发热等感染性全身症状外，常有一系列神经系统症状，表现为：

（一）颅内压升高症状

头痛，喷射性呕吐、小儿前囟饱满。这是由于脑膜血管充血，蛛网膜下腔渗出物堆积，蛛网膜颗粒因脓汁阻塞而影响脑脊液吸收所致。如伴有脑水肿，则颅内压升高更显著。

（二）脑膜刺激症状

1. 颈项强直 脊神经根受炎症刺激，颈部和腰底部肌肉运动时出现疼痛，颈部肌肉保护性痉挛呈僵硬状态，称为颈项僵直。

2. 屈髋伸膝征（Kernig征）试验阳性 因腰骶节段神经后根受到炎症波及受压，当屈髋伸膝时，坐骨神经受到牵引，腰神经根受压疼痛而出现阳性体征。

3. 角弓反张 婴幼儿由于腰背肌肉发生保护性痉挛，使头和下肢后弯而躯干向前成弓形的状态称为角弓反张（图14-30）。

（三）脑脊液检查

脑脊液的变化：压力上升，混浊不清，含大量脓细胞，蛋白增多，糖减少，经涂片和培养检查可找到病原体。脑脊液检查是本病诊断的一个重要依据。

考点提示：脑脊髓膜炎的典型临床症状

（四）暴发性脑膜炎双球菌败血症

是暴发型脑脊髓膜炎的一种类型，多见于儿童。主要表现为败血症休克，而脑膜的炎症病变较轻。本病起病急骤，短期内出现皮肤、黏膜下的广泛性出血点和淤斑及周围循环衰竭等严重临床表现。严重病

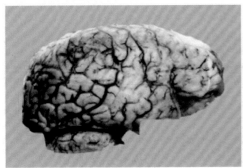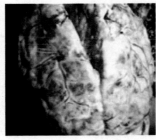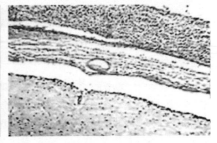

图14-28 脑膜炎肉眼观察

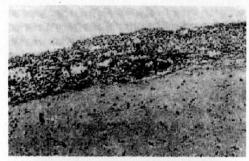

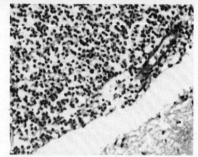

图 14-29　脑膜炎镜下结构

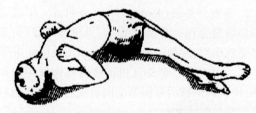

图 14-30　角弓反张模式图

例，两侧肾上腺严重出血，肾上腺皮质功能衰竭，称为沃-弗（Waterhouse-Friederichsen）综合征（图 14-31）。其发生机制主要是大量内毒素释放所引起的弥散性血管内凝血的结果，病情凶险，一般在起病 24 小时内死亡。

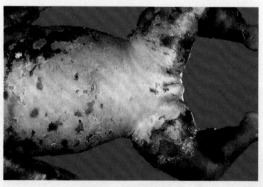

图 14-31　沃-弗综合征

> ＊＊＊＊＊　案例 14-8　＊＊＊＊＊
>
> 　　患者，男，5 岁。头痛、高热 2 天伴全身皮肤出现淤点和淤斑 1 天。患儿于入院前 2 天出现发热，继之头痛，呕吐呈喷射状，次日高热不退，神志不清，手臂、胸、

腹及下肢等处出现红色、紫红色淤点和淤斑。T 40℃，P 156 次/分，R 30 次/分，BP 90/50mmHg，烦躁不安，意识模糊，瞳孔等大，对光反射灵敏，颈强直不明显。面部、胸腹部及上下肢见大小不一的淤点和淤斑。入院后积极抢救，终因病情严重于次日早晨心跳、呼吸停止而死亡。

> 问题：
>
> 　　患儿生前患的是什么病？该病有何特点？

四、结局和并发症

　　由于抗生素的应用，大多数患者可痊愈，病死率已由过去 70%～90% 降低到 5%～10% 以下。如治疗不当，病变可由急性转为慢性，并可发生以下后遗症：①脑积水：由于脑膜粘连，脑脊液循环障碍所致；②颅神经受损麻痹：如耳聋，视力障碍，斜视、面神经瘫痪等；③脑底脉管炎致管腔阻塞，引起相应部位脑缺血和梗死。

第 5 节　流行性乙型脑炎

> ＊＊＊＊＊　案例 14-9　＊＊＊＊＊
>
> 　　患儿，4 岁，于 7 月 20 日入院。家长诉患儿晨起自诉头痛，高热不退，嗜睡，于中午开始呕吐，颈部发硬。
>
> 　　体检：患儿体温 40℃，面色苍白，神志不清，时有惊厥，两侧瞳孔不等大，对光反射迟钝，呼吸深浅不均，心律不齐，听诊肺部有湿性啰音。1 小时候患儿突然一阵强烈抽搐，呼吸骤停，抢救无效死亡。
>
> 　　脑脊液检查：脑脊液呈微浊状，压力增高，白细胞总数增多。中性粒细胞略有增高。
>
> 　　尸体检查：双侧脑半球水肿，质地较软，表面血管扩张。
>
> 　　病理检查：肉眼可见脑组织膨隆，血管扩张充血。镜下可见血管扩张充血其周有大量的淋巴细胞浸润，部分神经细胞出现变性和坏死，部分区域有软化灶形成。
>
> 问题：
>
> 　　1. 提出病理诊断，列出诊断依据。
>
> 　　2. 如何鉴别流行性脑脊髓膜炎和流行性乙型脑炎？
>
> 　　3. 两者在病理学上的诊断要点是什么？

　　流行性乙型脑炎（epidemic encephalitis）简称为乙脑，为乙型脑炎病毒所致的以脑神经细胞变性、坏死（变质）为主的急性传染病。临床表现为高热、嗜睡、

抽搐、昏迷等。多在夏秋季流行,尤以 10 岁以下儿童为多。此病起病急,病情重,死亡率高。

链接　流行性乙型脑炎病毒 1935 年首先在日本从患者的脑组织中分离获得,因此称日本脑炎病毒,所致疾病在日本称日本乙型脑炎(JBE)。1939 年我国也分离到乙脑病毒,1950 年以来,中国对该病进行了大量病原学和流行病学研究,为了与甲型脑炎相区别,定名为流行性乙型脑炎,简称乙脑。

一、病因和发病机制

病原体为乙型脑炎病毒属于虫媒病毒 B 组,是一种嗜神经性 RNA 病毒。传染源主要是患者和受感染的家禽、家畜动物(尤以小猪为著),传播媒介为携带病毒的蚊子(主要是伊蚊和库蚊)。带病毒的蚊虫叮咬人体时,病毒随蚊虫唾液经皮肤进入血液,绝大多数感染后可产生相应的抗体而获得免疫,病毒即被消灭,无临床症状,称为隐性感染;少数人由于抵抗力降低,感染的病毒量多或毒力强,病毒通过血脑屏障进入脑内,在神经细胞中繁殖而发生脑炎(图 14-32)。

考点提示:病原-传播媒介-传染源

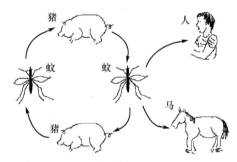

图 14-32　乙型脑炎病毒传播过程

二、病 理 变 化

(一) 发病部位

病变主要发生在脑脊髓实质,广泛累及中枢神经系统的灰质,主要以大脑皮质、基底核、视丘、间脑、中脑最重,小脑、脑桥、延髓次之,脊髓病变最轻。

(二) 肉眼观察

脑膜血管充血,脑水肿明显,脑回变宽,脑沟变窄;脑组织切面充血、水肿,严重时有点状出血及粟粒大小的软化灶(筛网状软化灶),其境界清楚,弥漫分布或聚集成群(图 14-33)。

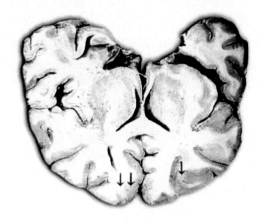

图 14-33　乙型脑炎肉眼改变

(三) 镜下观察

1. 神经细胞变性、坏死　轻者神经细胞肿胀、尼氏小体消失,空泡变性,重者神经细胞嗜酸性变或坏死。变形坏死的神经细胞周围常有增生的少突胶质细胞环绕,称为神经细胞卫星现象(图 14-34),同时小胶质细胞和中性粒细胞侵入神经细胞内,称为嗜神经细胞现象(图 14-35)。

考点提示:乙型脑炎的病变特点

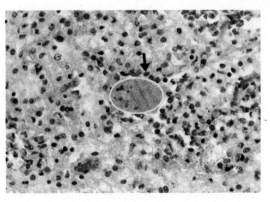

图 14-34　神经细胞卫星现象

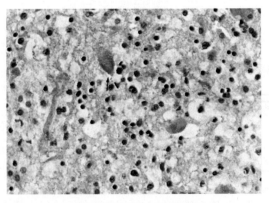

图 14-35　嗜神经细胞现象

2. 脑血管改变和炎症反应　脑组织血管充血，甚至出血。血管周围间隙增宽，有淋巴细胞和单核细胞聚集，围绕血管周围形成袖套状浸润（图14-36）。

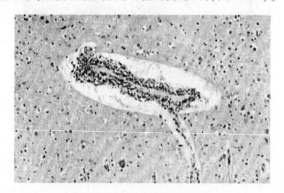

图14-36　淋巴细胞袖套状浸润

3. 软化灶形成　局灶性神经组织坏死后、溶解液化形成染色较浅、质地疏松、边界清楚的筛网状病灶，称为筛网状软化灶（图14-37）。对本病有诊断意义。

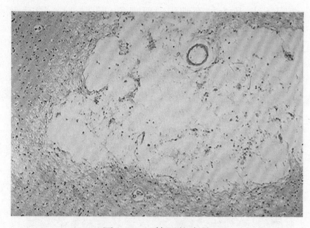

图14-37　筛网状病灶

4. 胶质细胞增生　小胶质细胞呈弥漫性或局灶性增生，常聚集成堆形成胶质结节。多位于小血管或坏死的神经细胞附近。少突状细胞增生也明显。

三、病理临床联系

乙型脑炎除了因病毒血症引起高热、全身不适等症状外，常有下列神经系统症状。

1. 嗜睡和昏迷　是最早出现和主要的症状，有神经细胞广泛变性引起。

2. 颅内高压　脑内血管扩张充血引起脑水肿和颅内压增高，患者出现头痛、呕吐。严重者出现脑疝，可致延髓呼吸中枢和循环中枢受压导致呼吸、循环衰竭而死亡。

3. 脑膜刺激症状　由于脑膜有不同程度的炎症反应，患者可出现脑膜刺激症状，一般不显著。

4. 脑脊液变化　脑脊液呈透明或微混浊，压力轻度升高；白细胞数增多，以淋巴细胞为主。

四、结局和并发症

大多数患者经治疗可痊愈。部分较重的患者可有痴呆、失语、肢体瘫痪、颅神经麻痹等后遗症。少数严重病例可因呼吸、循环衰竭而死亡。

流行性脑脊髓膜炎和乙型脑炎的比较见表14-3。

表14-3　流行性脑脊髓膜炎和乙型脑炎的比较

	流行性脑脊髓膜炎	流行性乙型脑炎
病原体	脑膜炎双球菌	乙型脑炎病毒
传播途径	呼吸道经飞沫传播	以蚊虫为媒介经血传播
流行季节	冬春季节	夏秋季节
病理变化	脑脊髓膜化脓性炎	脑实质的变质性炎
临床表现	颅内压增高及脑膜刺激征、皮肤黏膜淤点、淤斑	嗜睡、昏迷、抽搐等神经症状明显，有颅内高压，脑膜刺激症状不常有
脑脊液检查	压力升高，浑浊、细胞数明显升高，以中性粒细胞为主，可为脓性	透明或微混浊，细胞数轻度升高，以淋巴细胞为主

第6节　肾综合征出血热

案例 14-10

某郊区农民，29岁，高热身痛起病，继而出现全身散在多数出血点，两腋下抓痕样出血，球结膜水肿充血，血压下降，发绀，于病程第5天死于顽固性休克，死后经尸体解剖见垂体前叶明显充血出血坏死，右心房出血，肾脏肿大，间质极度水肿充血，全身小血管内膜细胞肿胀，以后腹膜纵隔水肿为主要损害。病理诊断为肾综合征出血热。

问题：

1. 什么是肾综合征出血热？

2. 该病的发生原因是什么？

3. 该病有哪些病理变化及其临床联系？

肾综合征出血热（hemorrhagic fever with renal syndrome, HFRS）以前称流行性出血热，是汉坦（Hantaan）病毒引起的一种由鼠类传播给人的自然疫源性急性传染病。其病变特征为全身小血管广泛性损害引起的出血性炎症。临床以发热、休克、充血、出血和急性肾衰竭为主要表现。治疗不及时或重症病例多在短期内死于急性肾衰竭。本病广泛流行于欧亚国家。我国是本病的高发区。

链接
肾综合征出血热的命名

世界上人类病毒性出血热共有 13 种，根据该病肾脏有无损害，分为有肾损及无肾损两大类。在我国主要为肾综合征出血热（HFRS）。在病原体未解决前，在我国和日本称流行性出血热（EHF）；在其他国家都有不同的名称，由于特异性血清学诊断的确立及病原学的解决，1982 年世界卫生组织统一定名为肾综合征出血热。现我国仍沿用流行性出血热的病名。

一、病因和发病机制

本病病原体为（流行性出血热病毒）汉坦病毒引起。鼠类是最主要的宿主和传染源，其中黑线姬鼠与本病的传播关系密切，通过鼠的排泄物传播，病毒可经呼吸道、消化道、破损皮肤和黏膜、垂直和虫媒传播。HFRS 各季节均可发生，尤以冬季多发。

本病的发病机制目前以为是病毒直接引起细胞结构和功能的损害以及病毒感染诱发免疫损伤（主要是Ⅲ型变态反应）共同作用的结果。

链接
自然疫源性疾病

若干种动物源性传染病（动物作为传染源的疾病），如鼠疫、肾综合征出血热、乙型脑炎、炭疽、狂犬病等，经常存在于某地区，是由于该地区具有该病的动物传染源、传播媒介及病原体在动物间传播的自然条件，当人类进入这种地区时可以被感染得病，这些地区称为自然疫源地，这些疾病称为自然疫源性疾病。这类疾病的病原体能在自然界动物中生存繁殖，在一定条件下，可传播给人。

二、病理变化

肾综合征性出血热的基本病变是毛细血管内皮肿胀、脱落和纤维素样坏死。

尸检时可查见全身皮肤和各脏器广泛出血。胸腹部皮肤、软腭、舌面黏膜、肺膜表面、肺实质内、食道和肠黏膜、硬脑膜和蛛网膜下腔等均可出现不同程度的出血。

肾上腺髓质的出血、脑垂体前叶出血和右心房、右心耳内膜下大片出血通常具有病理诊断意义。镜下，肾、肾上腺、下丘脑和垂体的出血、血栓形成和坏死为 HFRS 的特征性病变。

肾髓质的出血呈暗红色与肾皮质贫血呈苍白色形成鲜明对比。

三、病理临床联系

肾综合征出血热的临床上可分发热期、低血压休克期、少尿期、多尿期和恢复期。最突出的临床表现为发热、出血、休克、肾衰竭。

约 2/3 以上病例病情较轻，主要表现为发热和上呼吸道感染症状，肾脏损害很轻。1/3 以下的重症病例发热急骤，常伴有头痛、腰痛、眼眶痛以及头晕、全身极度乏力、食欲不振、恶心、呕吐、腹痛、腹泻和烦躁。体征有颜面、颈和上胸部潮红（酒醉貌）、眼结合膜充血和水肿、皮肤（腋下等处）和黏膜（软腭和鼻等处）进行性出血等。

四、结　局

约 2/3 以上病例病情较轻，器官损害轻、病程短、预后好。重症病例病变多期重叠、病情重、病程长、并发症多、预后差、死亡率高。3% ~ 5% 的病例可因休克、大出血或器官功能衰竭而死亡。

小　结

传染病的共同特点都是炎症。它们具有一定的病原体、特有的感染途径、流行的规律性（季节性，地方性，周期性）和易感人群。这给拟定预防措施提供了依据。

结核病是由结核杆菌引起的一种慢性传染病，全身各脏器均可发病。但以肺结核最为多见。其特征性病变是结核结节形成，并伴有不同程度的干酪样坏死。由原发病灶、结核性淋巴管炎和肺门淋巴结结核构成的"原发综合征"是原发性肺结核的特征性病变。继发性肺结核多见于成人，病变多始于右侧肺尖部。由于机体具有一定免疫力，病灶多局限于肺部，常通过支气管播散；病变随着机体免疫反应与变态反应的消长，各种病变、新旧病灶交杂，病程较长。临床常见类型有局灶型、浸润型、慢性纤维空洞型、结核球和结核性胸膜炎等。

伤寒病和细菌性痢疾是比较常见的消化道传染病，前者主要发生在回肠末端，基本病变是急性增生性炎症，特征性改变为伤寒肉芽肿的形成；细菌性痢疾的发病部位在乙状结肠和直肠，其急性期病变主要是纤维素性炎症，可有假膜形成。

流脑和乙脑是神经系统的急性传染病，多见于儿童。流脑由细菌引起，多在冬春季节，是发生在脑脊髓膜的化脓性炎症，乙脑由病毒引起，多在夏秋季节，是发生在脑实质的变质性炎症，预后较差。

流行性出血热是汉坦病毒引起的一种由鼠类传染给人的自然疫源性急性传染病。其病变特征为全身小血管广泛性损害引起的出血性炎症。临床以发热、休克、充血、出血和急性肾衰竭为主要表现。治疗不及时或重症病例多在短期内死于急性肾衰竭。

目标检测

一、名词解释

1. 伤寒细胞　2. 沃-弗综合征　3. 原发综合征　4. 结核球　5. 神经细胞卫星现象　6. 嗜神经细胞现象　7. 筛网状软化灶

二、填空题

1. 结核病的播散方式有 _____、_____、_____。
2. 肺结核原发综合征包括 _____、_____、_____ 三种病变。
3. 结核病的病变特点是 _____ 和 _____。
4. 流行性脑脊髓膜炎是一种 _____ 炎症;流行性乙型脑炎是一种 _____ 炎症。
5. 流行出血热的病变特点是毛细血管 _____、最突出的临床表现为 _____、_____、_____、_____。
6. 肠伤寒自然病程为四期,分别是 _____、_____、_____、_____。
7. 伤寒病是由 _____ 引起的 _____ 炎症,主要是 _____ 的增生。
8. 继发性肺结核的类型有 _____、_____、_____、_____ 等。

三、选择题

1. 伤寒的病变性质属于(　　)
   A. 变质性炎　　　　B. 纤维性炎
   C. 浆液性炎　　　　D. 化脓性炎
   E. 增生性炎

2. 肠伤寒病变主要发生在(　　)
   A. 空肠淋巴组织　　B. 回肠淋巴组织
   C. 结肠淋巴组织　　D. 阑尾淋巴组织
   E. 肠系膜淋巴组织

3. 肠伤寒发生肠穿孔并发症主要发生于(　　)
   A. 潜伏期　　　　　B. 髓样肿胀期
   C. 坏死期　　　　　D. 溃疡期
   E. 愈合期

4. 下列传染病中,不形成肉芽肿性病变的是(　　)
   A. 结核病　　　　　B. 病毒性肝炎
   C. 伤寒病　　　　　D. 梅毒
   E. 血吸虫病

5. 细菌性痢疾的病变主要是(　　)
   A. 卡他性炎　　　　B. 浆液性炎
   C. 化脓性炎　　　　D. 出血性炎
   E. 纤维蛋白性炎

6. 细菌性痢疾最主要的病变部位在(　　)
   A. 外结肠、横结肠　B. 横结肠、降结肠
   C. 降结肠、乙状结肠　D. 乙状结肠、直肠
   E. 回盲部

7. 流行性乙型脑炎基本病理变化不包括(　　)
   A. 脑脊髓膜化脓性炎
   B. 脑实质细胞变性坏死
   C. 脑实质内血管套袖样改变
   D. 脑内筛网状病灶形成,胶质细胞结节形成

8. 流脑时,蛛网膜下隙内的主要炎症细胞是(　　)
   A. 中性粒细胞　　　B. 嗜酸性粒细胞
   C. 单核细胞　　　　D. 淋巴细胞
   E. 浆细胞

9. 流脑出现颈强直、角弓反张等脑膜刺激症状是由于(　　)
   A. 颅内压升高　　　B. 锥体束受刺激
   C. 神经细胞变质　　D. 脊神经根受刺激
   E. 硬脊膜受刺激

10. 流脑患者,可出现发热、寒战和出血性皮疹等临床症状,主要是由于(　　)
    A. 败血症　　　　　B. 脓毒血症
    C. 菌血症　　　　　D. 毒血症
    E. 以上都不是

11. 下列关于乙脑的描述,错误的是(　　)
    A. 神经细胞变形坏死　B. 神经细胞卫星现象
    C. 嗜神经细胞现象　　D. 胶质细胞结节形成
    E. 血管周围中性粒细胞浸润

12. 患儿,男,7岁,在小吃街上进食凉面后4小时发热,体温39℃以上,伴全身不适、恶心、呕吐、腹痛、腹泻。大便先为水样,继而转为黏液脓血便,有里急后重感。左下腹有压痛。大便常规见大量红细胞和脓细胞。该患者最可能的诊断是(　　)
    A. 急性胃肠炎　　　B. 急性细菌性痢疾
    C. 急性阿米巴痢疾　D. 急性出血性肠炎
    E. 细菌性食物中毒

13. 根据上述病史及临床表现,该患者肠道的病变特点可能是(　　)
    A. 出血性炎　　　　B. 增生性炎
    C. 化脓性炎　　　　D. 变质性炎
    E. 纤维蛋白性炎

14. 假设患儿出现高热、血压下降、呼吸困难等全身中毒症状时,反而肠道病变不典型,此时的病理类型应该为(　　)
    A. 急性菌痢　　　　B. 慢性菌痢
    C. 慢性菌痢急性发作　D. 急性阿米巴痢疾
    E. 中毒性菌痢

15. 结核病的基本病变发展和转归,下列哪种改变不易发生(　　)
    A. 吸收消散　　　　B. 纤维化、包裹、钙化
    C. 种植性播散　　　D. 原有病灶扩大
    E. 溶解播散

16. 诊断结核病的特征性病变是(　　)
    A. 浆液渗出　　　　B. 纤维蛋白渗出
    C. 结核结节　　　　D. 坏死
    E. 慢性炎细胞浸润

17. 结核病的坏死属于(　　)
    A. 凝固性坏死　　　B. 干酪样坏死
    C. 液化性坏死　　　D. 脂肪坏死

E. 溶解坏死

18. X 线检查原发综合征时的阴影为（　　）

A. 云絮状阴影 B. 斑点状阴影

C. 哑铃状阴影 D. 大片致密阴影

E. 以上都不是

19. 继发性肺结核结核菌在肺内播散的主要途径是（　　）

A. 直接播散 B. 支气管蔓延

C. 血道播散 D. 淋巴道转移

E. 血行吸收

20. 在下列哪型肺结核患者痰中易查见结核菌（　　）

A. 局灶型肺结核 B. 原发性肺结核

C. 浸润性肺结核 D. 结核球

E. 结核性胸膜炎

四、简答题

1. 列出常见传染病病因、感染途径、病变部位及炎症特点。

2. 伤寒病的主要临床表现及其发生的病理学基础是什么？

3. 简述急性细菌性痢疾的主要临床病理联系。

4. 比较流行性脑脊髓膜炎与流行性乙型脑炎主要有哪些不同？

5. 结核病的基本病变是什么？它有哪些转归？

6. 比较原发性肺结核病和继发性肺结核病有何不同？

7. 流行性出血热基本病变是什么？有什么临床特点？

（施凤英 贺平泽）

病理学基础实验指导

实验一　组织、细胞的适应、损伤和修复

（一）实验要求

会识别萎缩、变性、坏死的大体标本形态变化。
会观察肝脂肪变性，肉芽组织镜下的病变特点。

（二）实验内容

大体标本	病理切片
1. 肾细胞水肿	1. 肝脂肪变性
2. 肝脂肪变性	2. 肉芽组织
3. 凝固性坏死	
4. 液化性坏死	
5. 湿性坏疽	
6. 肾盂积水	

【大体标本】

1. 肾细胞水肿　肾体积略增大，混浊无光泽，被膜紧张，切面见边缘外翻，肾皮质增厚。

2. 肝脂肪变性　肝体积稍肿大，边缘较钝，包膜紧张，呈淡黄色，有油腻感。

3. 脾、肾凝固性坏死（梗死）　脏器中度肿大，切面可见灰白色的坏死区，致密而干燥，形状不规则，略呈扇形，边界清楚，周围有一圈黑褐色的出血带，坏死灶直达包膜下，表面有少量纤维蛋白渗出。

4. 脑液化性坏死　大脑冠状切面，内囊附近之脑组织见大片不规则液化、坏死区，状似豆渣或破絮样，质软，大部分液化物脱失，仅残留疏松之絮网状结构。

5. 坏疽性阑尾炎　阑尾肿胀增粗，呈污秽黑色，浆膜面有渗出物附着。

6. 肾萎缩（肾盂积水）　肾体积增大，切面见肾盂及肾盏明显扩大，肾皮质萎缩变薄，皮髓质分解不清。

【病理切片】

1. 肝脂肪变性　肝细胞质出现圆形空泡（脂肪滴）。空泡大小不等，边界清楚。空泡较大时，核被挤在一边。肝血窦明显受压而变窄。

2. 肉芽组织　肉芽组织主要由成纤维细胞和新

生毛细血管组成，浅表部分毛细血管方向与表面垂直，其中有较多的炎细胞浸润。深部肉芽组织排列紧密，炎细胞和毛细血管数量减少，胶原纤维增多。

实验二　局部血液循环障碍

（一）实验要求

1. 会识别肝淤血、脑出血、贫血性脾或肾梗死、出血性肠梗死的大体形态特点。

2. 会观察慢性肝淤血和慢性肺淤血的镜下病变特点。

3. 通过家兔空气栓塞之动物实验，观察空气栓塞时的表现及其产生的严重后果。

（二）实验内容

大体标本	病理切片动物实验
1. 肝淤血（槟榔肝）	1. 慢性肝淤血家兔空气栓塞
2. 脑出血	2. 慢性肺淤血
3. 脾或肾贫血性梗死	3. 混合血栓
4. 肠出血性梗死	

【大体标本】

1. 慢性肝淤血（槟榔肝）　肝脏部分，体积增大。切面为均匀分布的暗褐色区（淤血）与灰黄色区（脂变）交错，形成类似中药槟榔切面的斑纹。

2. 脑出血　脑膜血管扩张充血。切面脑灰白质及沟回清晰，脑实质或脑室腔内充满凝血块，呈黑褐色，局部脑组织破坏。

3. 脾或肾贫血性梗死　脾或肾近被膜面可见灰白色楔形梗死灶，尖端指向脾门或肾门，底部紧贴被膜。梗死状周围有暗黑色充血出血带。

4. 肠出血性梗死　小肠一段，浆膜面干燥、无光泽，且有纤维素被覆，使表面呈灰白色。切面上病变之肠壁肿胀增厚，黏膜皱襞坏死，各层呈黑褐色。肠腔内充满暗褐色混合物。扭转或套叠处呈灰白色或灰褐色。

【病理切片】

1. 慢性肝淤血　肝小叶中央静脉及其周围肝血窦扩张，充满红细胞，肝细胞索因受压而萎缩或坏死，

肝小叶边缘肝细胞可正常或发生脂肪变性。

2. 慢性肺淤血 肺泡壁毛细血管显著扩张充血,肺泡腔内可有粉红色水肿液、红细胞、心力衰竭细胞。高倍镜下,心力衰竭细胞体积大,胞浆内有棕褐色的颗粒状物(为含铁血黄色)。肺间质可有纤维组织增生和含铁血黄素沉着。

3. 混合血栓

(1)血小板小梁呈均匀红染的分枝状结构,表面附着白细胞。

(2)小梁间为淡红色细丝网状纤维素,其中充满红细胞。

【动物实验】

家兔空气栓塞

1. 实验目的 认识空气栓塞所能产生的严重后果,以避免护理实践中医疗事故的发生。

2. 实验动物 家兔。

3. 实验器材 兔台,注射器(10ml),动物用解剖器械。

4. 实验方法

(1)观察家兔一般情况,呼吸、瞳孔大小、角膜反射、口唇颜色等。

(2)选好兔耳静脉,注入5~10ml空气,后观察动物反应。

(3)待家兔呼吸停止后,打开胸腔(此时动物心脏仍可在跳动),通过扩张的右心耳薄壁,可显示无数的空气泡。将心脏周围的大血管全部结扎、剪断。取出心脏后放入盛水的玻璃器皿中,在水面下将右心房剪开,观察有何现象。

实验三 炎 症

(一)实验要求

1. 会识别纤维素性炎、化脓性炎、炎性息肉大体标本的形态变化。

2. 会观察各类炎细胞、化脓性阑尾炎镜下病变特点。

(二)实验内容

大体标本	病理切片
1. 纤维素性心包炎(绒毛心)	1. 蜂窝织性阑尾炎
2. 假膜性炎(菌痢)	2. 炎性息肉
3. 急性化脓性阑尾炎	
4. 脓肿(肝、肺或脑)	
5. 急性重型肝炎	
6. 炎性息肉(子宫颈息肉)	

【大体保本】

1. 纤维素性心包炎(绒毛心) 心包脏层表面粗糙,有厚层灰白色渗出物覆盖,呈絮状或绒毛状。

2. 假膜性炎(菌痢) 结肠黏膜表面有一层灰黄色、糠皮样假膜,部分假膜有脱落形成大小不一、形状不规则的浅表溃疡。肠壁因充血水肿而增厚。

3. 急性化脓性阑尾炎 阑尾脓肿,浆膜面充血,附有浓性渗出物。切面见阑尾壁增厚,腔内有浓性渗出物。

4. 脓肿 观察肝、肺或脑脓肿标本。切面见脓肿形成,腔内脓液黏附,周围有纤维组织包绕,边界清楚。

5. 急性重型肝炎 肝脏体积明显缩小,包膜皱缩,边缘薄而锐,切面呈土黄色,有些区域呈现红黄相间。

6. 炎性息肉(子宫颈息肉) 子宫颈外口突出、下垂一个带蒂的肿物,蒂与宫颈内口相连。

【病理切片】

1. 蜂窝织性阑尾炎 为阑尾的横切面。阑尾各层均有充血、水肿,有大量中性粒细胞浸润。部分阑尾黏膜坏死脱落,腔内有浓性渗出物。

2. 炎性息肉 子宫颈或鼻息肉组织切片,息肉表面有被覆上皮覆盖,间皮较疏松,毛细血管增生、扩张和充血,腺体增生,有较多淋巴细胞和浆细胞浸润,以及少量中性和嗜酸粒细胞浸润。

实验四 肿瘤实验指导

(一)实验要求

1. 认识常见肿瘤的大体形态及生长、扩散方式。
2. 认识几种常见肿瘤的大体标本形态变化特点。
3. 认识并描绘几种常见肿瘤的镜下的病变特点。

(二)实验内容

【识别大体标本】

1. 皮肤乳头状瘤 肿瘤突出皮肤表面,呈乳头状,灰白色,以蒂与皮肤相连。

2. 甲状腺腺瘤 甲状腺内有一个肿块,呈球形,边界清楚,包膜完整。切面呈棕红色。

3. 食管鳞状细胞癌 肿块突入食管腔内,表面有坏死、溃疡形成,切面灰白色,向深层组织浸润。

4. 乳腺癌 乳头向内回缩,乳房表面皮肤呈橘皮样改变,乳头内陷。切面肿瘤组织呈灰白色,呈不规则形,边界不清,向周围脂肪组织作浸润性生长。

5. 纤维瘤 肿瘤呈球形,有包膜,质较硬。切面呈编织状,灰白色。

6. 脂肪瘤 肿瘤呈分叶状,有包膜,色黄,质软,切面似正常脂肪组织。

7. 纤维肉瘤 肿瘤呈结节状,分界尚清楚,无包膜。切面粉红色,均匀细腻,鱼肉状,有时可见束状组织纵横排列,常有出血坏死。

【观察病理切片】

1. 脂肪瘤 低倍镜观察肿瘤由分化成熟的脂肪细胞构成,呈大小不一的分叶状,间隔为少量的纤维结缔组织。

2. 纤维瘤 低倍镜观察,胶原纤维排成束状,互相交织,其间有细长的分化好的纤维细胞。高倍镜观察,瘤细胞呈细长形,核小,两端尖,与正常纤维细胞相似。

3. 结肠腺瘤 低倍镜观察,肿瘤向黏膜表面生长,主要由大量腺体组成。腺体大小不等,排列紊乱,腺管间为结缔组织。高倍镜观察,肿瘤细胞呈柱状,排列整齐,细胞核位于基底部,呈栅栏状排列,细胞无明显异型性,与正常结肠腺体结构相似。

4. 鳞状细胞癌 低倍镜观察,癌细胞排列呈片状或条索状,大小不一,癌巢中心区可见排列成同心圆状呈粉红色的角化珠,又称为癌珠。高倍镜观察,高分化鳞癌的癌细胞排列,由癌巢的外层向内观察,外层的癌细胞似基底细胞,内为类似于棘细胞的癌细胞,再内为角化层。低分化鳞癌不形成角化珠,癌细胞大小不等,形态多样,核大深染,可见核分裂象。在癌组织间有纤维结缔组织。

5. 结肠腺癌 低倍镜观察,高分化腺癌细胞呈腺管状排列,排列紊乱,管腔大小不等,腺腔形状极不规则。高倍镜观察,癌细胞大小不一,形态各异,染色加深,呈单层或多层排列,可见核分裂象。低分化腺癌无完整的腺腔样结构,癌细胞排列成实性癌巢,异型性明显,核分裂象多见。

6. 纤维肉瘤 低倍镜观察,肿瘤细胞弥漫分布,无巢状结构。瘤细胞丰富,间质少,瘤细胞与成纤维细胞相似。高倍镜观察,瘤细胞大小不一,呈梭形或圆形,异型性明显,核分裂象多见。

实验五 心血管系统疾病

(一) 实验要求

1. 识别高血压性心脏病、原发性固缩肾、高血压脑出血、主动脉粥样硬化、心肌梗死等大体标本的形态学变化。

2. 识别小动脉硬化、风湿性心肌炎、动脉粥样硬化的镜下病变特点。

(二) 实验内容

【大体标本】

1. 高血压性心脏病 心脏体积增大,重量增加,左心室室壁显著肥厚,乳头肌增粗,瓣膜无明显病变。

2. 原发性固缩肾 肾体积缩小,重量减轻,质地变硬。表面呈弥漫的细颗粒状。切面皮质变薄,皮髓质界限不清。

3. 高血压脑出血 大脑冠状切面,见内囊及基底节区有一较大出血灶,血液凝固呈黑色,该处脑组织破坏。

4. 主动脉粥样硬化 主动脉内膜表面凹凸不平,可见大小不等稍隆起的黄色斑点、条纹或黄白色蜡滴样纤维斑块。部分斑块破溃,形成粥样溃疡。

5. 心肌梗死 在左心室壁可见形状不规则的梗死灶,呈灰白色,无光泽,其边界清晰。

【切片标本】

1. 小动脉硬化 肾或脾小动脉管壁高度增厚,呈玻璃样变性,管腔狭窄。

2. 风湿性心肌炎 低倍镜观察:心肌间质及小血管附近可找到成簇细胞聚成的病灶,即风湿小体。高倍镜观察:典型的风湿小体中央有少量嗜酸性碎块状纤维素样坏死,周围散在有风湿细胞。该细胞体积较大,圆形或多边形,胞质丰富,嗜碱性,有时呈双核,核膜清楚,染色质浓集于中心,呈枭眼状。周围有少量淋巴细胞、单核细胞浸润。

3. 主动脉粥样硬化 病变表层为增生的纤维组织,常发生玻璃样变性,其下为粉染无结构物质,内有多量无一定排列方向的针形空隙(制片过程中胆固醇结晶溶解后遗留之空隙),有时可见少量钙盐(蓝染颗粒)沉着。边缘和底部可见肉芽组织和少量淋巴细胞和泡沫细胞。

实验六 呼吸系统疾病

(一) 实验要求

会识别慢性支气管炎、肺气肿、大叶性肺炎、小叶性肺炎、肺心病的大体标本形态变化。

会观察肺气肿、大叶性肺炎(红色肝变期、灰色肝变期)、小叶性肺炎的镜下病变特点。

(二) 实验内容

大体标本	病理切片
1. 慢性支气管炎	1. 肺气肿
2. 肺气肿	2. 大叶性肺炎
3. 大叶性肺炎	3. 小叶性肺炎
4. 小叶性肺炎	
5. 肺心病	

【大体标本】

1. 慢性支气管炎 支气管黏膜充血呈暗褐色,黏膜表面粗糙,并可见许多针头大小的小孔(因腺体导管开口增大所致),其余肺组织较疏松(气肿)。

2. 肺气肿 肺组织膨胀,体积增大,边缘变钝,切面呈海绵状,并可见因肺泡壁破裂融合而形成的大泡。

3. 大叶性肺炎 病变肺叶肿大呈灰白或红色,质实如肝,切面干燥呈颗粒状。胸膜表面有纤维蛋白渗出。

4. 小叶性肺炎 肺内有多数散在大小形状不一的灰黄色实变区(脓性渗出),部分融合成片。

5. 肺心病 右心室肥厚,心腔扩张,心脏重量增加,心尖钝圆,肺动脉圆锥显著膨隆,通常以肺动脉瓣下 2cm 处右心室肌壁厚度超过 5mm 作为诊断肺心病的形态标准。

【病理切片】

1. 肺气肿 肺组织大部分区域肺泡腔扩大,肺泡壁变薄或断裂,断裂的肺泡相互融合成大泡。

2. 大叶性肺炎

(1)红色肝样变期:病变均匀一致,肺泡腔内充满大量纤维蛋白、红细胞及少量中性粒细胞,肺泡壁毛细血管扩张充血。

(2)灰色肝样变期:肺泡腔内渗出物主要为中性粒细胞、纤维蛋白,而红细胞消失。肺泡壁毛细血管受压,病变肺组织呈贫血状态。

3. 小叶性肺炎 病变呈灶性分布,病变中央的小支气管管壁充血水肿及多量中性粒细胞和少量单核细胞浸润,有脱落上皮;周围肺组织的肺泡腔内有上述炎性渗出物。

实验七 消化系统疾病

(一) 实验要求

1. 会识别胃溃疡、病毒性肝炎、门脉性肝硬化的大体标本,确认其大体形态特点。

2. 会观察慢性胃炎、溃疡病、病毒性肝炎、肝硬化的切片,确认其镜下病变特点。

(二) 实验内容

大体标本	病理切片
胃溃疡	慢性萎缩性胃炎
急性重型肝炎	胃溃疡
亚急性重型肝炎	急性肝炎
门脉性肝硬化	急性重型肝炎
坏死后性肝硬化	门脉性肝硬化

【大体标本】

1. 胃溃疡 胃小弯侧黏膜面有一卵圆形溃疡病灶,直径小于 2cm;溃疡边缘整齐,底部平坦;周围黏膜粗糙,皱襞呈放射状。

2. 急性重型肝炎 肝体积明显缩小;边缘变锐,包膜皱缩,质地柔软;表面及切面呈黄色或红褐色。

3. 亚急性重型肝炎 肝体积有不同程度缩小,包膜轻度皱缩;切面呈黄绿色(胆汁淤积),有许多散在灰白色结节。

4. 门脉性肝硬化 肝体积缩小;表面及切面有大小较一致的小结节,黄褐色或黄禄色,直径小于 0.5cm;结节周围灰白色间隔较细。

5. 坏死后性肝硬化 肝体积缩小;表面及切面有大小不等的结节,大小悬殊,直径多在 0.5cm 以上;结节周围灰白色间隔较宽,宽窄不一。

【病理切片】

1. 慢性萎缩性胃炎 黏膜固有层腺体变小,数目减少,淋巴细胞、浆细胞浸润;黏膜上皮有明显肠上皮化生。

2. 胃溃疡 组织凹陷处为溃疡底部,两侧为溃疡边缘;溃疡底由黏膜层起分四层:渗出层、坏死层、肉芽组织层及瘢痕层,其中瘢痕层可见小动脉内膜炎等改变。

3. 急性肝炎 肝细胞体积增大,胞浆透亮,排列拥挤,肝窦受压;肝细胞嗜酸性变及嗜酸性小体;点状坏死,坏死灶内有淋巴细胞浸润;汇管区炎细胞浸润。

4. 急性重型肝炎 肝组织广泛、弥漫性大片坏死,仅小叶边缘少量残留肝细胞,无再生结节;浸润的炎细胞主要为淋巴细胞和单核细胞。

5. 门脉性肝硬化 正常肝小叶结构完全破坏由假小叶取代,假小叶内肝细胞排列紊乱,无中央静脉或偏位或多个;有的假小叶内可见汇管区;假小叶之间为较细的纤维组织间隔,其中有新生小胆管及慢性炎细胞浸润。

实验八 泌尿系统疾病

(一) 实验要求

会识别弥漫性毛细血管内增生性肾小球肾炎、弥漫性硬化性肾小球肾炎。

会观察弥漫性毛细血管内增生性肾小球肾炎、弥漫性硬化性肾小球肾炎。

（二）实验内容

大体标本	病理切片
1. 毛细血管内增生性肾小球 肾炎	1. 毛细血管内增生性肾小球 肾炎
2. 弥漫性硬化性肾小球肾炎	2. 弥漫性硬化性肾小球肾炎

【大体标本】

1. 毛细血管内增生性肾小球肾炎（双侧）　肾体积增大，表面光滑，颜色较红。故又称为"大红肾"，若有出血点，称为"蚤咬肾"。

2. 弥漫性硬化性肾小球肾炎（双侧）　继发性颗粒性固缩肾两侧肾脏对称性缩小，表面：细颗粒状。切面：皮质变薄，皮、髓质分界不清，小动脉管壁增厚，变硬。肾盂周围脂肪组织增多。

【病理切片】

1. 毛细血管内增生性肾小球肾炎　肾小球体积大，细胞数增多。增生的细胞主要为毛细血管内皮细胞和系膜细胞，有较多的嗜中性粒细胞和少量的单核巨噬细胞浸润。增生细胞导致毛细血管受压或闭塞，肾小球内血流减少。严重时肾小球内毛细血管壁可发生纤维素样坏死及微血栓形成，血管破裂出血。

肾小管病变：上皮细胞变性腔内可见管型。

肾间质：充血水肿 中性白细胞浸润。

2. 弥漫性硬化性肾小球肾炎　大量肾小球纤维化及玻璃样变，其所属肾小管萎缩、纤维化、消失。残存肾小球代偿性肥大所属肾小管扩张，可见各种管型。间质纤维组织增生，淋巴细胞和浆细胞浸润，间质内小动脉硬化，管壁增厚，腔狭窄。

实验九　生殖系统与性传播疾病

（一）实验要求

会识别子宫颈癌、乳腺癌的大体标本
会观察子宫颈癌、乳腺癌的镜下病变特点。

（二）实验内容

大体标本	病理切片
1. 子宫颈癌	1. 子宫颈癌
2. 乳腺癌	2. 乳腺癌

【大体标本】

1. 子宫颈癌　分四型。

（1）糜烂型：病变处黏膜潮红、呈颗粒状、质脆，触之易出血。组织学上多属原位癌和早期浸润癌。

（2）外生菜花型：癌组织主要向子宫颈表面生长，形成乳头状或菜花状突起，表面常有坏死和浅表溃疡形成。

（3）内生浸润型：癌组织主要向子宫颈深部生长，使子宫颈前后唇增厚变硬，表面常较光滑。

（4）溃疡型：癌组织除向宫颈深部浸润外，表面同时有大块坏死脱落，形成溃疡，似火山口状。

2. 乳腺癌　分非浸润性癌和浸润性癌

非浸润性癌又分为导管内原位癌（占乳腺癌15%～30%）与小叶原位癌肉眼不易发现。

浸润性癌肿块灰白色，质硬，无包膜，界不清，橘皮样外观；乳头回缩、下陷现象。晚期形成巨大肿块，在癌周浸润蔓延，形成多个卫星结节。如癌组织穿透皮肤，可形成溃疡。

【病理切片】

1. 子宫颈癌　组织学分鳞状细胞癌及腺癌。

（1）子宫颈鳞状细胞癌：约占90%

早期浸润癌或微小浸润癌，浸润深度不超过基底膜下5mm，无血管浸润及没有淋巴结转移。

浸润型鳞状细胞癌，浸润深度超过基底膜下5mm，并有临床表现。

镜下，按其分化程度可分为三型。

高分化鳞癌：癌细胞主要为多角形，有角化及癌珠形成，核分裂象不多，对放射线不敏感。

中分化鳞癌：癌细胞为椭圆形或大梭形，无明显癌珠，核分裂象和细胞异型性较明显，对放射线较敏感。

低分化鳞癌：细胞呈小梭形，异型性及核分裂象都很明显，对放射线最敏感，但预后较差。

（2）子宫颈腺癌：约占5%，近年来子宫颈腺癌的发病率有上升趋势，约占子宫颈癌的10%～25%。

肉眼观：与鳞癌基本相似。

镜下观：呈一般腺癌的结构。分为高分化、中分化、低分化三型。

预后：对放射线不敏感，易早期转移，应尽早手术治疗，预后较宫颈鳞癌差。

2. 乳腺癌

（1）非浸润性癌又分为导管内原位癌与小叶原位癌肉眼不易发现。

前者组织发生：乳腺小叶终末导管，癌细胞局限于扩张的导管内，导管基底膜完整。

后者癌变小叶体积增大，但小叶轮廓尚保存。小管高度扩张，其中充满单一松散排列的癌细胞。基底膜完整。癌细胞呈圆形，大小形状较为一致，核圆形及卵圆形，核分裂象很少。

（2）浸润性癌：是指癌细胞穿破乳腺导管或腺泡的基底膜而侵入间质。镜下癌细胞及癌组织形态多样,腺管结构可有可无,核分裂象多见。

实验十 传 染 病

(一)实验要求

会识别原发综合征、慢性纤维空洞性肺结核、流行性脑脊髓膜炎、肠伤寒的大体标本形态变化。

会观察流行性乙型脑炎、流行性脑脊髓膜炎、肠伤寒、急性痢疾、结核结节的镜下病变特点。

(二)实验内容

大体标本	病理切片
1. 肺原发综合征	1. 结核结节
2. 慢性纤维空洞性肺结核	2. 肠伤寒
3. 粟粒性肺结核	3. 流行性乙型脑炎
4. 肠伤寒	
5. 细菌性痢疾	
6. 流行性脑脊髓膜炎	

【大体标本】

1. 肺结核原发综合征 肺上叶下部(或下叶上部)近胸膜处,有一圆形干酪样坏死病灶,直径1cm左右。切面灰黄色,质致密。同侧肺门支气管周围淋巴结明显肿大,切面呈干酪样坏死(结核性淋巴管炎,肉眼一般不易辨认)。

2. 慢性纤维空洞性肺结核 肺上叶有一陈旧性厚壁空洞,空洞壁由灰白色纤维组织构成,内壁附有干酪样坏死物质。空洞周围肺组织纤维化,胸膜增厚。其余肺组织尤其是肺下叶,可见多个新旧不一大小不等的结核病灶。

3. 粟粒性肺结核 肺叶切面有多数分布均匀的灰黄色粟粒大小的结核结节,伴有大片干酪样坏死。

4. 肠伤寒 小肠黏膜见一椭圆形的溃疡,边缘整齐,底部干净,可见暴露的肠肌层,溃疡与肠轴平行。

5. 细菌性痢疾 肠黏膜表面有一层灰色膜状物,粗糙而无光泽即假膜,病变范围广泛,部分假膜脱落,形成溃疡。

6. 流行性脑脊髓膜炎 脑膜血管高度扩张充血,蛛网膜下腔充满混浊的脓性渗出物。渗出物分布广泛,覆盖脑沟脑回,使沟回结构模糊不清。脑室显示不同程度的扩张。

【病理切片】

1. 结核结节 低倍镜观察,肺组织中有许多大小相似的结核结节散在分布。高倍镜观察,典型的结核结节中央为郎汉斯巨细胞,细胞体积巨大,胞质内有多个核排列于细胞周边,呈花环状或马蹄状。周围是数量较多的类上皮细胞,细胞呈梭形或多边形,胞质丰富,细胞之间分界不清。再外围是少量淋巴细胞。有的结节中央可发生干酪样坏死。

2. 肠伤寒 低倍镜观察,回肠黏膜及黏膜下层见淋巴滤泡增生,淋巴细胞内有多量巨噬细胞增生聚集成团形成伤寒小结。高倍镜观察,淋巴滤泡内增生的巨噬细胞体积较大,胞质丰富,核圆形或肾形,胞质内有的可见吞噬的红细胞、淋巴细胞及组织碎片即伤寒细胞。

3. 流行性乙型脑炎 低倍镜观察,脑组织内血管高度扩张、充血,血管周围间歇加宽,淋巴细胞围绕血管呈袖套状浸润。高倍镜观察,神经细胞变性、坏死,可见神经细胞卫星现象,噬神经细胞现象,脑组织中可见筛网状坏死灶即软化灶,也可见胶质细胞增生形成的胶质结节。

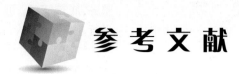

参考文献

陈代雄. 2002. 肾功能衰竭. 见:和瑞之主编. 病理学. 第四版. 北京:人民卫生出版社,304~313

陈典基. 2007. 炎症. 见:王建中,贺平泽主编. 病理学基础. 北京:科学出版社,32~43

丁运良. 2002. 炎症. 见:丁运良主编. 病理学基础. 北京:人民卫生出版社,28~37

郭世芳. 2007. 发热. 见:杨如虹主编. 病理生理学. 北京:科学出版社,40~45

何钟磊. 2007. 局部血液循环障碍. 见:王建中等主编. 病理学. 第二版. 北京:科学出版社,21~31

和瑞之. 2002. 女性生殖系统疾病. 见:和瑞之主编. 病理学. 第四版. 北京:人民卫生出版社,169~180

胡巢风. 1999. 发热和急性期反应. 见:吴其夏主编. 新编病理生理学. 北京:协和医科大学出版社,210~223

胡德瑞. 2001. 局部血瘀循环障碍. 见:杨光华主编. 病理学. 第五版. 北京:人民卫生出版社,36~56

黄光明. 2007. 泌尿系统疾病. 见:王建中,贺平泽主编. 病理学基础. 第二版. 北京:科学出版社,156~167

季晓波. 2007. 水、电解质代谢紊乱. 见:王建中,贺平泽主编. 病理学基础. 第二版. 北京:科学出版社,70~75

季晓波. 2007. 水肿. 见:王建中,贺平泽主编. 病理学基础. 第二版. 北京:科学出版社,59~63

姜叙诚. 2006. 泌尿系统疾病. 见:李甘地主编. 病理学. 北京:人民卫生出版社,308~339

来茂德. 传染病与寄生虫病. 见:李玉林主编. 病理学. 第六版. 北京:人民卫生出版社,368~382

李君梅. 2010. 发热. 见:贺平泽主编. 病理学基础. 北京:科学出版社,81~87

李一雷. 2007. 损伤的修复. 见:李玉林主编. 病理学. 第六版. 北京:人民卫生出版社,26~43

梁晓俐. 2002. 泌尿系统疾病. 见:和瑞之主编. 病理学. 第四版. 北京:人民卫生出版社,149~168

刘丽,石增立. 2007. 疾病概论. 见:石增立,李著华主编. 病理生理学. 第二版. 北京:科学出版社,3~8

刘友生. 神经系统疾病. 见:李玉林主编. 病理学. 第六版. 北京:人民卫生出版社,346~350

马晓梅. 2008. 水、电解质代谢紊乱. 见:王志敏主编. 病理学基础. 北京:人民卫生出版社,96~106

唐建武. 2007. 细胞和组织的适应、损伤. 见:李玉林主编. 病理学. 第六版. 北京:人民卫生出版社,8~24

王建中. 2007. 疾病概论. 见:王建中等主编. 病理学基础. 第二版. 北京:科学出版社,4~8

王建中. 2007. 细胞和组织的适应、损伤和修复. 见:王建中,贺平泽主编. 病理学基础. 第二版. 北京:科学出版社,9~20

许俊业. 2008. 细胞和组织的适应、损伤和修复. 病理学基础. 第二版. 北京:人民卫生出版社,6~17

杨德兴. 2007. 生殖系统与性传播疾病. 见:郭家林、齐贵胜主编. 病理学. 第二版. 北京:科学出版社,120~135

张润歧. 2003. 水、电解质代谢紊乱. 见:杨如虹主编. 病理生理学. 北京:科学出版社,11~23

钟学仪. 传染病与寄生虫病. 见:王建中,贺平泽主编. 病理学基础. 第二版. 北京:科学出版社,168~180

周庚寅. 2006. 生殖系统和乳腺疾病. 见:李甘地主编. 病理学. 北京:人民卫生出版社,340~373

病理学基础教学大纲

一、课程性质和任务

病理学是研究疾病发生发展规律,阐明疾病本质的学科,属医学基础课。本课程包括疾病的原因和发病机制,患病机体器官组织的病理变化(形态、结构、功能和代谢变化),疾病的经过和转归。其总任务是使学生掌握疾病过程一般的共同规律;使学生能运用病理学的基本知识,为学习后续课程奠定理论基础。

二、课程教学目标

(一)知识教学目标

(1)掌握基本病理变化、常见病的病变特点和概念。

(2)理解健康与疾病的概念及两者间的动态连续性。

(3)理解常见疾病的基本病理变化及其病理临床联系。

(4)了解病因与疾病、局部与整体、形态结构与功能代谢及相关专业知识的联系。

(二)能力培养目标

(1)能初步认识总论和各论的典型病变特点。

(2)能应用理论知识理解和分析常见病的临床表现。

(3)初步掌握病理与临床的联系。

(三)思想教育目标

(1)初步具备辩证思维的能力。

(2)具有预防为主的观念,培养良好的职业素质和理论联系实际的科学态度。

(3)具有良好的职业道德修养、人际沟通能力和团结协作精神。

(4)具有严谨的学习态度、科学的思维能力和敢于创新的精神。

三、教学内容和要求

教学内容	了解	理解	掌握	教学活动参考	教学内容	了解	理解	掌握	教学活动参考
绪论				理论讲授	4. 化生的概念及类型			√	
(一)病理学的任务和内容			√	多媒体演示	(二)细胞和组织的损伤				
(二)病理学在医学实践中的地位	√				1. 变性				
(三)病理学的常用研究方法		√			(1)变性的概念			√	
(四)病理学的学习方法	√				(2)常见变性的原因和机制		√		
一、疾病概论				理论讲授	(3)常见变性的病理变化		√		
(一)健康与疾病			√	多媒体演示	(4)变性的结局及影响		√		
(二)病因学概论		√			2. 细胞死亡				
(三)发病学概述	√				(1)坏死的概念、基本不变、类型和结局			√	
(四)疾病的经过与转归		√			(2)细胞凋亡的概念及形态特点	√			
二、细胞和组织的适应、损伤和修复				理论讲授	(三)细胞和组织的修复				
(一)细胞和组织的适应				多媒体演示	1. 再生的概念		√		
1. 萎缩的概念、类型及病变特点			√	标本、模型观察	2. 各种组织的再生能力及再生过程		√		
2. 肥大的概念及类型		√		显微镜观察	3. 肉芽组织的概念、形态、结构、功能特点			√	
3. 增生的概念及类型		√		案例分析讨论					

教学内容	了解	理解	掌握	教学活动参考
4. 创伤愈合				
(1) 创伤愈合的基本过程	√			
(2) 创伤愈合的类型		√		
(3) 影响创伤愈合的因素	√			
实践1:大体标本:肾细胞水肿、肝脂肪变性、凝固性坏死、液化性坏死、干性坏疽、湿性坏疽、肾盂积水 切片标本:肝脂肪变性、肉芽组织	熟练掌握 学会			技能实践
三、局部血液循环障碍				理论讲授 多媒体演示
(一) 充血				实物演示 标本、模型观察
1. 动脉性充血的概念、原因及病变特点		√		显微镜观察 案例分析讨论
2. 静脉性充血的概念、原因、病理变化和结局			√	
3. 肝、肺淤血的病理变化			√	
(二) 出血	√			
(三) 血栓形成				
1. 血栓和血栓形成的概念			√	
2. 血栓形成的条件和机制		√		
3. 血栓形成的过程及形态	√			
4. 血栓的结局及对机体的影响		√		
(四) 栓塞				
1. 栓塞的概念			√	
2. 栓子的运行途径			√	
3. 栓塞的类型和对机体的影响	√			
(五) 梗死				
1. 梗死的概念			√	
2. 梗死的原因、类型及病理变化			√	
3. 梗死对机体的影响	√			
实践2:大体标本:肺淤血、肝淤血、血栓、脾或肾贫血性梗死、肺或肠出血性梗死 切片标本:肺淤血、肝淤血、混合血栓	熟练掌握 学会			技能实践
四、炎症				理论讲授 多媒体演示 活体触摸、观察 标本、模型观察 案例分析讨论 显微镜观察
(一) 炎症的原因		√		
(二) 炎症的基本病理变化			√	
(三) 炎症的局部表现和全身反应		√		
(四) 炎症的类型及病变特点			√	

教学内容	了解	理解	掌握	教学活动参考
(五) 炎症的结局	√			
实践3:大体标本:化脓性炎、纤维素性炎、脓肿、炎性息肉 切片标本:各种炎细胞、化脓性阑尾炎、炎性息肉	熟练掌握 学会			技能实践
五、肿瘤				理论讲授 多媒体演示 活体观察 实物演示 标本、模型观察 案例分析讨论 显微镜观察
(一) 肿瘤的概念				
1. 肿瘤的概念			√	
2. 肿瘤性增生与非肿瘤性增生的区别		√		
(二) 肿瘤的特征				
1. 肿瘤的大体形态和组织结构		√		
2. 肿瘤的异型性			√	
3. 肿瘤的生长与扩散			√	
4. 肿瘤的代谢特点	√			
(三) 肿瘤对机体的影响			√	
(四) 良性肿瘤与恶性肿瘤的区别			√	
(五) 肿瘤的命名与分类			√	
(六) 癌前病变、原位癌、早期浸润癌		√		
(七) 常见肿瘤举例	√			
(八) 肿瘤的病因与发病学	√			
实践4:大体标本:乳头状瘤、腺瘤、鳞癌、腺癌、纤维瘤、脂肪瘤、纤维肉瘤 切片标本:腺瘤、鳞癌、腺癌、纤维瘤、脂肪瘤、纤维肉瘤	熟练掌握 学会			技能实践
六、水、电解质代谢紊乱				理论讲授 多媒体演示 案例分析讨论
(一) 水、钠代谢紊乱		√		
(二) 钾代谢紊乱			√	
(三) 水肿			√	
七、发热				理论讲授 多媒体演示 案例分析讨论
(一) 概述			√	
(二) 发热的原因和机制			√	
(三) 发热的时相与热型			√	
(四) 发热时机体的功能和代谢变化			√	
(五) 发热的生物学意义	√			
(六) 发热的治疗原则与护理		√		
八、休克				理论讲授 多媒体演示 案例分析讨论
(一) 休克的原因与分类		√		
(二) 休克的发病机制			√	

续表

教学内容	了解	理解	掌握	教学活动参考
(三)休克时细胞代谢变化和器官功能障碍		✓		
(四)休克防治护理的病理生理基础	✓			
九、心血管系统疾病				理论讲授 多媒体演示 显微镜观察 实物演示 标本、模型观察 案例分析讨论
(一)原发性高血压				
1.病因及发病机制、类型	✓			
2.分期及各期的病理变化			✓	
(二)动脉粥样硬化及冠心病				
1.动脉粥样硬化的病因、发病机制	✓			
2.动脉粥样硬化的基本病理变化			✓	
3.重要器官的病变及后果		✓		
4.冠状动脉粥样硬化性心脏病			✓	
(三)风湿病				
1.病因及发病机制	✓			
2.基本病理变化		✓		
3.心脏病理变化			✓	
4.其他组织器官的病理变化		✓		
(四)心瓣膜病				
1.二尖瓣狭窄		✓		
2.二尖瓣关闭不全		✓		
3.主动脉瓣狭窄		✓		
4.主动脉瓣关闭不全		✓		
(五)心肌炎	✓			
(六)心力衰竭				
1.概念		✓		
2.原因与诱引、分类		✓		
3.代偿功能、发病机制		✓		
4.机体的功能代谢变化		✓		
5.防治原则	✓			
实践5：大体标本：高血压性心脏病、原发固缩肾、脑出血、主动脉粥样硬化、心肌梗死　切片标本：小动脉硬化、风湿性心肌炎、动脉粥样硬化		熟练掌握　学会		技能实践
十、呼吸系统疾病				理论讲授 多媒体演示 显微镜观察 标本、模型观察 案例分析讨论
(一)慢性支气管炎				
1.病因及发病机制		✓		
2.病理变化及病理临床联系		✓		
3.结局及并发症		✓		
(二)慢性阻塞性肺气肿				
1.病因及发病机制	✓			
2.病理变化及病理临床联系		✓		

教学内容	了解	理解	掌握	教学活动参考
(三)慢性肺源性心脏病				
1.病因及发病机制	✓			
2.病理变化及病理临床联系		✓		
(四)肺炎				
1.肺炎的分类	✓			
2.大叶性肺炎的病因、发病机制		✓		
3.大叶性肺炎的病理变化及病理临床联系、并发症			✓	
4.小叶性肺炎的病因、发病机制		✓		
5.小叶性肺炎的病理变化及病理临床联系、并发症			✓	
6.间质性肺炎	✓			
(五)呼吸衰竭				
1.概念		✓		
2.病因及发病机制		✓		
3.机体的功能及代谢变化	✓			
实践6：大体标本：大叶性肺炎、小叶性肺炎、肺气肿　切片标本：大叶性肺炎小叶性肺炎		熟练掌握　学会		技能实践
十一、消化系统疾病				理论讲授 多媒体演示 标本、模型观察 显微镜观察 案例分析讨论
(一)慢性胃炎				
1.病因及发病机制	✓			
2.类型、病理变化及病理临床联系		✓		
(二)溃疡病				
1.病因及发病机制	✓			
2.病理变化及病理临床联系			✓	
3.结局及并发症			✓	
(三)病毒性肝炎				
1.病因及发病机制		✓		
2.基本病理变化			✓	
3.各型肝炎的病变特点及病理临床联系			✓	
(四)肝硬化				
1.门脉性肝硬化的病因及发病机制	✓			
2.门脉性肝硬化的病理变化及病理临床联系、结局		✓		
3.坏死后性肝硬化的病因及发病机制	✓			
4.坏死后性肝硬化病变及病理临床联系	✓			
5.胆汁性肝硬化	✓			
(五)肝性脑病	✓			

续表

教学内容	了解	理解	掌握	教学活动参考
实践7:大体标本:胃溃疡、门脉性肝硬化病毒性肝炎　切片标本:胃溃疡、肝硬化、病毒性肝炎	熟练掌握 学会			技能实践
十二、泌尿系统疾病				理论讲授 多媒体演示 标本、模型观察 显微镜观察 案例分析讨论
(一)肾小球肾炎				
1. 病因及发病机制	√			
2. 肾小球肾炎的基本病理变化与临床综合征		√		
3. 常见肾小球肾炎类型及病变特点			√	
(二)肾盂肾炎				
1. 概念、病因及发病机制		√		
2. 急、慢性肾盂肾炎的病理变化、病理临床联系			√	
(三)肾衰竭				
1. 急性肾衰竭		√		
2. 慢性肾衰竭	√			
3. 尿毒症	√			
实践8:大体标本:弥漫性毛细血管内增生性肾小球肾炎、弥漫性硬化性肾小球肾炎　切片标本:弥漫性毛细血管内增生性肾小球肾炎、弥漫性硬化性肾小球肾炎	熟练掌握 学会			技能实践
十三、生殖系统与性传播疾病				理论讲授 多媒体演示 标本、模型观察 显微镜观察 案例分析讨论
(一)子宫疾病	√			
(二)乳腺疾病		√		
(三)前列腺疾病		√		
(四)性传播疾病	√			
(五)常见性传播疾病				
1. 淋病	√			
2. 梅毒	√			

教学内容	了解	理解	掌握	教学活动参考
3. 尖锐湿疣	√			
4. 艾滋病		√		
实践9:大体标本:子宫颈癌、乳腺癌　切片标本:子宫颈癌、乳腺癌	熟练掌握 学会			技能实践
十四、传染病和寄生虫病				理论讲授 多媒体演示 标本、模型观察 显微镜观察 案例分析讨论
(一)结核病				
1. 病因及发病机制	√			
2. 基本病理变化			√	
3. 结核病病变转归		√		
4. 肺结核的类型及病变特点		√		
5. 肺外器官结核病	√			
(二)伤寒				
1. 病因及发病机制	√			
2. 病理变化及病理临床联系		√		
3. 并发症		√		
(三)细菌性痢疾				
1. 病因及发病机制	√			
2. 病理变化及病理临床联系		√		
(四)流行性脑脊髓膜炎				
1. 病因及发病机制	√			
2. 病理变化及病理临床联系		√		
(五)流行性乙型脑炎				
1. 病因及发病机制	√			
2. 病理变化及病理临床联系		√		
(六)肾综合征出血热				
1. 病因及发病机制	√			
2. 病理变化及病理临床联系		√		
实践10:大体标本:肺结核病、肠结核病、肠伤寒、流脑、菌痢　切片标本:结核结节、伤寒、菌痢	熟练掌握 学会			技能实践

四、教学大纲说明

(一)适用对象与参考学时

本教学大纲可供护理、助产、药剂、医学检验、口腔工艺技术、医学影像技术等专业使用,总学时为76学时,其中理论教学58学时,实践教学18学时。

(二)教学要求

1. 本课程对理论教学部分要求有掌握、理解、了解三个层次。掌握是指对病理学中所学的基本知识、基本理论具有深刻的认识,并能灵活地应用所学知识分析、解释生活现象和临床问题。理解是指能够解释、领会概念的基本含义并会应用所学知识。了解是指能够简单理解、记忆所学知识。

2. 本课程在实践教学方面分为熟练掌握和学会两个层次。熟练掌握是指能够独立娴熟地进行正确的实践技能操作;学会是指能够在教师指导下进行实践技能操作。

（三）教学建议

1. 在教学过程中,要结合课程特点,积极采用现代化教学手段,用好标本、模型、活体、挂图等,加强直观教学,充分发挥教师的主导作用和学生的主体作用。注重理论联系实际,并组织学生开展必要的临床案例分析讨论,以培养学生的分析问题和解决问题的能力,使学生加深对教学内容的理解和掌握。

2. 实践教学要充分利用教学资源,结合挂图、标本、模型、活体、多媒体等,采用理论讲授、多媒体演示、标本模型观察、活体触摸、案例分析讨论等教学形式,充分调动学生学习的积极性和主观能动性,强化学生的动手能力和专业实践技能操作。

3. 教学评价应通过课堂提问、布置作业、单元目标测试、案例分析讨论、实践考核、期末考试等多种形式,对学生进行学习能力、实践能力和应用新知识能力的综合考核,以期达到教学目标提出的各项任务。

学时分配建议(76 学时)

序号	教学内容	学时数		
		理论	实践	合计
	绪论	1	0	1
1	疾病概论	2	0	2
2	细胞和组织的适应、损伤和修复	4	2	6
3	局部血液循环障碍	4	2	6
4	炎症	4	2	6
5	肿瘤	6	2	8
6	水、电解质代谢紊乱	3	0	3
7	发热	1	0	1
8	休克	3	0	3
9	心血管系统疾病	6	2	8
10	呼吸系统疾病	4	2	6
11	消化系统疾病	4	2	6
12	泌尿系统疾病	4	1	5
13	生殖系统与性传播疾病	3	1	4
14	传染病和寄生虫病	6	2	8
机动		3		3
	合计	58	18	76

目标检测选择题参考答案

绪　论

1. C　2. C　3. C

第1章

1. D　2. B　3. B　4. E　5. C

第2章

1. D　2. D　3. B　4. B　5. B　6. C　7. B　8. A　9. D
10. D　11. A　12. A　13. A　14. C　15. B　16. B
17. D　18. E　19. C　20. A　21. E　22. D　23. E
24. B　25. B　26. B　27. C　28. D

第3章

1. E　2. C　3. A　4. C　5. D　6. D　7. D　8. C

第4章

1. C　2. A　3. B　4. B　5. C　6. D　7. B　8. B　9. B
10. C　11. C　12. B　13. C　14. D　15. B　16. A
17. D　18. D　19. D　20. C　21. C　22. A　23. D
24. E　25. E

第5章

1. E　2. A　3. B　4. C　5. D　6. E　7. C　8. C　9. B
10. C

第6章

1. B　2. C　3. D　4. B　5. E　6. E　7. B　8. B　9. C
10. D　11. A　12. C

第7章

1. B　2. A　3. D　4. A　5. D　6. D　7. E　8. C　9. C
10. A　11. B　12. D

第8章

1. B　2. D　3. A　4. D　5. C　6. E　7. C　8. B　9. D
10. C

第9章

1. A　2. C　3. D　4. A　5. E　6. C　7. A　8. A　9. A
10. B　11. A　12. C　13. C　14. C　15. A

第10章

1. B　2. E　3. D　4. C　5. E　6. D　7. D　8. E　9. C
10. C　11. A　12. D　13. E　14. A　15. B　16. D
17. B　18. B　19. C　20. D　21. B　22. A　23. B
24. B　25. D

第11章

1. D　2. A　3. C　4. B　5. E　6. B　7. E　8. A　9. B
10. E　11. D　12. D

第12章

1. E　2. C　3. B　4. D　5. E　6. A　7. C　8. D　9. B
10. C　11. D　12. C　13. D　14. B　15. A　16. B
17. A　18. C　19. D　20. C

第13章

1. E　2. E　3. B　4. C　5. A　6. A　7. B　8. D　9. B
10. C　11. B　12. B

第14章

1. E　2. B　3. C　4. A　5. D　6. D　7. A　8. A　9. D
10. A　11. E　12. B　13. E　14. E　15. C　16. C
17. B　18. C　19. B　20. C